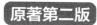

Mentalizing in Child Therapy

Guidelines for Clinical Practitioners (Second Edition)

儿童心理治疗中的心智化
—— 临床实践指导 ——

[荷]
安娜丽丝·费尔霍伊格特-普莱特
（Annelies Verheugt-Pleiter）

乔里安·齐瓦尔金克
（Jolien Zevalkink）
／著

王书剑　蔡旻旻／译

刘翔平／审校

中国轻工业出版社

图书在版编目（CIP）数据

儿童心理治疗中的心智化：临床实践指导／（荷）安娜丽丝·费尔霍伊格特-普莱特（Annelies Verheugt-Pleiter），（荷）乔里安·齐瓦尔金克（Jolien Zevalkink）著；王书剑，蔡旻旻译. —北京：中国轻工业出版社，2024. 10. -- ISBN 978-7-5184-5046-6

Ⅰ. R749.940.5

中国国家版本馆CIP数据核字第2024DC7743号

责任编辑：林思语　　　　责任终审：张乃東

文字编辑：李若寒　　　　责任校对：刘志颖

策划编辑：李若寒　　　　责任监印：吴维斌

出版发行：中国轻工业出版社（北京鲁谷东街5号，邮编：100040）

印　　刷：三河市鑫金马印装有限公司

经　　销：各地新华书店

版　　次：2024年10月第1版第1次印刷

开　　本：710×1000　1/16　印张：18.5

字　　数：245千字

书　　号：ISBN 978-7-5184-5046-6　　定价：78.00元

读者热线：010-65181109

发行电话：010-85119832　　010-85119912

网　　址：http://www.chlip.com.cn　http://www.wqedu.com

电子信箱：1012305542@qq.com

译者序

　　我之前一直以为，以反思、共情和情绪调节为主要治疗框架的心智化治疗只适合具有一定自我反思能力的成年人。直到我看到了这本《儿童心理治疗中的心智化》（*Mentalizing in Child Therapy*），才知道心智化也适用于具有依恋障碍、关系问题、情绪问题和行为问题的儿童，甚至针对4岁儿童，有关治疗师也发展出了心智化治疗的方法和技巧。

　　相比之下，人们对儿童的依恋发展模式及其缺损、情绪后果及其对行为的消极影响了解得比较多，对其概念、原理和方法的描述较为清楚。但是关于临床上如何治疗这类具有依恋障碍和人际关系问题的儿童，如何发展出一套系统、有效的治疗方法的论述却十分稀缺，而心智化是基于依恋理论而发展出的主要治疗方法。

　　所谓心智化是指人际互动过程中发展出的一种特殊能力，在与他人互动的过程中，人们能够持续地认识到（通常是无意识的）他人和自己一样，也有着复杂的内心世界，有着自己的感觉、想法和欲望。通俗地说就是读心的能力，只不过这种读心的能力不仅包括读他人的心，也包括互动中读自己的心，即认识自己的动机及感受的能力。

　　对于一个自我意识和反思能力处于发展中的儿童，运用心智化治疗是一个极具挑战性的工作。本书作者都是资深的运用心智化治疗解决儿童依恋障碍的专家，所阐述的儿童心智化治疗的方法和技巧十分精妙，体现了他们从业多年的治疗体会与总结。对于这些宝贵的经验，我们需要结合个人与儿童打交道的经验，深入思考，加以运用和实践。

从本书的介绍与阐述中，我们可以发现，掌握儿童的心智化治疗需要把握以下几个视角。

第一，具有从障碍儿童的特殊立场思考问题与体验情感的态度，蹲下来与这样的儿童沟通与交流。与这些有关系问题的儿童沟通，一般的共情能力是远远不够的。作为治疗师，要善于深入依恋障碍儿童的家庭关系模式，了解这些特殊儿童的特定的关系表征和自我表征，即使完全不合理，也要从儿童的立场进行理解。对于每个个案来说，儿童的立场都有所不同，治疗每个个案都是一个艰难的过程。治疗师需要具备对儿童情绪和感受的想象与准确的镜映。

第二，要与儿童建立真实的互动、介入儿童的精神生活和关系的世界，建构一个安全、支持而又创新、突破的新模式。一方面，使儿童在这个与治疗师的关系世界中感觉到舒适、放松，产生人际信任；另一方面，让儿童能够有所进展，突破原有的关系模式，产生一些变化。这种抱持与改变的融合，是治疗有效性的关键。而本书的作者们无疑都是高手，读他们的案例是一种具象的收获。

第三，要善于运用媒介。儿童本身的语言和思维能力都远远不如成年人，谈话的方法具有局限性。因此，儿童心智化治疗要运用故事、绘画、玩偶、游戏、角色扮演等方法，要求治疗师具有丰富的表演与回应能力。这种技能要将内心的体验投射于外，让儿童在治疗师的回应中，看到自我，看到关系的特点。所以，儿童的心智化治疗师要善于吸收艺术表达治疗的方法和技巧，将之与依恋和心智化理论结合起来。

第四，在儿童心智化治疗中，也需要治疗师本身的自我心智化，这种心智化与成年来访者的治疗有所不同，甚至要求更高。它要求治疗师从与儿童的关系的独特视角出发，心智化自己的情绪、需要和自我感受，包括受挫时的体验过程。不断地改变自己的思维模式，以适应治疗和儿童的需要。

我发现，在咨询专业培训中，受训者对成年来访者的咨询与治疗技术更感兴趣。但我认为，在我国儿童治疗师更加稀缺。一方面，我们十分缺少在与儿童打交道方面具有丰富经验的咨询师，尤其针对 4—12 岁的儿童。幼儿园和小学的心理健康教育十分薄弱，很多时候幼儿的心理问题受到忽视，几乎没有幼儿领域的心理治疗师。另一方面，我们总认为儿童的问题更多是行为问题，长大就好了。其实，青春期出现的严重心理障碍，都是儿童成长时期的发展与积累的结果，心理问题越早发现与干预效果越好。

我们的课题组一直在小学从事有关心理健康和特殊教育的综合服务，我们发现学校关心的更多是外化的障碍模式，主要是关系与沟通的障碍，如有自闭倾向、品行障碍、冲动、多动与逆反等的特殊孩子。这些儿童主要属于混乱型模式，行为与情绪无章法，随意发泄情绪，他们严重扰乱正常教学秩序，而矫正他们的问题是学校的刚需。但是，我们面临缺少专业和有经验的治疗师的窘况，许多咨询师只擅长谈话治疗，其所受训的家庭治疗也仅限于谈话的方法，不能满足学校的需要。而本书所介绍的儿童心智化治疗是为数不多的被证明为解决儿童人际关系问题、情绪冲动、逆反与反抗等问题的有效手段。心智化治疗的目标是治疗师通过对儿童之间的心智化的反应，通过与治疗师的合作与互动的经验，激活儿童心智化的能力。儿童被治疗师理解时，就建立了向治疗师学习的信心，并将这些积极模式内化到自己身上，从而发展出安抚的动机和安全的关系模式，这让儿童在被人理解和感受的条件下，放下警惕与防御，最终让儿童学会沟通、学会重视他人的意见、能够自我暴露，学会情绪调节，即达成社会信任。

本书是我与我的研究生共同工作的结晶。第一章至第五章由王书剑翻译，第六章至第十一章由蔡旻旻翻译，全书由我来审校。

刘翔平博士

2024 年 4 月于北京

中文版推荐序 ●━━━

　　我希望读者手中的这本书代表了儿童心理治疗领域中的精神分析技术发展的崭新篇章。安娜丽丝·费尔霍伊格特－普莱特（Annelies Verheugt-Pleiter）和乔里安·齐瓦尔金克（Jolien Zevalkink）为本书的第二版提供了宝贵的资源，用以作为心智化模型框架下儿童心理治疗培训的基础。这个模型简单却又深刻，它假设许多关键的社会认知能力在进化上都被设计为是在一种人际间环境中获得的，主要是在婴儿与其依恋对象的二元关系之中。

　　只要保持细心与敏锐，儿童心理治疗师与患者之间的治疗关系就能够再现这一最基本的主体间相遇的元素，从而提供一种治愈的功能，无论儿童呈现出的具体问题是什么。体验到人际之间的交流是关键，儿童在这里学会将自己视为一个心理施动者（psychological agent），同时看到另一个人在构建他的形象，将他作为一个心理实体（psychological entity）。这一体验——另一个心智将孩子的心智抱持于自己之中——能使孩子重新恢复感知自己和他人之愿望和意图的能力。

　　聚焦于患者的心理功能，这始终是精神分析和其他心理动力学治疗的核心。作为心理动力学临床工作者，通常我们更为关注的是那些在我们面前被隐藏起来的，而不是显而易见但没有被患者充分体验到的东西。在这本书中所详细描述的治疗方法，将工作焦点从重新发现所隐藏的心理内容，转向帮助儿童发掘他们觉察自己及他人的感受的细微与复杂之处的能力。它强调，要将思考置于刺激和行动之间、容忍挫折、自由地回忆经历、带着最小的用以服务自我的扭曲来感知世界，以及有能力道歉和原谅。

本书提出的治疗策略是创新性的。安娜丽丝·费尔霍伊格特－普莱特撰写的章节描述了这种方法的核心元素，整合了埃弗雷恩·布莱伯格（Efrain Bleiberg）、安妮·赫里（Anne Hurry）、薇薇安·格林（Viviane Green）、安东尼·贝特曼（Anthony Bateman）、玛丽·塔吉特（Mary Target）以及其他人的工作。该方法勾勒了一个与父母和孩子一起工作的模型，在此，治疗师并不假设对其他人的心理内容完全了解，而是模拟尝试去理解的过程。本书中所呈现的这种整合，将我的同事们以及我自己的在以心智化为基础的治疗（mentalization-based treatments）方面的工作与比昂（Bion）、温尼科特（Winnicott）、格林斯潘（Greenspan）、科恩伯格（Kernberg）、阿尔瓦雷斯（Alvarez）和其他人的经典精神分析工作结合了起来。由此产生的治疗策略为儿童心理治疗创造了一个宽松的框架，其结构一致、重点灵活。它展示了决心、信念和承诺，同时避免了假定自己无所不知的隐患，从而使孩子为自己而思考和感受的能力能够得到蓬勃发展。

正如在雷克斯温克尔（Rexwinke）和费尔霍伊格特－普莱特撰写的章节中精彩描述的，父母——通常更为普遍的是整个家庭——为心智化提供了至关重要的环境。学习理解误解以及修复失调，是调动父母支持孩子的关键组成部分。

本书的内容基于对治疗的系统性观察。齐瓦尔金克优雅地描述了如何将对理论的研究与对人际间互动的观察相结合，从而产生一种治疗方法。这种方法以可识别的技术为基础，它可以被阐释、学习、关注、传播、测试和复制。

本书中的三个章节为有效的儿童心理治疗实践提供了宝贵的洞见。这三个章节识别出了三个关键元素：注意调节、情感调节和心智化。贯穿这些治疗焦点的是一些共同的原则：关注此时此地，参与患者当前的心理状态，重新呈现内在体验，有趣以及聚焦于过程而非内容。

费尔霍伊格特－普莱特在第七章中对注意调节技术的手册化，既简单又强有力。她描写了焦虑的体验和原因，如何与患者保持联系，以及如何确保互动的连续性。她也以心智状态术语详细解释了互动。这些技术通常被用于多种治疗方法中，但在这里得到了详细的说明，使读者能够从具体的案例中学习。类似地，第八章论述情感调节，就如何确定边界、强调情感状态的价值以及指导第二级情感表征的发展，提供了明确的建议。第九章是关于心智化技术的，为如何评论心理内容，如何聚焦于孩子的主观体验，以及如何参与孩子的心理过程，提供了非常实用的建议。本章强调对想法、感受和意图的言语化表达，这是治疗的核心。

治疗的核心在于这些技术，但也在于整体的方法、设置、治疗阶段和治疗关系，所有这些内容都被紧密地整合在第十章中。

本书有三个独有的特征：理论与实践之间联系的简单与优雅，对所推荐技术的通透与务实的阐释，以及以研究与评估为导向。第一个属性反映了作者的创造力、学术性和聪明智慧。第二个属性展示了他们的临床敏感性、丰富的治疗经验，有时还展示了他们触动人心的口才。第三个属性在临床专著中尤其不寻常：这是一本真正名副其实的儿童心理治疗手册。她清晰明了，易于复制，并且可广泛地应用于各种儿童。

不像许多治疗手册那样聚焦于单一群体，本书可以涵盖儿童和家庭呈现出来的广泛问题。我认为这样的手册占有重要地位，因为儿童并不是带着特定的、易于分类的问题而来的；他们来到我们的咨询室，觉得自己就是问题所在。本书正是为治疗师提供的协助，帮助治疗师理解这些年轻的个体和建立一种治愈性关系，这使本书成为一份如此宝贵的贡献。

许多阅读本书的治疗师会获得新的想法，发展新的技术，并对他们已经在工作的个案采用新的视角。另外一些治疗师会觉得本书令人感到安心，也许会想"这就是我已经在做的了！"。这便是他们对本书在对儿童心理治疗技术的普遍有效成分进行系统化方面所做的努力能够给出的最大赞扬。

我希望这本书能够特别吸引中国的读者，因为它强调将现代精神分析技术与历史悠久且与中国文化有着深刻共鸣的心理健康与幸福原则相整合。本书聚焦于家庭动力、父母参与以及对儿童情绪和心理发展的整体理解，这与重视家庭和谐和幸福的中国传统价值观不谋而合。并且，本书采用务实的方法，清晰地阐述了既可复制又有调整适应能力的治疗技术与策略，这对于寻求有效且具有文化敏感性的儿童心理治疗方法的中国临床实践工作者来说，非常有价值。另外，本书以研究和评估为导向，结合在处理各种儿童议题时的灵活性，为中国的治疗师提供了一个坚实的工作框架，以提高他们的实践水平，为心理健康事业做出贡献。

彼得·福纳吉（Peter Fonagy）

2024 年 8 月

致　谢

　　首先，我们想感谢孩子们及其父母参与此项目，非常感谢他们允许我们录制视频并使用治疗材料，关于他们的个人信息自然是隐去了。为了确定可以归类为基于心智化的心理治疗技术或干预措施，一个项目小组于 2002 年成立，其成员如下：荷塞·阿格杜伦（Josée Haghedooren）、维茨克·范·德·里（Wietske van der Ree）、玛丽亚·雷克斯温克尔（Marja Rexwinkel）、阿尔延·舒特（Arjen Schut）、弗鲁谢尔·斯利日佩尔（Froukje Slijper）、安娜丽丝·费尔霍伊格特 – 普莱特（Annelies Verheugt-Pleiter；同时是项目负责人）。他们进行治疗，观察彼此的治疗，确定具体的基于心智化的儿童治疗技术，并讨论如何对这些技术进行分类。该项目由乔里安·齐瓦尔金克（Jolien Zevalkink）、安娜丽丝·费尔霍伊格特 – 普莱特和马塞尔·施梅茨（Marcel Schmeets）组成的监督委员会监督。书中的照片由弗鲁谢尔·斯利日佩尔拍摄。此外，对于本书的第二版，我们的几位同事为该项目的进一步开发做出了贡献。我们感谢马塞尔·施梅茨在本书的五个章节中所做的细致工作。另外，宁克·科莱恩（Nynke Colijn）和凯瑟琳·潘内奎斯（Catherine Pannevis）基于他们在心智化治疗方面的临床专业知识发表了鼓舞人心的评论。我们感谢安娜丽丝的同辈督导小组提供的支持，他们是：扬·范德皮特（Jan Vandeputte）、奥凯尔·费尔曼（Akke Veerman）、米克·范·德·林德（Mieke van der Linde）、玛丽安·普勒格马克斯（Marian Ploegmakers）、图恩·费尔霍伊格特（Toon Verheugt）。我们感谢他们所有人在执行这个项目时所付出的创造性努力和热情。最后，我们得到了马特·尼贝格（Matt Nieberg）和利克·布罗德巴尔特（Lieke Braadbaart）给予的细致且必需的支持，他们帮助我们编辑了本书的所有章节，令表达更加流畅，对此我们深表感谢。

目 录 ●━━━

第一章

第二版导言

安娜丽丝·J.E. 费尔霍伊格特 – 普莱特（Annelies J.E. Verheugt-Pleiter）和
乔里安·齐瓦尔金克（Jolien Zevalkink）

正如福纳吉在给米奇利及同事（Midgley et al.，2017，p.x）的书撰写的前言中所说的："如果由于知识来源显然不可靠，心智化（mentalizing）上的严重困难导致学习普遍地受到损害，那么基于心智化的方法可能就是我们所能提供的最有帮助、最重要的解决方案。"在这种治疗中，我们聚焦于那些在直觉性地感知自己及他人行为所表达的意义方面有困难的孩子。这些孩子在心智化能力的发展以及信任来自重要他人的社会信息方面受到抑制或扰乱。他们的照顾者没能成功地通过将孩子的行为解读为由想法、感受和意图（作为动机）所驱使，从而使孩子的行为有意义。当孩子没有从他们父母的心智中认出自己，他们心智化能力的正常发展就会受到抑制。创伤性或异常的依恋（attachment）会损害孩子社会认知能力的发展进步，并使这些孩子怀疑来自他人的社会知识。由于这些孩子的需求没有被敏锐地满足，他们没有发展出自我价值感，并且封闭自我、不能开放地接受新的信息。有时他们主动地抗拒新信息，表现得僵硬而固执，治疗师将其描述为"难以触及"（Bateman & Fonagy，2019）。对于这些孩子来说，短期治疗是不够的，因为他们经历了非常紊乱的依恋关系，这常常使他们过于陷入自己的想法，并且不信任他人，包括心怀共情的治疗师。与治疗师发展一段新的安全依恋（secure attachment）关系需要很长时间，但这对于孩子开放自己以从其他人那里"学习"来说，是必不可少的。由于给一个紊乱的依恋系统过度增温将带来风险，我们认为治疗频率与持续时间上的灵活性非常重要（第四章）。当孩子们感受到治疗师真诚地感兴趣，并尝试去理解他们的观点时——这可能需要很长时间——他们才有能力发展认知信任（epistemic trust；Fonagy & Allison，2014）。当孩子有能力依赖治疗师所给予的社会信息时，他们与自己的父母和生活中的其他重要他人的沟通技巧也会得到提升。只有当围绕在孩子身边的人，尤其是父母，也发展他们自己的心智化潜能时，孩子的这一发展才有可能发生。

在与儿童进行基于心智化的治疗工作中，我们发现父母指导（parent guidance），现在被称为"父母治疗（parent therapy）"，与常规的精神分析性儿童治疗相比，更为密集且在性质上有所不同。一方面，这与父母自身的问题有关。有些父母的思维高度具象，并且几乎不愿意花时间思考自己孩子的意图。在父母治疗师的帮助下，如果父母变得更有能力去理清复杂的家庭互动，这就有巨大的治疗价值。他们会开始感到自己更有胜任力，他们与孩子之间的纽带也会得到改善。相应地，这又对孩子的治疗有着巨大意义。如果父母能够更好地理解孩子的想法和意图——不仅是接受治疗的孩子，还有家里的其他孩子和孩子的朋友们——他们就能够更好地处理自己与孩子的关系，更好地指导孩子。当整个家庭氛围变得更具反思性，孩子的心智化能力以及家庭中的沟通能力才更有可能得到改善和提高。在这种类型的治疗中，"治疗师的整合"非常重要，在此我们指的是，父母治疗师、儿童治疗师以及所有其他可能参与其中的护理工作人员需要携手合作，共同聚焦于心智化。不同治疗师之间很容易产生分歧，所以各方人员必须相互调谐。治疗师之间整合得越好，治疗气氛对于父母和孩子来说就变得越安全。聚焦于整个家庭的基于心智化的治疗，对于它的应用有很多话可以说（Asen & Midgley，2019），在这里，父母和孩子一起工作，以获得对彼此心理状态的了解，并获得对于一方可以在多大程度上了解另一方的认识。特别是如果治疗尚未开始，考虑到阶梯式护理，这样的形式是可取的。然而，如果已经尝试过不同的治疗但家庭中仍有许多痛苦，那么最好与父母和孩子分开工作，这使治疗师能够聚焦于帮助双方各自建立自我意识（sense of self）。一般来说，这些孩子和父母都有消极的自我形象（self-image），他们需要各自与治疗师建立专属的关系，才能真正感受到被人理解。只有这样，对自我和他人之间的关系进行心智化才变得安全。

对于父母和孩子来说，他们的心智化能力受到唤醒水平的调节。也就是说，当个体的唤醒水平激活了某些特定的依恋行为时，其心智化能力就会被削弱。依恋和心智化实际上是相互拮抗的（Fonagy & Target，2008）。尤其是依恋创伤（attachment trauma），它会使依恋系统过度激活，因为此时孩子寻求安慰和保护的对象恰恰是引起他们恐惧的人（Main & Hesse，1990）。依恋创伤已经被证明会导致心智化能力的快速崩溃（Fonagy & Target，2008，p. 39）和认知警觉（epistemic vigilance；Fonagy & Bateman，2019，p. 17）。因此，在治疗当中，在发展一段依恋关系时治疗师需要注意依恋系统的激活水平。激活水平太低，就不会出现变动或变化；激活水平太高，相关的压力又会抑制心智化能力。在后一种情况下，降低治疗对象的激活水平是必要的，这样才能使心智化再次成为可能。所以这并不令人吃惊，过去虐待性关系模式的活现（enactment）只可能逐渐地转向心智化的互动以及自我能动（self-agency）感（Knox，2016）。

这本书是为4—12岁的儿童及其父母的治疗所编撰的。我们聚焦于这一年龄段主要有两个原因。第一，这一时期的集中治疗可以预防后续青春期或整个生命历程中更严重的心理疾病的产生（Costello & Maughan，2015；Sharp & Tackett，2014）。一项回顾性研究发现，相比于年龄更大的孩子，长程治疗对12岁以下有严重精神障碍的儿童格外有效（Fonagy

& Target，1996）。第二，依恋关系在 3—4 岁时会发生巨大变化，这与儿童的心理发展同步。4—6 岁时，除非严重的社交逆境扰乱了儿童的正常发展，孩子会在这一时期发展出读懂自己和他人心智的能力，也就是进行心智化的能力。"因此，心理联结尤为重要，这种联结依赖于开放的沟通，并深刻影响着贯穿一生的依恋安全（Allen，2013，p. 26）。"从原则上来说，这一时期的孩子已经能够理解父母的目标和意图，交流自己的目标和意图，也能够意识到他们之间的区别。但这一时期的孩子能否完成一些新的社会任务，在某种程度上取决于他们在脱离与父母的亲密关系方面获得多少支持。只有这样，孩子才能够自由自在地、充分发挥自己创造性地探索这个正在向他们徐徐展开的外部世界，认真且乐在其中地参与进去，学习新技能，积累新信息。在安全的依恋关系中，心智化会自然而然地出现。不过，对于受到过度的性刺激，或者经常遭受情感或身体威胁的孩子来说，陡然开放的新世界可能会让他们感到强烈的焦虑，使得心智化能力原本的自由发展变得复杂。这样的孩子可能很典型地会使用刻板的防御模式来掌控他们的焦虑感，这可能使他们表现出胆小或强迫（Waddell，1998）。以这种方式，他们的心智化能力受到了抑制。一个孩子，只有更理解如何能够激发他人的积极性，并表现出对他人动机的共情，才能有更大的思考灵活性，也才有能力从错误的评估中有所学习。这也给了孩子一种非凡的资源，可以用于社会交往、应对压力以及建立自我意识，从而为他们的行动指明方向。如果孩子在最初的依恋关系中感受不到被看见、被听见或被理解，上述进程就可能在某些方面停滞。这些孩子几乎没有构建起内在世界或认知信任，或者他们内化了一个混乱的内在世界，比如，一个咄咄逼人、争强斗狠的人，或是一个悲观厌世、郁郁寡欢的人。这可能导致僵化的、控制性的行为，或者导致退缩的、回避的行为，以及与他人沟通方面的巨大问题。对于 4—12 岁的孩子和他们的父母来说，这是一个非常关键的人生发展阶段，在这一时期，转向更为安全的依恋的发展道路仍然是相对容易实现的；而如果严重的依恋和心智化问题没有得到妥善治疗，等待他们的将是终身心理病理的困扰。

在概述我们的研究项目和本书的基本结构之前，我们想先指出本书新版本中的一些更改。在这一版本中，我们的目的仍然是满足儿童及其照顾者在心理健康方面的需要：个性化、整合化的治疗"结构一致，重点灵活"（Fonagy，2008），以此为不同的儿童、家庭所面临的复杂问题提供个性化的应对方案。使用一系列能够提高心智化能力的技术来处理儿童身上的复杂问题，为临床实践增加了一个额外的维度，它使更为关系导向的和更为能力导向的治疗得以整合。我们这本书符合这样一种认识，即：跨诊断的方法在处理童年期心理健康问题时非常适合（Chu et al.，2016；Fonagy et al.，2017a）。在这一新版本中，我们纳入了关于心智化理论和治疗的新进展（自2008年以来），来自发展性研究和神经科学研究的新发现，以及我们自己在进行治疗和培训治疗师的过程中的临床经验。

新版本与第一版相比最重要的变化是什么呢？第一，我们详细阐述了第七章中"注意调节"这一主题，它与学龄儿童的治疗工作密切相关。丹尼尔·西格尔（Daniel Siegel，2012）提出的"耐受窗（window of tolerance）"的概念加强了我们的临床工作，使我们能够更好地帮助过度唤醒或唤醒不足的、心智化能力低的儿童。注意调节需要治疗师采取一种叫作"明示线索（ostensive cues）"的特殊交流方式，这种方法将孩子的注意力引向三元交流（triadic communication），即对同一对象的联合注意（joint attention）。在与心智化能力发展不足的儿童工作时，进行非言语的、基于肢体动作的互动行为是必不可少的。针对注意调节的工作包含许多小的步骤，我们将通过识别出几种不同的技术来阐释这些步骤（见第七章）。如果孩子对交流中的微妙信息产生误解，则需要在这一基础水平上加以解决，以便在孩子对情感进行言语化表达或者在他们对感觉、愿望等进行心智化之前，重塑孩子的信任感。在这一阶段，治疗师必须保持"无知立场（not-knowing stance）"（见第四章），这也是整个治疗过程的核心机制。

第二，这一版更加强调治疗师心智化能力的重要性。正如福纳吉及其同事都反复声明过的，在与有心智化问题的孩子及其父母工作时，治疗师的心智化能力至关重要（Allen et al.，2008，pp. 163-171；Bateman & Fonagy，2016，p. 182）。对于自己在与孩子和 / 或父母的关系中所体验到的，治疗师需要保持透明和开诚布公。以这种方式，她（本书在指代治疗师时均使用女性称谓）可以示范如何进行心智化。她对互动过程中出现的所有不匹配负责，并尝试对出现的问题进行心智化："我确实觉得我的反应有点过度了。你知道，在你告诉我之后，我非常震惊。"由于治疗师的心智化是治疗过程的关键，所以我们更加关注治疗师的心智化崩溃的时候（见第四章）。

第三，在新版本中我们更加强调治疗开始时推行结构化安排的重要性，并且更加明确地说明了如何处理这个问题。我们现在鼓励使用治疗计划，特别是因为它包括对个性化治疗目标的探讨。尽管这个治疗计划的制订可能需要花费若干次治疗会谈的时间，但它是非常值得的，因为它提供了一个独特的机会去讨论治疗模式以及心智化的用处，并且也提供了更多机会去进行心理教育。

第四，多年来，我们已经从把注意力完全聚焦于心智化，转向承认沟通的重要性。福纳吉等人（Fonagy & Allison，2014；Fonagy et al.，2017a；Fonagy et al.，2017b）针对认知信任的研究，对于我们从更广阔的视角认识治疗目标有很大的帮助。归根结底，治疗最重要的结果是让孩子和父母学会更好地沟通，更加开放地彼此学习，以及彼此支持。而提高心智化能力则是实现更顺畅沟通的一个非常重要的治疗性工具。

本书还报告了一个研究项目。在该研究中，对六个治疗的初始阶段进行了密切追踪，进行观察的治疗师记录下他们注意到的每次治疗中发生的干预手段。将记录结果整理为数据集，作为本书的写作依据。在该研究项目结束时，我们从 62 次治疗中收集了观察材料，并提取出 186 项干预进行抽象化描述。对在本书中经常被提到的六个孩子，我们给予他们下述化名："保罗"（9岁）、"海尔特"（8岁）、"伊沃"（11岁）、"赞德"（9岁）、"爱德华"（10岁），以及唯一的女孩"玛特杰"（7岁）。在第二版中，我们会用现在的知识评论这些临床治疗中的片段。这些讨论对于想学习这种治疗策略，或者想知道治疗师在实际情况下可以有哪些不同选择的新手治疗师来说尤其有用。由于这些都是在实际中自然发生的治疗片段，我们认为最好如实地描述。在撰写治疗的开始阶段、反馈会谈和治疗计划时，我们根据 2002 年以来评估和反馈阶段的原始材料编写了一些示例，这些示例可以在第十章中看到。我们撰写本书的另一个目标是鼓励治疗师进行学术研究。本书描述的技术旨在促进儿童发展的一些特定方面。另外，这里提供的指导是为了满足从业者更深入地了解基于心智化的儿童和父母治疗的需要。所以本书也可用作培训课程或（同辈）督导的教材。

本书整体结构如下：第二章描述了基于心智化的儿童治疗的理论依据，对涉及的概念和理论框架进行了深入讨论。本书最后附有用以参考的术语表（附录 C），给出了所描述概念的含义。第三章主要探讨治疗的目标群体，包括在重要的发展领域（如依恋、压力调节、自我组织）中功能运转不足的孩子，以及相关的评估工具。第四章介绍了进行基于心智化的儿童治疗时的治疗策略和指导建议，勾勒了整体的治疗框架，并制定了这种治疗形式的基本治疗原则和治疗立场。第五章描述了基于心智化的儿童治疗在应用于父母时的具体特点。第六章聚焦于观察方法，将其作为提高心理治疗技能的一种工具，此外还描述了所遵循的程序，以及用于获取构成本书之基础的数据的方法。第七章、第八章和第九章描述了在实践经验中观察到并识别出的基于心智化的儿童治疗的技术，它们被分为三组：注意调节、情感调节（affect regulation）和心智化。在第二版中，我们同样用现在的、得到进一步发展的知识评论了这些技术。在同行评审会议中讨论治疗时，这几种观察所得的分类非常有用，无论是用于培训目的，还是作为疗效研究中的过程测量。它们为基于心智化的儿童治疗的实践提供了新的视角。为了便于识别，我们在附录 B 中总结并列出了这些分类，并加注了简要的标签。附录 A 中包含游戏中的前心智化模式的例子。第十章总结了在进行治疗的过程中可能出现的议题，涵盖了相识、治疗设置以及治疗中的不同阶段。最后，在第十一章中我们讨论了研究课题，它为未来的研究指明了道路，并表明了在进一步研究基于心智化的儿童治疗的疗效时应该纳入考虑的方面。

第二章
理论概念

乔里安·齐瓦尔金克

儿童心智化的发展

社会互动，受归属需求所驱使，因社会排斥和拒绝而挫败（Baumeister et al., 2007）。在本章中，我们识别出在儿童形成"自我–他人关系"的心理模型之前，社会互动中的若干发展里程碑事件。早期人际交往行为的一个强有力的动机性基础就是归属需求，及其所对应的对拒绝的敏感性。研究表明，孩子被父母排斥、忽视或拒绝，不仅会导致情绪困扰，还会导致对疼痛的敏感性降低和情绪的不敏感，从而阻碍共情、人际行为、自我组织和智慧思维的发展（Baumeister et al., 2007）。在过去的 10 年中，我们见证了越来越多针对这些与自我及他人有关的最初的发展里程碑的理论和实证研究。我们对心智化能力的发展有了更深入的理解，这种能力可能会顺利发展，也可能会在某个时间点被抑制或脱轨（Fonagy，2017，p. viii）。本章提供了心智化能力发展进程的一个理论性和经验性框架，以及抑制这一发展过程的条件——这需要在治疗中加以解决，以改善孩子及其父母的心智化能力。

自我 – 他人关系中的发展里程碑事件

你可以很容易观察到，出生仅几分钟的孩子，只要给他们机会，他们就会学习模仿面部表情（Beebe et al.，1997；Meltzoff & Moore，1977；Oostenbroek et al.，2016）。我们生来就有通过关注他人的面部表情和行为表现来读懂他人心理状态的基本能力。对他人意图的解读，是神经系统组织和形成的强大加速器（Siegel，2012，p. 15；Tronick，2007）。婴儿研究表明，在生命最初的几个月中，婴儿就已经开始积极寻求与照顾者的互动（Beebe & Lachmann，1988）。从出生起，"经验期待（experience-expectant）和经验依赖（experience-dependent）的成熟过程，就是我们大脑基本感觉系统的一部分"（Siegel，2012，p. 26）。婴儿会基于自己积累的信息对照顾者的面部表情做出反应，并且已经对他人有所期待。如果照顾者给大约 3 个月大的孩子呈现一张"静止脸（still-face）"，孩子就会以焦虑和烦躁来反应，因为这令人痛苦地与他们的期望不符。相对短期的暴露于照顾者没有感情的、空白的脸，会使婴儿感到焦虑和害怕失去与照顾者的情感联结。如果多次重复暴露于这一"静止脸"程序，会使婴儿在预期负性情绪体验时的压力反应增强，这表明婴儿没有忘记之前的负性经历（Nagy et al.，2017）。为期 3 个月的重复测量结果表明，从婴儿 1 个月大开始，他们就能迅速地适应照顾者的反应水平。在三次测量之后，相比于低反应水平妈妈的孩子，高反应水平妈妈的孩子在静止脸任务期间表现出更多的注意和情感投入（Bigelow & Power，2014；Haley & Stansbury，2003）。与非抑郁的妈妈的孩子相比，临床上患有抑郁症的妈妈的婴儿，在静止脸测验中更可能盯着这张脸看，即使这张脸让婴儿感到不安；并且更有可能使用自我安慰的行为（Manian & Bornstein，2009）。

婴儿生来还有一种体验初级情绪感受的能力，这些感受让婴儿集中注意，并判断情况是好、是坏或是中性（Siegel，2012，pp. 151-152）。在第一次的初级评估过程之后，婴儿发展出更为容易识别的基本情绪，比如恐惧、愤怒、惊讶、悲伤和喜悦（Ekman，2009）。电影《头脑特工队》（*Inside Out*）很好地呈现了这些基本情绪在安全依恋关系中的发展过程。不过，基本情绪状态的最初发展阶段本身就非常重要。这些基本情绪状态也被称为"生命力情感（vitality affects）"，它反映了我们最基础的情绪感受。分享这些基本情绪状态，比如亲子关系中的以及亲密伴侣间健康关系中的情感调谐，可以让个体"感到自己被感受与被理解"（Schore，2001）。"那种孩子的内在状态能够被照顾者感知、理解并做出回应的偶联性（Contingent）交流，对孩子大脑的发展至关重要（Siegel，2012，p. 155）。"能够关注另一个人的基本情绪状态是注意调节能力之发展的开端。但是我们很容易"看到"，这种承认他人和自己的基本情绪状态的过程并不总是能顺利发展，因为我们的注意力很容易被各种各样习得的或经历过的干扰因素所分散。比如，如果一个人已经学会了消除不被抱持的不愉悦感，他就无法注意到或认识到别人的这种需求。

当婴儿与周围环境互动的时候，下一个发展里程碑即将展开，这与记忆力的发展有关。基于这些互动，婴儿存储下有关他们的行为、感知、体感和情绪体验的内隐记忆，并以此形成对于预期将要发生的事情的"心理模型"或"图式"（Bowlby，1988；Gergely & Watson，1996，p. 1189）。相比于外显记忆，内隐记忆不需要有意识的编码和回忆过程。基于内隐记忆的心理模型更难以有意识地触及和对其进行反思。这种内隐的心理模型或内部工作模型（internal working model）被认为定义了我们是谁，也蕴含着人际世界如何运行的逻辑（Bowlby，1988；Siegel，2012，p. 132）。从出生开始，我们被他人看到、抱持和理解的体验，会立即被存储到我们的内隐记忆中。这也被称为"主体间性（intersubjectivity）"体验或者"在心智中抱持（holding）心智"的体验（Allen & Fonagy，2006，p. xix；Fonagy，2006，p. 77）。在这一阶段，婴儿学习着主动地注意照顾者传递出的信号，这也被称为"社会参照（social referencing）"——正如"视崖（visual cliff）"实验所揭示的那样（Campos & Stenberg，1981）——以此获得有关他们的社交和客观世界之运作规律的模式化信息。在 5 个月大的时候，婴儿已经显现出他们更偏好亲社会活动（"帮助者"），而非与消极意图有关的活动（"阻碍者"）。他们很快就能理解积极或消极的意图，即使只是方形或圆形的物体在互动（Hamlin et al.，2007；Hamlin，2015）。这说明婴儿在形成"关系"的特定图式（比如依恋模式）之前，就已经能评估一个"虚拟他者（virtual other）"的社交性（或非社交性）水平了。

　　婴儿不仅能够评估应该对他人做何期待，他们也已经发展出一种对于别人如何看待自己的感知。通过社会参照，他们记录下针对自己的积极情感表达，但也会很快学会记录下那些消极的情绪反应，比如拒绝或不悦（Aktar & Bögels，2017；Campos & Stenberg，1981；Walden & Ogan，1988）。而消极偏差（negativity bias）——对消极情绪的反应比对积极情绪的反应更强烈——在婴儿时期就已经出现了（Chae & Song，2018；Vaish et al.，2008）。如果一个人对某个特定的游戏对象表现出不赞同，并且婴儿在实验前不认识这个人，那么婴儿就会隐藏自己的积极情绪，以避免被消极对待或被拒绝（Repacholi & Meltzoff，2007）。婴儿会在这个陌生人对玩具做出负面反应之前，先拿到自己感兴趣的玩具。如果陌生人反对，婴儿就不再碰这个玩具，同时面无表情地看着这个陌生人（Vaish & Woodward，2010）。如果在生命早期暴露于父母的消极情绪，婴儿似乎就不太关注照顾者的面部表情，这也是抑郁与焦虑在家庭中代际传递的发展途径（Aktar & Bögels，2017）。如果他人的面部表情与婴儿自己的初级评估和社交参与一致，婴儿在生命的第一年中就能够自如地使用社会参照。对于这些婴儿来说，观摩并向他人学习是一种积极的奖励。婴儿与照顾者之间协调一致的沟通交流，也被称为"被标识的镜映（marked mirroring）"（Bateman & Fonagy，2006，p. 15；另见"父母的心智化问题"部分）。相反，如果婴儿体验到的照顾者是不协调的、消极的、扭曲的，或者表现出不赞同的面部表情——它们与当前实际发生的事情无关，婴儿的社会参照能力的发展就可能走向另一条道路，其特征是：退缩的倾向以及长期阻断对他人的情感表达（Siegel，2012，p. 299）。或者，他们也可能眼巴巴地看着自己的妈妈，同时试图用一些其他方式安抚自己——正如在临床上患有抑郁症的母亲的孩子身上所发现的（Manian & Bornstein，2009）。

大约 6 个月大之后，婴儿开始好奇于其他人如何对外部物质世界做反应（Fonagy et al.，2007）。研究显示，此时的婴儿更为积极主动地关注自己或他人持有的物品，并开始发展出最基本形式的"分享"物品或活动的能力（Demetre & Vietze，1998）。比如，婴儿喜欢把一个东西反复递给某个人；或者把一个东西丢在地上，如果你把这个东西捡起来还给他，他就会笑。婴儿最初级形式的能动感（sense of agency）——即控制一个人行为的主观体验——开始发展。婴儿从中体验到了一种掌控自己周围世界的感觉，而与他人分享这份兴趣与兴奋又进一步激励他们继续探索这个世界（Siegel，2012，p. 40）。托马塞洛和卡彭特（Tomasello & Carpenter，2007）发现，在大约 9 个月大时有一个革命性的时刻，婴儿开始有意识地认识到其他人也是有意图的行为者。婴儿这种通过诸如丢东西的行为所建立的对于物理世界的能动感，还能够转移到社交世界中。在认识到这一点之后，婴儿会开始更主动地索求食物或保护，还可以区分不同的照顾者，比如给自己糖果的奶奶和不给自己糖果的爸爸和妈妈。这种"共同意向性（shared intentionality）"（Tomasello & Carpenter，2007）是社会认知能力发展的基础。到了 1 岁左右，孩子就开始在一个全新的水平与其他人合作和交流，因为这个时候他们明白了他们所处的人际世界和非人际环境的联合意图（joint intentions）与联合注意（Tomasello，2007，2020）。这是贯穿整个青春期的更高水平的社会认知能力发展的开端，比如面孔识别处理、心智化、观点采择、社会决策等（Kilford et al.，2016）。

婴儿发展的下一个关键点在 2 岁：谈论和回忆近期日常生活事件的能

力，比如去动物园玩的经历（Bauer et al.，2010）。孩子的这种"外显"记忆得益于大脑的发育成熟，这一时期的孩子能够记住时间与事件的序列，并产生了自我意识（Siegel，2012，p. 56）。研究表明，给 18 个月大的孩子脸上做一个记号，再让他面对镜中的自己，孩子已经在心智中拥有自己的心理形象，即自我识别（self-recognition）（Filippetti & Tsakiris，2018；Keromnes et al.，2019）。尽管这种明确的自我识别通常出现在 18 个月大时，但一些更小的孩子已经能够区分镜子中自己的形象与他人的形象（Rochat & Striano，2002）。将时间与明确的自我的心理形象纳入经验之中，比如一次动物园之旅，为自传体记忆奠定了基础，这种能力也被称为"心理时间旅行"（Corballis，2019；Tulving，1985）。照顾者与孩子对人物的外部经历以及内部的、主观的体验共同构建叙事的方式，介导着孩子自我认识（self-knowledge）和自传体叙事的丰富性（Siegel，2012，p. 58；Nelson & Fivush，2004）。里斯和纽科姆（Reese & Newcombe，2007）的研究表明，当父母和 19 个月大的孩子一起详细回忆一些事（比如拜访爷爷和奶奶）的时候，孩子会在 1 年甚至更久之后表现出更具细节性的自传体记忆。一项文献综述表明，自传体记忆或长期情景记忆的发展，不仅能提高叙事能力，还能提高社会分享能力，以及促进贯穿一生的更为连贯一致的自我意识的发展（Dykas & Cassidy，2011；Haggerty et al.，2010）。详细的和连贯一致的自我叙事还与健康的身份认同的发展有关。针对家庭叙事的研究表明，那些在家庭的跨代际叙事中讲述出更多的代际联结和观点采择的青少年，表现出更高的幸福感（Fivush et al.，2011，p. 45）。健康的成长还意味着神经整合进展顺利，孩子能够感受到对自己心理内部过程和对他人的调谐（Siegel，2012，p. 349）。当然，灵活的自我调节、顺畅的情绪调节（在与他人的关系中）以及连贯一致的"心理时间旅行"叙事，都需要一个至少"足够好（good-enough）"的养育环境（Winnicott，1964）。在讨论照顾者的角色之前，需要注意的是，上述提及的发展里程碑最终会促成产生一个关于社交与情绪环境的心理模型。这些心理模型形成了对自我和他人的表征，并且与理解心智化的建构及其潜在的发展问题息息相关。几种"自我－他人关系"的心理模型已经被识别出来。我们主要聚焦于依恋模型，与自我调节相关的情绪调节模型，以及随着时间的推移通过身份认同过程与对自我的描述而发生的自我组织的建立。

发展可识别的、模式化的自我－他人关系的心理模型

依恋模式是婴儿基于生命第一年里的内隐记忆所建立起来的关于自我－他人关系质量的心理模型（Ainsworth et al.，1978；Bowlby，1969）。早期依恋模式一般会延续到后来的同伴关系和成年后的亲密关系中，不过也可能随着后来的人生经历而改变（Grossmann et al.，2005；Sroufe，2005；Sroufe et al.，2005），比如被其他家庭收养（Raby & Dozier，2019）。随着儿童开始发展出可被识别的依恋模式，他们很快就会到达心理表征的水平（Bretherton &Munholland，1999）。依恋表征的类别可被分为两大组：安全依恋和不安全依恋（insecure attachment；Ainsworth et al.，1978）。不安全依恋又可分为三种类型：两种有组织的、非病理性的类型——回避型（avoidant）依恋和矛盾型（ambivalent）依恋，以及一种无组织的类型——混乱型（disorganized）依恋（Hesse & Main，2000；Main，2000）。安全型依恋模式提供了一种感到被感受到（feeling felt）和被理解（understood）的心理模型（Kernset al.，1996；Sroufe & Waters，1977）。安全型依恋的孩子在与照顾者互动时，学会了忍受一种"联结－断开联结－修复（connection-disconnection-repair）"的高强度的情绪状态，并在压力情境中发展出灵活性，他们知道，自己可以自由地探索这个世界，同时也在受到照顾者的密切关注，并且他们在自己需要时会敏锐地做出反应（Roque et al.，2012）。

回避／忽视型（dismissing）依恋模式把自己对依恋需求的关注降到最低，是一种与社交和情绪世界断开联结的心理模型（Main，1995；

Siegel，2012，pp. 126–137）。回避型依恋的人难以进行反思，这与他们缺乏对可能触发亲密关系需求的事件的回忆有关（Main，2000）。这些个体更容易形成理想化的心理模型，以及脚本式的早期童年印象——艰难的，但尽管如此还是有能力应对这个世界，因为严酷的童年环境使他们"变得更加强大"。贬低与依恋有关的情绪状态是他们常用的使心理需要失去活性的策略（Dozier & Kobak，1992）。由此，亲近、归属和亲密感的重要性被最小化。事实上，如果对这些感觉深层潜藏的需求很高，而其唤醒水平超过了这个人的"耐受窗"，就可能随之出现"关闭"或"麻木"感的自主神经反应，也被称为"低唤醒"或者"失活"（Ogden & Minton，2000；Perry et al.，1995；Siegel，2012，p. 283）。

矛盾或抗拒型依恋模式的个体最大限度地关注依恋信号，这与他们困惑的以及不被照顾者看见或被照顾者侵入的心理模型有关。他们的照顾者往往过度专注于自己过去的经验，这侵扰了他们对孩子当前需要的感知和判断。这种过度唤醒的状态导致产生高度的预期性焦虑（anticipatory anxiety）和对分离的恐惧（Perry et al.，1995；Schore，2002）。事实上，依恋需求被最大化，导致他们过度关注不感兴趣、拒绝或者放弃的信号（Fraley et al.，2006）。

梅因和索罗门（Main & Solomon，1990）首次描绘了第三种不安全依恋：混乱型依恋。这种缺乏组织或没有方向的依恋模式，是一种与应对依恋相关的压力事件时的注意和行为相关的应对策略的暂时崩溃或消失（Hesse & Main，2000）。除了对他人情绪状态的巨大不确定性以外，这些孩子还很难发展出对于自己观察他人行为和心理状态能力的信任。与其他不安全型依恋相比，混乱型依恋更容易出现在童年时被忽视、被虐待，或父母有精神问题的儿童身上（Cummings et al.，2000；Lyons-Ruth et al.，2004）。如果孩子体验到照顾者是恐惧和困惑的来源，在感到不确定的时候无法向其求助，就可能发展出混乱型依恋（Main，2000）。在感到依恋压力时，孩子不知道该做什么，只能自己一个人困惑、孤独和无助，换句话说，就是缺乏组织或没有方向（Lyons-Ruth et al.，2004；Main，2000）。基于心智化的儿童治疗特别针对这一组的孩子，以及依恋策略严重失活或过度激活的孩子（详见第三章）。

与照顾者的关系在婴儿期之后依然非常重要。特定的依恋行为可能会随着时间的推移而发生变化，正如鲍尔比（Bowlby，1988）发现，指向依恋对象的特定依恋行为的频率和强度会发生正常的下降（比如：从大哭，到喊叫，再到打一通电话）。并且，斯鲁夫及其同事（Sroufe et al.，2005）发现，依恋系统的既定目标也可能发生变化，随着年龄的增长，依恋对象在心理表征层面的可获得性（有回应的父母的心理感觉或心理意象），而非物理上的接近，成为既定目标。正如之前所讨论的，开放的沟通、父母对孩子需求的回应、父母对孩子潜在的可及性而非物理可及性的事实，变得越来越比字面意义上的"接近"更重要（Zevalkink et al.，2012，p. 132）。这种从行为到预期、内隐的工作模型和孩子关于依恋对象的内在信念的转变，意味着对自己和他人的心智化的发展。

依恋模式的质量与自我组织的发展过程有关，自我组织被定义为："一种与生俱来的、随着时间的推移而创造出秩序感、内聚性和稳定性的属性"（Siegel，2012，p. 195）。自我组织是一个持续发展的过程，它总是使我们的心理结构趋向越来越复杂的水平。孩子会基于与他人的经历而形成某种特定的，有时是冲突的自我状态（比如：友好、好奇，或害怕）。这一多侧面的自我概念，持续地波动并对变化保持开放。在自我组织的发展过程中，跨越不同的自我状态，心智随着时间整合出一种连贯一致感。这一过程被认为与幸福感和心理韧性有关（Siegel，2012，p. 211）。但如果僵滞或混乱的自我状态占据主导，比如处于不安全的依恋关系之中，这一过程就会受到抑制（Siegel，2012，p. 216）。安全依恋模式的一个主要好处就是，它通过提供一种连贯一致感，为整合不同的自我状态提供了肥沃的土壤（Main，200；Siegel，2012；Waters & Fivush，2015）。在童年和青少年时期，孩子会锻炼不同的能力，某些孩子会比别的孩子更加感到与自己的自我状态相统一。健康的自我组织使得这些孩子更善于自我反思，更善于与他人交流，以及更善于共同构建叙事，它们最终建立起新的、贯穿整个生命的连贯一致的自传体记忆（Waters & Fivush，2015；Williams et al.，2007）。比如，如果一个个体视自己为"敏锐的"，但又经常在对话中错过重要的社交线索，并导致他人的负面反应，那么这个个体就可能将自我状态调整为"敏锐但又并非无瑕"。如果"敏锐"是他所渴望的自我状态，在下次社交场合他就会更加注意。

自我组织与连贯一致性

不安全的依恋模式可能导致产生一种特殊的，通常来说灵活性低的自我状态，导致不太理想的自我组织。有回避型依恋史的人的自我组织的特点一般是注意力不灵活、理想化和／或与他人断开联结（Main et al.，2008；Siegel，2012）。他们对自我的看法往往仅局限于非情绪领域，比如"一个好的棒球运动员"或"非常独立"；并且他们的自传体记忆往往缺乏细节和生动性，仿佛是隔着遥远的距离经历着一切。对于焦虑型依恋的人来说，他们的自我状态可能是脆弱的、很容易被破坏的。他人反应的不确定性——突然、不敏感、通常是破坏性和非偶联性的交流方式——留给他们关于他们自我状态的隐含信息，比如"不总是值得被注意"或"无法自我安慰"。由于总是怀着愤怒看待以往的人际关系体验，他们的自我模型与他人交织在一起，并且"混淆了过去与现在的边界"（Siegel，2012，p. 131）。在混乱型依恋的情况下，自我的心理模型或自我状态含有恐惧、令人害怕或失去方向的意象，这通常会导致一种自我的分裂状态、调谐的失败以及其他交流问题。比如，他们可能会认为自己是"没用的"或"疯狂的"，他们的自我组织也是不连贯一致的，他们自我状态的外部呈现，可能与他们心智的内在状态一样混乱、刻板和不稳定。照顾者不协调、不连贯一致或碎片化的镜映，迫使孩子将照顾者的心理状态内化为自我身份认同（self-identity）的一部分，即使这些与他们自己的自我状态并不具有偶联性（Bateman & Fonagy，2006，p. 15；Fonagy et al.，2007；Main et al.，2008）。来自照顾者的主观体验被内化到自我之中，这种自我内部的不协调被称为"异己自我（alien self）"（Bateman & Fonagy，2016，p. 20；Fonagy，2006，p. 81）。当压力太大时，孩子需要将这些经历投射到他人身上，来消除自我中的这些不协调的部分。一些混乱型依恋的孩子在童年中期会表现出过度控制的行为，以此将自己长期的不安全感和不确定感投射到照顾者身上，这使双方都陷入一种非心智化的循环之中（见第四章）。

这些自我－他人关系模型在激活之前需要一个触发的过程。一个孩子可能在安静地玩着玩具，直到某个情境引发了她的不安全感。这个时候她的爸爸正坐在旁边看书。突然，她的妈妈生气地走进了房间，开始批评孩子和爸爸，此时，他们各自的依恋模式将决定他们各自的反应。在高压情境下，对初始情绪状态的内隐记忆将被激活，它们带着特定的评估：什么是好的，什么是坏的，什么是中性的。这种初始情绪状态决定了我们的"耐受窗"的边界，在这个边界之内，我们学会了适应性地处理各种强度的情绪唤醒，而不破坏我们正常的功能（Siegel，2012，p. 281）。如果情绪唤醒水平太强烈，超出了所能容忍的边界，就会造成情绪失调。比如，也许爸爸以为妈妈气冲冲地闯进屋子里是要对他个人正面攻击，然后就站起来打了妈妈。西格尔（Siegel，2012，p. 282）指出："个体耐受窗的界限会随着特定时刻的心理状态、特定的情绪效价以及情绪产生的社会情境而变化。"这也就意味着，一个人的心智化能力有可能会突然崩溃（见第四章）。

心智化的概念

为了将治疗聚焦于心理状态，福纳吉和塔吉特（Fonagy & Target，1996，2000；Target & Fonagy，1996）引入了心智化的概念，让人们看到了早期人际关系发展过程的重要性。心智化是这样一种能力：在与他人互动时——通常是无意识的——能够持续地认识到他人和自己一样，也有着复杂的内心世界，有着自己的感觉、想法和欲望（Fonagy，Gergely et al.，2002）。之前讲到的婴儿发展过程中的关键事件，是心智化能力发展的基石。这一过程使孩子在学习思考另一个人的心理状态时，发展出一种"心理理论（theory of mind）"能力。心智化能力的发展也需要一些步骤（Fonagy，2006）。基于对成人边缘型人格障碍的治疗经验，贝特曼和福纳吉（Bateman & Fonagy，2004）识别出了三种典型的非心智化模式（mode）：心理等同模式（psychic equivalent mode）、目的论模式（teleological mode）和佯装模式（pretend mode）（关于这些模式的进一步解释，详见"心智化问题"一节）。之后，贝特曼和福纳吉（Bateman & Fonagy，2019，p. 13）又将这些模式称为前心智化模式（prementalizing modes）。在心理等同模式下，孩子可能会认为床底下藏着的老虎玩具是真的；在目的论模式下，孩子撞到了桌子可能会责怪这张桌子，因为他认为自己的痛苦状态只是某个具体的物理现实造成的，与自己的笨手笨脚无关；在佯装模式下，孩子可能真的相信自己就是超人，而不愿意脱下自己的超人衣服。福纳吉及其同事认为，在孩子拥有更成熟的反思自己的心理状态的能力之前，他们会经历这些过程作为必要的发展步骤。在4—5岁的时候，发育正常的孩子已经开始整合心理等同模式和佯装模式（Fonagy，Gergely et al.，2002，p. 263；Fonagy，2006）。父母和孩子之间亲密关系的质量对心智化能力的发展起着决定性的作用，而心智化能力又反过来影响着孩子管理自我的能力。透彻地理解心智化概念有助于我们理解心智化的起源及其问题。福纳吉和塔吉特所创立的理论，其临床意义在于，发现了心智化能力可以在治疗关系中激活。这一洞见首先在成年边缘型人格障碍患者的治疗中被印证（Bateman & Fonagy，1999；2009），并且也适用于理解和帮助患有其他人格障碍的成人（Bateman & Fonagy，2019）。正如福纳吉、格格尔及其同事（Fonagy，Gergel et al.，2002，p. 23）所说的那样："心智化能力是自我组织和情感调节的关键。"我们将在第三章深入讨论这一问题。

在现实生活中，谁能、谁不能进行心智化，并没有一个很明晰的界线。在压力情境下，所有孩子的心智化能力都会降低。家庭中长期的压力事件，比如重大疾病、离婚、失去亲人，可能会让之前正常的儿童出现心智化问题。而本身就有心智化问题的孩子，也可能在某些事情上展示出心智化能力。所以，外部环境始终是一个重要因素。并且，发育变化也可能会影响心智化能力。比如，在青春期巨大的生理变化下，心智化能力可能会在某些情况下剧烈波动并显著降低。总的来说，心智化问题可能是暂时的，也可能是长期的。米奇利等人（Midgley et al., 2017）的看法一致，我们总是说哪些孩子心智化能力发展不良，哪些孩子具有心智化能力，但总是不讨论哪些孩子真正遭受到心智化能力严重崩溃的折磨，仿佛他们是很容易区分的。心智化理论也是关于养育的理论。照顾者该怎么做才能激发孩子的心智化能力？

父母使用标识的能力：注意调节作为心智化能力的发展过程

在调谐关系（Stern，2000；Tronick，1989）或斯霍勒所说的互动之"舞"（Schore，1994）中，照顾者能够识别孩子的初始情绪状态并做出有针对性的反应，孩子的心智化能力也得到了最佳的发展。照顾者反映或者镜映了婴儿的心理状态（Fonagy & Allison，2014，p. 373）。这种镜映将婴儿的自我经历组织起来，让孩子从中学到自己的感受究竟是什么。从依恋的角度来看，鲍威尔及其同事（Powell et al.，2014）在"安全感圆环（Circle of Security，CoS）"这一概念中形象化地体现了最佳调谐（optimal attunement）的过程。安全感圆环基于安斯沃思等人（Ainsworth et al.，1978）的观察：照顾者既是一个安全基地（secure base），又是安全港湾／避风港（safe haven），以便与孩子形成健康的依恋关系。安全环的顶层部分，是根据孩子的需要为他们提供一个安全基地，由此处，他们可以探索这个世界并发展出自我效能感。而安全环的底层，则关注孩子对安全港湾的需要，它被形容为：提供支持，并表现得高大、强壮、睿智（Powell et al.，2014）。通过直观地理解这一过程并与父母讨论，它为父母提供了学习如何关注孩子初始情绪状态和依恋需要的指南。当父母学会了如何将自己的注意力转移到孩子的这些情绪信号时，他们才可以帮助孩子将注意力集中在自己的内在状态上，从而产生"感到被感受到"。其过程之一就是提高自己的反思功能（reflective functioning），而这种反思功能的水平——即使是产前评估的——与婴儿 6 个月大时的自由玩耍、学习任务和静止脸实验中的敏锐度有关（Smaling et al.，2016）。

除了注意调节，照顾者还可以通过镜映和标识某些情感，来帮助孩子发展情感能力。照顾者对孩子正确的镜映主要包括两个方面：标识（markedness）（Fonagy，Gergely et al.，2002）和明示线索（Fonagy & Bateman，2019，p. 15）。照顾者的调谐行为是对孩子发出的信号进行某种明显的反应，既不能反应过度，也不能反应不足（Gergely & Watson，1996）。之后，孩子才能够将照顾者镜映出来的心理状态与他们自己初始的心理状态进行比较。需要注意的是，照顾者的镜映既不能与婴儿的实际状态相差太多，否则就不能被婴儿识别出来；也不能太相似，因为婴儿需要能够将照顾者和自我相互区分，以学习如何进行心智化（Fonagy，Gergely et al.，2002）。标识反应包括镜映孩子的面部情绪信号和声音情绪信号，以表现出照顾者已经看到、听到和理解了孩子的感受状态，但以某种不同的方式反馈给他们（Beebe & Lachman，1988）。父母对孩子情绪状态的镜映［"情感调谐（affect attunement）"］给孩子提供了一个了解自己内心状态的机会，格格尔和沃森（Gergely & Watson，1996，p. 1190）称其为"自然化社交生物反馈训练"。正如之前提到的，了解自己的内在状态，是分辨什么属于自我而不属于其他社交客体的重要基石。在镜映的过程中，照顾者会先暂时性地镜映出孩子的情感状态；随后，通过以一个夸张的版本或者以一种"假装（as if）"的方式来"标识"这些呈现，从而结束这次镜映（Gergely & Watson，1996，p. 1198）。这种与参照对象的"去耦"，为孩子提供了区分自我与他人的经验。在这种良好的自我组织过程中，孩子通过使用偶联性探测机制（contingency-detection mechanisms）来学习标识表达的交流含义，以此作为象征化彼此意图的方式，孩子也就由此有能力从他人那里学习，并发展出认知信任（Fonagy & Bateman，2019，p. 15）。不过，重要的是，在有能力在回应中进行标识之前，照顾者必须如实地镜映出孩子的情感状态，以此表明他们真的看到了孩子的情感状态——就像在建设性的情绪沟通中一样。比如，如果孩子正在哭着表达自己的饥饿，父母最好先拥抱、安抚孩子，或以不同的方式对孩子表达共情，然后再给孩子食物，而不是立刻拿勺子把食物送进孩子嘴里。另一个重点是，照顾者的镜映不能是对婴儿发出的信号的精确模仿，这对父母来说显而易见，比如，如果镜映了孩子在创伤经历中的恐惧状态，就可能在无意中加剧孩子的负面情绪状态（Main & Hesse，1990），而对于不这么明显的情况也是如此。沙伊和贝尔斯基（Shai & Belsky，2011）将这种内隐的、非言语的过程称为父母具身式心智化（parental embodied mentalizing），在此，婴儿能够"在照顾者的怀抱中找到自己的心智"（Midgley et al.，2017，p. 29；见第七章）。

照顾者对婴儿内在状态的标识能力，依赖于照顾者反思的能力（Gergely & Watson，1996，p. 1201）、将婴儿抱持在自己心智中的能力（Winnicott，1965）、涵容（contain）婴儿情感的能力（Bion，1962），以及心智化的能力（Fonagy et al.，1995）。比如，如果将婴儿的情绪信号以相同的强度镜映回去，而不将其标识为是属于婴儿的，这会告诉婴儿："我看到你的状态了，而我和你的状态一样，我也不知道该如何处理这种情况了，救救我们啊！"为了镜映和标识情感，比如最好说："你觉得不舒服吗？因为你太饿了。"而不是："哦，我的宝贝，你好饿呀！"在这一过程中，照顾者的注意调节能力和反思能力是必不可少的。能够向婴儿表明他们实际上是在"演戏（play with reality）"的照顾者，能够促进孩子象征能力和表征能力的发展（Gergely & Csibra，1997；Target & Fonagy，1996）。在安全的依恋关系中，孩子可以扮成各种"假装"的角色来进行有趣的互动，比如扮成一只狮子，吓唬着要吃掉妈妈。这会从多个角度提高孩子对心理状态的觉察，包括带着负面意图参与游戏。被允许在父母身边表现出负面情绪或行为的孩子，将学会以更健康的方式调节自己的情绪（例如，Nagy et al.，2017）。如果父母过于沉浸在游戏里，并开始表现得非常害怕，一个正常发展的孩子能够对父母说："我不是一只真狮子！"这也是在教导孩子如何在人际关系中使用标识反应。良好的沟通技巧、情感调谐、心理共鸣、误会解除，这些概念都符合偶联性和一致的标识反应的使用。如果没有这一整合过程，就必然会产生沟通不良和功能失调的自我组织（Siegel，2012，p. 333）。

父母标识能力的发展，不仅与关系性和情绪性动力有关，还需要更广阔的背景环境。父母使用标识的方式通常与文化上可接受的行为的主导心理模型一致，这也被称为"父母民族论（parental ethnotheories）"（Harkness & Super，1996）。如果孩子的表现中有一些有重要意义的东西，父母会通过使用明示线索向孩子发出信号（Fonagy & Bateman，2019，pp. 15-17）。这种明示线索向孩子展示了他被父母视为一个个体，这帮助孩子将自己视为一个心智化的"施动者（agent）"（Fonagy & Bateman，2019，p. 16）。随后，通过标识来向孩子强调（或提示）哪些信息是重要的，可以给孩子提供一个学习环境，让孩子了解什么是在特定的环境下可以被接受的或"自然"的行为（Corapci et al.，2018）。在一个典型的成长环境中，学习"明示线索是可靠信息的触发器"能够促进孩子认知信任的发展，而这种认知信任对孩子来说意味着，照顾者是他们应对周围世界时可靠的知识来源（Fonagy & Bateman，2019，p. 16）。如果这一过程进展不顺利，发展认知信任上的问题最终可能导致心智化的问题（详见"儿童的心智化问题"部分）。

心智化问题：实现整合的不同发展路径？

当父母不能忍受孩子的某些心理内容时，会发生什么？有些父母可能没有能力认识到孩子的某个想法或感受，比如有精神创伤的父母。米奇利及其同事（Midgley et al.，2017）提出了一个思考父母和儿童心智化困难的框架。他们将心智化问题分为两个大的维度：由于心智化发展不良（underdeveloped mentalizing）导致的问题以及由于心智化能力的突然崩溃导致的问题（Midgley et al.，2017，p. 41）。在本书的前一版本中，我们将这两个维度称为"心理过程障碍（mental process disorder）"和"心理表征障碍（mental representation disorder）"（Fonagy et al.，1993）。而新的标签更清楚地表明了心智化问题的内在本质，并突出了治疗的主要重点。特别是那些心智化发展不良的儿童，他们需要支持以培养心智化能力。这些儿童缺少前文所提及的那些与年龄相宜的心智化发展过程中的里程碑，比如自我组织、情绪调节和注意控制。他们不同于那些心智化能力暂时性或在某个特定情境中崩溃的儿童——他们是有基本的心智化能力的（Midgley et al.，2017，p. 41）。这些儿童在情绪性压力情境中，会以一种非心智化的方式对自己或他人做出反应，仿佛他们的心智能力在退行，且无法察觉自己和 / 或他人的心理状态。这两种类型的心智化问题在父母和孩子身上都会发生，但发生的方式不同。所以，我们将分别描述这两类人群的心智化问题。

儿童的心智化问题

在儿童身上，心智化能力发展不良有几种表现形式。这些孩子往往不能识别自己的感受，难以调节自己的冲动，自我身份认同感差，可能总是担心不好的事情会发生，不能形成自传体记忆；他们仅从字面意义上理解别人的话，谈论当前情景时缺乏反思。米奇利及其同事（Midgley et al.，2017，p. 47）指出："如果父母有精神障碍或物质成瘾，或孩子本身经历过创伤、收养、寄养，那么孩子的心智化能力的发展很可能欠佳。"或者也可能，有些孩子的性情或人格比较复杂，但没有足够敏锐的照顾者抚养他们长大，来帮助他们应对这些挑战。此外，混乱型依恋的孩子也会出现心智化问题（Bateman & Fonagy，2006，p. 14；见第三章）。如果照顾者提供的明示线索总是错误的和不可信的，他们的孩子就会在长期缺乏认知信任的情况下形成对周围世界的预期（Fonagy et al.，2019，p. 71）。这也就意味着孩子无法仰赖从他人身上获取的信息。对于回避型依恋的儿童，他们可能早已学到，对方的动机是有害的，或者至少是不调谐的，因此最好不要内化他们的动机，这导致了儿童心智化能力降低或心智化不足（hypomentalizing）。对于焦虑型依恋的孩子，他们的认知信任可能会由于对他人动机的过度揣测而降低，这也被称为心智化过度（hypermentalizing）。缺乏认知信任会导致认知冻结（epistemic freezing），使得社交能力严重受损。如果更严重，还会产生认知孤立（epistemic isolation），使儿童无法更新对自己与围绕自己的外部世界的认知（Fonagy et al.，2019，p. 72）。这些心理认知状态可能与不同的前心智化模式有关。

贝特曼和福纳吉（Bateman & Fonagy，2004）描述了有心理问题的来访者所持有的三种典型的非心智化模式：心理等同模式、目的论模式和佯装模式。这些模式是我们讨论的重点，因为在压力情境下当个体的心智化发生崩溃时，他们就会被引导回这几种模式之一，因为这让他们感到最安全，或者这是他们最习惯的逃生路线。有些孩子也可能一直没能整合这些模式，这意味着，他们的心智化能力始终是发展不良的。在心理等同模式中，"想法和感受变得太过'真实'，使得个体极其难以看到其他可能的替代视角"（Fonagy & Bateman，2019，p. 13）。第四章描述了一个这样的例子：玛特杰在等候室里感到很孤单并对此做出了反应。在目的论模式中，"个体只能在某些非常具体的情况下认识到内在心理状态的存在及其潜在的重要性"（Fonagy & Bateman，2019，p. 14）。比如，如果父母以一种可被观察到的方式将爱表达出来，那么孩子就会明白父母是爱自己的。这是孩子理解他人心理状态的第一步，但这一过程始终强烈地受到孩子所经历的实际生活事件的影响。在这一阶段，孩子很容易做出错误的假设，而这些假设会持续下去。比如，如果孩子受到了伤害，父母对此感到很难过，此时，父母没有安抚孩子并谈论他们的感受，却总是给孩子一把糖果。而在伴装模式中，"想法和感受与现实脱节"（Fonagy & Bateman，2019，p. 14）。比如，一个孩子假装自己是超人，而且停不下来。在这种前心智化模式中，心理世界没有融入真实世界，而是形成了自己的现实。如果伴装模式成了主导的功能模式，"就可能导致人格解体和现实解体"（Fonagy & Bateman，2019，p. 14）。这些孩子可能会玩很长时间，但是游戏的质量不是很高，往往是刻板的或有着大量的重复。当他们被要求停止游戏时，他们可能会非常惊慌焦虑，仿佛不允许外部的真实世界进入他们的游戏世界（另有三个不同年龄段的示例，见附录 A）。

还有一种更常见的情况，那就是心智化问题伴随着特定情景或感受而出现，这种情况被称为状态依赖（state-dependent）（Siegel，2012，p. 261）。这意味着，在特定的状况下，孩子无法继续反思，并且没有能力以健康的方式将那种经历整合到自己当下的心理模型之中。在某些儿童身上，这种心智化能力的突然崩溃可能与其照顾者进入了一种非心智化模式的情况有关。比如，在孩子生病的时候，由于有未解决的丧失所爱之人的痛苦，父母以一种不知所措、充满压力的方式对此情况做出过度的反应。照顾者将自己非心智化的体验投射到孩子身上（即异己自我），孩子就需要在相似的非心智化体验的情境中克服这种体验（Luyten et al.，2019，p. 43）。如果孩子的心智化能力发展不良，他们就可能在这种情况下感到无力和无措。

父母的心智化问题

成人也可能心智化能力发展不良，不成熟、物质成瘾、精神疾病以及未解决的创伤经历，都是与之相关的风险因素（Midgley et al.，2017，p. 45）。尤其是父母的边缘型人格障碍与心智化问题有关（见第五章）。父母的心智化问题可能会表现在他们对镜映和标识的处理上。他们可能表现出"类别上完全一致，但没标识情感镜映"（Gergely & Watson，1996，p. 1203）。这些父母无法涵容孩子的情感表达，并且通常将同样的情感镜映给孩子，这阻碍了孩子的自我组织，因为孩子没有感受到自己和照顾者之间的自我状态有任何区别。在童年时期经常有这种经历的孩子，可能会发展为边缘型人格障碍（Fonagy，Gergely et al.，2002，p. 193，pp. 356–357）。另一个标识上的问题是父母对孩子做出的反应缺乏一致性，主要表现为"父母的镜映虽然有标识性，但是缺乏一致性、类别上混乱"（Fonagy，Gergely et al.，2002，p. 194）。此间产生的误解、控制性的态度和照顾者自身情感的投射，导致孩子将这些来自照顾者的病理性扭曲的自我表征吸收并同化为自身的一部分。他们感知和理解自己真实的自我状态的能力因此受损。正如温尼科特［Winnicott，2018（1960）］所描绘的那样：孩子将这个虚假自我（false self）体验为真实的，但这缺乏孩子的自发性和独创性。

与发展不足相比，照顾者的心智化问题更常见的是心智化能力的崩溃。比如常常会发生的情况是，照顾者只注意到孩子外在的行为表现，而忽略了孩子的内在状态。如果孩子遭遇某种特殊情况，而由于曾经在此特定情况下的负面经历，比如过度批评或过度控制，这触发了照顾者的非心智化反应，心智化能力的崩溃就可能会发生（Midgley et al.，2017；见第五章）。研究发现，与其他依恋类型相比，回避型父母表现出更多的控制和更少的情感投入（Sroufe，2005）。米奇利等人（Midgley et al.，2017）还发现，有一些父母表现出了不加调控的心理状态，却意识不到这些状态对孩子的影响；还有一些父母对孩子的态度消极扭曲，并对孩子做出负面归因。焦虑型依恋的父母往往无法建立过去与现在的体验、自我与他人的心理状态之间的边界，并表现出整合真实的与假装的思维方式方面的问题。有些父母的心智化问题则表现为以伪心智化（pseudomentalizing）的方式反思自己及他人的心理状态（Fonagy & Bateman，2019）。有心智化困难的父母会曲解孩子的信号，却没有足够的心智空间来化解这些误会。随后，父母和孩子就会陷入一种非心智化的恶性循环（Fearon et al.，2006，p. 208；见第四章），他们的"互动之舞"受到严重干扰，且双方都可能超出自己"耐受窗"的边界（Siegel，2012，p. 281）。

治疗师的心智化

这对治疗实践意味着什么呢？本章描述的心智化能力的发展也适用于治疗师。特别是，心理治疗师的心智化能力会受到自身依恋表征、自我调节能力、耐受窗的宽度，以及形成连贯一致的个人叙事的自我组织能力的影响。第四章和第五章分别阐述了治疗师该如何接近孩子和他们的父母，以激发他们的心智化能力。对于有经验的治疗师来说，孩子和照顾者的心智化问题可能是一个不错的挑战。比如，治疗师需要警惕显示出自我结构不连续性的主观体验，因为这种不连续性常常被投射到其他人身上，并可能使治疗师对自己的身份认同感到迷茫和困惑（Bateman & Fonagy，2016，p. 21）。治疗师也可能因为自己的心理状态、其他人的特定的情绪和心智状态，或其他方面而出现心智化能力的暂时崩溃。特别是，如果父母和孩子已经出现了复杂的人际问题，急需基于心智化的儿童治疗时，治疗师的心智化能力就最有发生崩溃的风险。一些作者已经出版了一些针对此问题的有帮助的指导手册，比如西格尔（Siegel，2010）的有关正念治疗的书，哈格奎斯特（Hagelquist，2017）的治疗指南。第四章为新手和有经验的治疗师都提供了实用提示和工作，以帮助治疗师在会谈之中及之后对治疗过程进行心智化，从而保持自己的心智状态处于自己的耐受窗界限之内。

结语

本章概述了如何理解孩子及其父母在心智化发展过程中的适应性和非适应性表现。治疗师可以将此作为理解和解释异常心智化发展过程的背景。在之后的章节中，我们将探讨如何把理论框架应用到治疗过程中，其中的技术和更宽泛的治疗框架可以帮助治疗师提高对孩子和父母进行心智化的能力。这种治疗的目标人群，是那些迫切需要回到他们的发展轨道上的人，因为他们已经错过了太多在安全的环境中交流、学习和自由发展的机会。与治疗师形成新的依恋关系，可能会帮助他们重新与他人建立社交联结，并通过提供开放、灵活的互动来帮助他们增强对自己及他人的心智化能力，进而满足他们最基本的、对于归属的社交需求。基于心智化的儿童治疗和父母治疗可以在有限的时间内提供这些进步的可能。不过，需要注意的是，治疗师首先需要建立认知信任，因为这能够确保父母和孩子能够从彼此及他人身上学习。

第三章
儿童心智化问题的评估

乔里安·齐瓦尔金克

目标人群

目标人群的理论描述

基于心智化的儿童治疗既适用于心智化技能发展不良的儿童，也适用于经常体验到心智化能力严重崩溃的儿童。比如，想想那些让你感到无计可施的孩子，你需要监管他们，却感受不到他们与你联结在一起。你可以和他们交谈，却感受不到他们能理解你。这些孩子有些时候听上去像一个照顾者，喋喋不休地讲着事情应该怎么样，却无法将感受与想法或将想法与感受联系起来。或者，他们也可能突如其来地责怪别人。从理论上讲，基于心智化的儿童治疗的目标人群包括在重要发展领域功能不足的儿童，比如依恋、压力调节（如：对好的 / 坏的 / 中性的初步评估、耐受窗）以及自我组织（如：身份认同的形成或自我意识的建立、达到临床水平的外化和内化问题）。父母的这些领域也应该得到结构化评估，重点包括依恋（如：反思功能）、压力调节（如：养育压力）和自我组织（如：人格问题、精神病理）。虽然第二章中也讨论了与这些主题相关的发展框架，但本章将深入探讨这些主题，以进一步促进对评估结果的诠释（interpretation）。

第一，基于心智化的儿童治疗与依恋理论密切相关，因此，更为仔细地观察在依恋领域有显著问题的儿童是很有益的。在临床实践中，依恋领域的问题一般被称为依恋障碍（attachment disorders）或依恋发展领域的障碍（De Lange，1991；Gerritzen，2000；Zeanah & Smyke，2008；Zeanah & Gleason，2015）。正如我们稍后将更为全面地解释的那样，根据《精神障碍诊断与统计手册》（第五版）（*The Diagnostic and Statistical Manual of Mental Disorders-5，DSM-5*；American Psychiatric Association，2013），聚焦于不安全依恋模式比聚焦于依恋障碍更有意义。布莱伯格（Bleiberg，2001）认为——追随宝琳娜·科恩伯格（Paulina Kernberg）的观点——儿童期的混乱型依恋与日后边缘型人格障碍的发展有关。贝特曼和福纳吉（Bateman & Fonagy，2016）认为，对于混乱型依恋和/或边缘型人格障碍的个体来说，他们在面对压力时做出的过度的——尽管是不连贯一致的——反应看起来很相似。在面对压力时，他们很难保持受控的心智化，并很容易被触发产生戏剧性的暂时的心智化失败，"从受控的心智化向自动的心智化的转变，将再一次迅速发生并长时间出现"（Bateman & Fonagy，2016，p. 123）。需要进行基于心智化的治疗的儿童，似乎主要表现出混乱型依恋（Bleiberg，2001；Brisch，1999；Fonagy，2001a；Solomon & George，1999）。混乱型依恋的发展中的一个重要方面就是心智化缺陷，这意味着孩子无法处理信息，并导致焦虑的产生（Fonagy & Target，1997）。与其说是"边缘型儿童"，我们更愿意将这些孩子称为心智化能力发展不足，以强调在早期关系中存在着混乱这一事实。混乱型依恋的编码是在测查量表中得分大于等于5（Main & Solomon，1990）。在任何情况下，第一步都是将依恋关系编码为三种非混乱型依恋模式之一：安全型、回避型或矛盾型（Ainsworth et al.，1978）。这意味着，在混乱方面得分较高的孩子，也有着一个潜在的次级分类——安全型、矛盾型或回避型依恋。只有一小部分人不属于这三种依恋模式之一，属于"无法分类"（Hesse & Main，2000）。因此，对于高混乱型依恋的孩子来说，研究他们主要的潜在依恋模式也非常重要。有混乱型和回避型依恋心理模式的儿童与混乱型和潜在矛盾型依恋的儿童，在面对治疗时的反应是不同的。在 1 岁的时候，相比于有混乱型和不安全型（回避型或矛盾型）依恋策略的孩子，有混乱型和次级安全型依恋策略的孩子在面对有产后抑郁症状的母亲时表现得更好——他们的生理应激反应更弱（Tharner et al.，2013）。

　　矛盾型或回避型依恋模式的儿童感觉缺乏安全感，这种不安全感可能是相对温和的，能够适应的，也可能是引起临床水平痛苦的更为极端的不安全感。梅因（Main，2000）曾写道：有不安全依恋策略的儿童无法在依恋相关压力下灵活地调节注意，而是表现出一种僵化的注意模式，只能专注于周围环境的某一个方面。有矛盾型依恋策略的儿童会牢牢地确保自己不必放弃这段关系；而回避型依恋的儿童在满足自己的依恋需求方面对别人并不抱太大预期。正因为这种关系——以及随之而来的移情-反移情（transference-countertransference）簇——在这种治疗形式中占据着如此重要的地位，依恋模式有问题的儿童都特别适合这种治疗。根据布莱伯格（Bleiberg，2001）的研究，在更为自恋的意义上发展起来的孩子，通常生命早期始于更为严重的回避型依恋模式，这是他们不至于变得混乱的方式。而矛盾型或抗拒型依恋模式可能是未来生命历程中焦虑障碍的先兆（Sroufe，2005）。

　　第二，基于心智化的儿童治疗还可用于有严重压力调节问题的孩子，这可以被描述为生物行为转换模型（biobehavioural switch model）出现问题（Luyten et al.，2019），或者压力水平超出了孩子的"耐受窗"的边界（见第二章；Siegel，2012）。根据生物行为转换模型——一个着眼于压力与受控的或自动的心智化之间的关系的模型——儿童在唤醒水平升高时，可能会停止反思自己和他人的心理状态，并在处理社会信息时返回早期的内隐不安全心理模式（Luyten et al.，2019，p. 38）。格林斯潘（Greenspan，1997）针对这一问题发展了一种与基于心智化的儿童治疗相似的治疗方式，称为"基于发展的心理治疗（developmentally based psychotherapy）"。格林斯潘主要关注的重点是停滞了的发展或成长，以及通过强化的心理治疗使其再度向前发展的需要。根据他的观点，这种治疗形式的目标人群应该是"构建日常经验的能力必然受到他们的精神病理学性质所限制"的人（Greenspan，1997，p. 42）。儿童的功能可能存在广泛的问题，这取决于儿童的发展在哪一个领域发生停滞，以及面对压力时儿童采取何种调节策略（Greenspan，1997）。格林斯潘（Greenspan，1997）提议为儿童制定一套调节指导，并建议对感觉运动调节中可能存在的问题给予特别关注（Zevalkink et al.，2012，p. 145；见第七章）。感觉运动调节也可以视为身体压力调节，揭示了孩子"生命力情感"的功能水平，其表明孩子是否内在感觉良好（见第二章）。处于耐受窗之内的孩子，体验到一种令人愉快的唤醒水平，这为他们提供了集中注意和开放性地学习新事物的可能；而超出耐受窗边界的孩子则会体验到调节失常（Ogden & Minton，2000；Perry et al.，1995；Siegel，2012，p. 283）。

基于心智化的儿童治疗的第三个治疗目标是自我组织。自我组织是人格动力的一部分，借此，儿童能够适应自我内部或外部不健康的发展环境。有些儿童的自我组织的发展可能受到抑制或发展不足，而另一些儿童则是僵硬或混乱的自我状态成为主导。混乱型依恋的儿童通常感到需要摆脱那些害怕的、令人恐惧和迷失方向的自我心理模型，并使用投射性认同（projective identification）将负性的、充满压力的自我状态投射到他人身上（Bateman & Fonagy，2006，pp. 13-14）。这种增加压力的自我状态也称为"异己自我"体验。对异己自我的部分进行外化，是一种相对常见的非心智化模式，取决于所使用的方式（见第二章），它可能导致心智化不足（hypomentalizing）或心智化过度（hypermentalizing）。卢滕及其同事（Luyten et al.，2019，p. 43）描述了成人的三种模式，它们同样有助于识别儿童及其照顾者：侵入性的伪心智化（intrusive pseudomentalizing；总是"知道"他人的感受或想法）、破坏性的不准确心智化（destructively inaccurate mentalizing；诱发或施加给他人的消极的心理状态）以及否定心智化（disavowal of mentalizing；拒绝反思心理状态）。为此同样重要的是，就外化（如：攻击性、易激惹性）和内化（如：焦虑、抑郁）问题对精神病理的临床水平进行调查。儿童的心智化困难通常反映在高度的外化和/或内化问题上，这与高 p 因素①（p-factor）相一致（Fonagy & Campbell，2015）。将异己自我的部分投射给别人——作为将问题外化的一种方式——可能被认为是冲动控制上的困难，这会导致攻击性的、不受控的行为的突然爆发，不仅会伤害孩子或他人，还以许多消极的方式强化了非心智化的恶性循环（Luyten et al.，2019；见第四章的"非心智化循环"）。另一方面，由于将问题内化而发生的异己自我部分的投射，比如体验到脆弱性，可能会被识别为临床水平上的焦虑或抑郁，这通常导致非常低水平的自尊和不良的身份认同的发展。对于儿童来说，他们的抑郁往往被易激惹、冲动的负面行为所掩盖（APA，2013）。一项纵向研究表明，跨代际的风险——以母亲的不良童年经历（adverse childhood experiences，ACEs）来测量——间接地预测了她们孩子的内化问题，以及直接和间接地预测了孩子的外化问题（Cooke et al.，2019）。母亲的依恋回避、依恋焦虑和抑郁的症状促成了这些间接的关联（Cooke et al.，2019）。这就意味着，母亲的不安全依恋预示着孩子行为问题风险的增加。

基于生物行为转换模型，卢滕及其同事（Luyten et al.，2019）开发了一套逐步评估心智化能力的方法：对不同人格障碍的心智化特征进行概念化，并将其与依恋策略联系起来。当心智化能力由于压力调节受损而被扰乱时，"个体往往会退行到前心智化的思考方式"，即心理等同模式、目的论模式和佯装模式（Fonagy & Bateman，2019，p. 13）。换句话

---

① 指精神障碍结构中的一个一般性精神病理学因素。——译者注

说，儿童会回到他们"更喜欢的"非心智化的自我组织模式上（Luyten et al.，2019，p. 48）。一个人在某个发展领域陷入困难，可能是因为他们对现实的感知或情绪调节，也可能是由于他们的人生经验受到了过度限制或无法接受新的经验。比如，一个孩子可能会在完成学校作业时表现出对现实世界的合理理解，但在与同伴交往时却不能。因此，有必要鉴别儿童和 / 或其照顾者的功能运转是否过多陷入等同模式，他们处理社会信息时是否主要使用目的论模式，是否主要以佯装模式运作，或者在这些模式中的两种或三种之间交替切换而不将它们整合起来。在附录 A 中，你可以看到一个表格，其中列举了这些模式在儿童身上的一些样例。卢滕及其同事（Luyten et al.，2019）描绘了父母身上非心智化功能运转的例子。

目标群体的精神病学描述

虽然 DSM-5 中针对儿童精神问题的诊断不能直接用于确定哪些儿童适用于心智化治疗，但由于对儿童的精神病学描述与基于心智化的治疗的起源相关，所以对这些精神病学描述进行考量可能是非常有帮助的。在有关基于心智化的治疗的第一本出版物中，贝特曼和福纳吉（Bateman & Fonagy，2004）描述了适用基于心智化的治疗的成人群体，即边缘型人格障碍患者。DSM-5 现在允许我们在症状出现 1 年以上时也可对 18 岁以下的儿童做出边缘型人格障碍的诊断（APA，2013，p. 647），这些孩子以前被描述为"边缘型儿童（borderline child）"（Bleiberg，2001；Frijling-Schreuder，1969；Van Delsen & Meurs，2004；Verhulst，1981）。这些著作中所描述的边缘型儿童与基于心智化的儿童治疗的目标群体显示出很大的重叠。布莱伯格（Bleiberg，2001，p. 149）将边缘型人格障碍儿童的易感性总结为以下几点：不稳定的自我与他人意识；主观体验的控制失调或过度唤醒；孤独与分离易感性；以及暴怒。这些儿童清楚地呈现出焦虑障碍、心境障碍和人格问题的混合（Fonagy & Target，1996；Meurs &

Vliegen，2004）。在这一方面，布莱伯格（Bleiberg，2001，pp. 8-9）也非常关注有自恋型人格障碍的儿童，他们典型地"围绕着对完美、权力或控制的虚幻信念来组织自我意识"。这些孩子可能也需要学习如何对自我及他人的心理状态进行心智化。近几年，其他受用于基于心智化的治疗的人格障碍也被识别出来，比如反社会型人格障碍（Bateman & Fonagy，2016）。

根据我们自己的临床实践经验，我们纳入了以下 *DSM-5* 的诊断：一级严重程度的孤独症谱系障碍［autism spectrum disorder at a severity level 1；之前被称为"未特定的广泛性发育障碍（pervasive development disorder not otherwise specified）"；阿斯伯格障碍（Asperger's disorder）］；破坏性障碍（disruptive disorders），如注意缺陷/多动障碍（attention-deficit/hyperactivity disorder，ADHD）、对立违抗性障碍（oppositional defiant disorder，ODD）、品行障碍（conduct disorder，CD）（Gerritzen，2003）；以及创伤后应激障碍（posttraumatic stress disorder，PTSD）。对此，令人感兴趣的是，霍夫曼及其同事（Hoffman et al.，2016）为 *DSM-5*（APA，2013）中被归类为对立违抗性障碍或情绪调节障碍的儿童开发了一套治疗其外化行为问题的治疗方案，并编制了治疗手册。在发生外化行为的情况中，这些儿童发展出特定的心智化问题，它们需要在治疗中得到解决（Hoffman et al.，2016）。罗斯坦（Rothstein，2002）描述了有注意缺陷/多动障碍的儿童的心智功能：这些孩子在辨别意义的细微差别方面存在困难，他们对周围环境的印象是混乱和难以预测的。他们也不倾向于将自己的感想内化和吸收。这使得这些孩子对刺激非常敏感，导致他们很容易对一件事立刻做出定论，比如别人对自己有什么意见。这些通常会重复出现的结论，并不真正反映出这些儿童在与他人互动时发生的事情，它们源于儿童早期储存在记忆中的、关于这种类型的接触的期望模式。这非常容易导致固着、僵化和过分简单化的心智化方式。此外，吉尔莫（Gilmore，2000，2002）认为，注意缺陷/多动障碍涉及一种体质性因素、心理内部动力以及紊乱的基础自我功能之间的复杂的交互作用。尤其是心理内部动力以及发展不完善的自我组织，是基于心智化的儿童治疗的主要目标。

DSM-5 还纳入了一个描述创伤及应激相关障碍的新类别，其中包括两种依恋障碍——缺乏足够的照顾是其最重要的病因学因素。一般来说，与不安全依恋模式相比，依恋障碍的患病率较低，但在贫困人群中并不罕见（Minnis et al.，2013）。混乱型依恋是一种严重的、使人丧失正常功能的不安全依恋模式，它更为常见，并且最适合作为我们的治疗目标人群，对此我们将在下一节进行介绍。不过这并不是说，不安全型依恋表征总是与依恋障碍相同（Schröder et al.，2019）。根据 *DSM*，患有依恋障碍的儿童"在大多数情况下会在 5 岁之前表现出明显紊乱和发展不当的社交关系"（APA，2013）。泽纳（Zeanah，1996）通过判断儿童在依恋关系中表现出来的情绪和行为在多大程度上显示出他们的安全感受到严重干扰，来区分依恋障碍和不安全型依恋。当孩子患有依恋障碍时，我们可能会问自己：基于心智化的儿童治疗是否是一种适合的治疗形式？因为通常来说，这些孩子没有学会如何与他人建立关系，门诊中的基于心智化的儿童治疗对他们来说可能干预力度不够（Brisch，1999）。换句话说，只有存在严重的精神病理时，才能做出依恋障碍的诊断。依恋障碍始终是不安全的依恋关系，而不安全的依恋关系可能只有在每种不安全类型发展到极端之处时才会成为依恋障碍。

在创伤和应激相关障碍的类别中，与我们的治疗目标人群更具重要相关性的类别是创伤后应激障碍。有过创伤经历，而且没能从照顾者那里得到足够的情感和社会支持的儿童，在后续成长过程中出现创伤后应激障碍或严重内化问题的风险更高（Ensink，Bégin et al.，2017）。在患有创伤后应激障碍的儿童中，对立违抗性障碍和分离焦虑障碍的共病最为常见。这些相关症状是儿童在遭受灾难性或厌恶性事件后表达自己的临床痛苦的一种方式（APA，2013）。这些孩子可能无法在特定领域进行心智化（Bateman & Fonagy，2006，p. 9）或者会在特定情境中出现心智化能力的暂时性崩溃（Midgley et al.，2017，p. 41）。经历长期慢性压力环境的孩子也包括在内，比如被照顾者疏于照料的孩子。当这些创伤经历波及依恋系统时，很多发展领域会受到影响（Allen，2000）。一般来说，这些孩子没有完全达到创伤后应激障碍的诊断标准，但会遭受来自被称为复杂性创伤（complex trauma）的折磨（Sachser et al.，2017）。对于这种情况，布莱伯格（Bleiberg，1994）谈到了累积性创伤（cumulative traumas）。雷克斯温克尔（Rexwinkel，2003）对此写道："累积性创伤对情感和认知的发展都会产生影响，并导致防御策略，在其中感情会被压抑或夸大。"由于想象、感受、思考、希望的能力受损，这些儿童的心智化能力发展不良（Fonagy et al.，1993；Midgley et al.，2017）。他们会以原始的方式处理自己的情感，并经常使用投射性认同和分裂。

但是，基于 *DSM-5* 的分类不足以判断儿童是否应该接受基于心智化的儿童治疗。一种可以替代 *DSM-5* 类别的是一般性精神病理学因素（general psychopathology factor；p 因素）。由于缺乏认知信任，适合接受心智化儿童治疗的孩子一般具有较高的 p 因素（Fonagy & Campbell，2015）。不过，这一概念是否对孩子及其家庭有用，仍有待检验（Midgley et al.，2017，p. 56）。最重要的是，这些问题的根源是关系功能失调（Bateman & Fonagy，2006）。当一个孩子表现出上述的 *DSM* 障碍之一时，最重要的是调查——通常是长期的调查——孩子是否能够进行任何形式的互动。如果一个孩子完全无法理解心理内部的状态，比如严重的孤独症谱系障碍，那么旨在改变有关自我和他人的心智化能力的干预是否有效，就有待商榷（Baron-Cohen et al.，2013；Sharp，2006）。另一个治疗对象的潜在排除标准是智力低下，但是针对视觉残疾和智力残疾儿童，特定的以依恋为基础的行为治疗可能是有效的（Sterkenburg et al.，2008）。有些适合基于心智化的儿童治疗的孩子，也可能有神经发育障碍，比如在我们的治疗小组中，就有四名儿童的《韦氏儿童智力量表》（修订版）

（Wechsler Intelligence Scale for Children-Revised，WISC-R）的结果显示其可能患有非言语的学习障碍。四个孩子在行为表现部分的分数比言语部分的分数低至少 10 分，其中两名孩子的分数差异达到了显著标准，这表明他们的智商特征不协调。WISC-R 这样的智力测验能提供有关注意广度和记忆功能的相关信息。对出现问题的发育领域进行区分鉴别和操作，对治疗来说可能是一个更为重要的起点，以发现孩子在发育过程中的哪些领域出现了问题。本章的剩余部分，致力于在有关心智化能力发育不良的理论框架的基础之上，讨论孩子与父母在依恋、自我调节和自我组织方面的主要发育问题。第五章将描述父母的精神学问题，对于他们，我们推荐基于心智化的父母治疗。

评估阶段

介绍

心智化问题的评估应该在非结构化的临床访谈和结构化的评估中同时进行，并使用已在理论和临床实践中被证明为有效的、与儿童和成人心智化发育不足的领域相关的工具。在基本介绍之后，我们聚焦于强调与孩子和家长进行会面时的非结构化评估中的某些方面。非结构化评估是一种收集每个家庭独特信息的方式，无法在不同家庭之间复制，它遵循与父母及孩子的评估会谈的一般流程。在"个性化评估"（Ng & Weisz，2017）的大背景下，结合使用结构化和非结构化评估二者优势的情况开始变得越来越普遍。最后，我们会推荐一些帮助治疗师评估心智化能力发育不良的某些特定领域的方法。随着越来越多的实证研究支持有关压力调节的一些假说，比如生物行为转换模型以及有关心智化和心智化特征之维度的理论模型，针对心智化问题的更为结构化的评估在过去的 10 年中取得了巨大进展（Luyten et al.，2019，p. 39）。在有时限的基于心智化的儿童治疗中，评估的整体目标是形成对儿童及其家庭的心智化特征概况的了解（Midgley et al.，2017，p. 106）。对于他们的治疗，按照以下步骤收集评估信息：所有有关人员共同参与初始会谈；与孩子进行两到三次单独会谈，同时与父母进行两到三次单独会谈；最后所有人参与反馈与回顾会谈（Midgley et al.，2017，p. 107）。对于我们的目标人群，这个步骤是可行的。第十章将会讨论这些初次会谈期间所收集的信息与有时限的基于心智化的儿童治疗之间有何不同之处。在治疗开始时对心智化问题进行非结构化的评估是非常重要的，这样临床医生才能够观察到儿童和照顾者之间的联结、沟通和关系建立的能力。与我们的治疗目标群体建立联结需要时间，因为这些孩子没有发展出认知信任。

心智化问题的非结构化评估

在本节中，我们将讨论如何对父母和孩子的心智化问题进行非结构化评估，以形成对于治疗目标的依恋和反思功能的质量、压力调节和自我组织的印象。

依恋与反思功能

对父母和孩子发育不良的或暂时崩溃的心智化能力进行评估需要慢慢来，因为我们的目标人群的应激水平很容易被激活得太高或彻底关闭（见第十章）。有时候，可以使用明确探索性的、有挑战意味的或相反的举动来考察出现问题的领域，正如有时限的基于心智化的治疗所建议的（Luyten et al.，2019，pp. 44–45）。而有些时候可以预见，在有些家庭中这些行为会适得其反，因为它需要有较高的反思功能水平。有关依恋关系中的特定心智化困难的信息，可以在多次会谈的过程中收集（见第十章）。在和父母其中一方会面时，应该附加使用一些依恋测评工具——"父母发展访谈（修订版）"（Parent Development Interview-Revised，PDI-R；Slade，2005；Slade et al.，2004；Slade et al.，2005）——以询问特定的事件：哪些事情进展得不错，哪些事情出现了问题（Midgley et al.，2017，

p. 122）。比如，"父母发展访谈"中有这样一个问题："想想你最近几次见到你的孩子时的感受，请描述一下上周你感到与孩子最为亲密的一次相处。"如果回答太简短，你可以接着问："你能再多讲讲这件事吗？你当时有什么感受？你觉得你的孩子会有什么感受？"之后，你可以再问一个类似的问题，关于父母感觉与孩子疏远的一次相处。

为了调查父母与孩子有关的反思功能水平，阿森和米奇利（Asen & Midgley，2019，p. 144）认为需要提问其他一些心智化问题，比如：

- "在这种情况下你在想什么？你有什么感受？"
- "为什么你认为孩子的反应与你的不同或相似？"
- "你的孩子当时可能想要什么或者需要你给他提供什么？你觉得孩子现在需要什么？"
- "如果我们可以看到你的孩子脑海中浮现的想法，你觉得会看到什么？"

在家庭会谈的后期，治疗师可能会邀请父母和孩子一起评估自己的情感体验（Asen & Fonagy，2012，p. 364），可能问到的问题如下："你们对发生的事情有什么看法？你们能一起说一说，整个治疗对家庭中的每一个人以及对你们所有人来说，意味着什么吗？你们从中能得出什么结论？"

在评估会谈期间，治疗师也可以观察自己的心智化水平。这有助于了解在哪些主题上治疗师能够很容易地区分出他们内心中来自孩子和父母输入的内容，以及在哪些主题上治疗师体验到自己的心智化困难，难以识别出自己哪些特定领域存在依恋困难以及反思功能缺失或受损（Hagelquist，2017；见第四章）。治疗师也可以使用检查清单，让父母更加觉察到自己特定的心智化困难（Midgley et al.，2017，p. 123），比如可以使用这些问题：

- "父母只考虑自己的想法和感受吗？还是会考虑家里其他人的想法和感受？"
- "父母是否经常使用一些全或无、非黑即白的词，比如'总是'或'从不'？"
- "当父母谈及他们自己的行为时，他们是否会将行为与意图联系起来？"

压力调节

观察和评估压力调节非常重要，以了解哪些领域尤其有问题，并导致了孩子的冲动性、反射性或自动化的非心智化反应。对此，我们引入了"耐受窗"的概念（见第二章），它可以帮助孩子和他们的照顾者讨论孩子是否处于他们的"绿色"区域——感到放松和最佳唤醒程度的区域，或者正在进入一个更为"橙色"的区域——唤醒水平已经开始上升，并且可能爆发进入过度唤醒的"红色"区域——反思功能完全消失，涌现的感情势不可当。也有些孩子会进入低唤醒的"蓝色"区域，感受或唤醒的缺乏带给他们无聊和麻木，显示不出任何活力的迹象，比如做出愚蠢、冲动的行为，在这样的行为中他们可以逃离（Vliegen et al.，2018）。儿童展示出的活力与他们如何关注以及将情况评价为好、中、坏有关，它体现了孩子对自己内在状态的感受有多好。通过观察哪些话题、情绪或情况被其评价为好，哪些被视为坏，哪些让他们做出中性反应，可以了解其养育经历。孩子对治疗师提供的明示线索有何反应？当治疗师使用被标识的镜映时，他们是否能注意到？他们能否明白你在交流什么？他们反应被动或缺乏兴趣？他们在什么时候感到安全和满足？什么时候感到无助、绝望、冲动和太过痛苦以至于无法集中注意力？

更具体地说，对儿童的观察可以用来评估他们的调节能力。在早期的出版物中，我们已经确认并使用了格林斯潘的调节评估大纲，并提供了一个评估儿童感觉运动调节能力的框架（Zevalkink et al.，2012，p.

145）。这个大纲评估注意调节能力以及与基本感觉运动调节能力有关的初始情绪状态的发展。我们一般认为这是一种非结构化的评估，因为它没有以一种系统性的方式收集信息。能够符合孩子的发展阶段来调节感觉运动信号和冲动，是儿童活力的标志。比如，以一种与发育程度相匹配的方式处理抚摸，对于减轻压力和焦虑非常重要（Landau et al.，2003）。这同样适用于对声音、光线、温度、空间运动和运动技巧的反应。在每一项感觉运动功能领域中，压力或唤醒水平的增加可能与某一个或几个功能领域的过度易感性有关；或者与低易感性或无易感性有关，就好像某个特定领域断线了一样。比如，一个 9 岁的小男孩在治疗开始阶段，经常在冬天穿着一件 T 恤衫，还说自己一点也不冷。随着他在体温方面发展出更多的自我调节能力，这一情况也逐渐改变。治疗师应该在最开始的时候评估这些感觉运动调节能力，并继续使用检查清单每 3 个月进行一次测量（Zevalkink et al.，2012，p. 145）。这能为治疗师提供有关其安全感程度和身体运作表现的特定假设，换句话说，也就是其活力水平的信号。当这些假设与孩子的实际情况相符，并且孩子没有被推入谈论有关各种类型的测量，但并不接触他们自己真实感受的伪心智化心境时，孩子就可以经常监测自己的压力唤醒水平。比如，在治疗以外使用"焦虑温度计"或者使用在解释耐受窗概念时所用的相关词汇（比如"到了红色区域"）来描述自己的当前状态。

自我组织

在评估阶段，临床医生在孩子游戏的时候追踪他们，以了解孩子的自我组织和前心智化功能模式。正如附录 A 所指出的，游戏会受到孩子前心智化模式的影响。附录 A 中展示了一些学龄前儿童、潜伏期早期儿童和潜伏期晚期儿童的例子。有些孩子非常关注内在，责备自己，并感到不知所措；有些孩子则更为关注外部，责备他人，要求得到他人的关注。正如之前提到的，外化异己自我的部分是一种相对常见的非心智化模式。它可以通过诸如卢滕等人（Luyten et al.，2019，p. 43）所提出的问题来加以识别：

- "是否存在侵入性的伪心智化：孩子或父母总是'知道'他人的想法或是感受？"
- "是否存在破坏性的不准确心智化：孩子或父母总是在不加检查是否为真的情况下就解读他人的消极意图？"
- "是否存在否定心智化：孩子或父母拒绝反思自己或他人的心理状态？"

自我组织的问题和自我的不连贯一致通常反映在行为困难上。正如佩里（Perry，2006）所描述的：孩子需要先能自我调节，然后才有能力与他人建立联结，并推理或反思如何以更具建设性的方式做出反应。与外化问题——在上一段落中所描述的付诸行动（acting out）的行为——相比，内化问题通常不太容易识别。针对自我组织的内化方面的非结构化评估，一般通过询问有关自己、他人（比如朋友）和关系的问题来进行。治疗师可以在治疗开始和治疗期间使用检查清单，来了解自我组织是否正在发生改变，目标是更好的沟通技能、改善的情绪调节能力，以及关于过去、现在和未来的更为连贯一致的自我感。一些与自我身份认同和情绪调节有重要相关性的问题是：

- "你会如何描述自己？你擅长什么？你喜欢什么？"
- "你的老师会怎么描述你？"
- "你上次觉得生气是什么时候？发生了什么？你做了什么？"
- "你上次觉得伤心是什么时候？发生了什么？你做了什么？"

心智化问题的结构化评估

各种结构化的心理诊断工具都可用于儿童和青少年的心理治疗（Verhulst & Verheij，2000）。除了在监测和治疗期间提供结构化测量的常规结果（第十一章），这些结果还可以作为检验研究有效性的工具。正如在目标群体的理论描述中提到的，已经识别出三个主要的发展领域：依恋安全、自我调节、自我组织。我们尽可能基于参与本项目的六名儿童的结果来说明这些工具。在治疗之前，我们的心理健康中心已经对六名儿童中的五名进行了心理诊断性评估。第六个孩子在其他心理健康中心进行了心理诊断性评估。

依恋表征和反思功能

正如第二章所述，四种依恋类型已经被识别出来（Ainsworth et al.，1978；Hesse & Main，2000；Main，2000）。在幼儿群体中，依恋模式是用"陌生情境"实验范式来评估的（Ainsworth，et al.，1978）。该实验主要是研究在陌生情境中，孩子在高唤醒条件下（陌生人进入房间，父母离开房间，父母回到房间）对于依恋压力的注意模式。研究者认为幼儿在这种情景下的依恋行为反映了他们对照顾者的敏感性和情感可及性的期望。在年龄较大的儿童中，观察依恋行为不再是评估其内部依恋工作模式的唯一方法。正如梅因等人（Main et al.，1985）所说：在婴儿期之后，孩子就进入了表征水平。对于心理年龄在5—10岁的儿童，可以使用一种依恋评估工具，让孩子使用言语和非言语反应来表达面对压力性人际情景时的依恋策略：由布雷瑟顿等人（Bretherton et al.，1990）开发的"依恋故事完成任务（Attachment Story Completion Task，ASCT）"。根据我们的经验，心理年龄在10岁以上的儿童，在"依恋故事完成任务"的故事中不会感到依恋压力，更多的是从认知、叙事的角度去讲述这个故事，而不掺杂太多的个人情感。从青春期早期开始，孩子就能对自己的内心体验进行言语描述，因为他们的表征水平使得自己的内部工作模型和自我状态更加复杂、稳定。可以使用"童年依恋量表（Childhood Attachment Inventory，CAI）"等工具评估青少年的依恋表征水平，"给他们的无意识来个惊喜"（Shmueli-Goetz et al.，2008；Target et al.，2003）。

"依恋故事完成任务"也被称为"麦克阿瑟主题故事（MacArthur Story-Stems Battery）"，是由布雷瑟顿等人开发的（Bretherton et al.，1990）。在"依恋故事完成任务"中，向孩子呈现由人物和其他物品所组成的基本故事单元和标准场景。故事中的冲突或困境涉及如何处理激活依恋系统的情况，比如焦虑、痛苦、排斥、争吵。在这个游戏中，孩子反映的并不是现实，而是他们对于现实的反思。通过游戏中的迂回（位移），孩子会表现出自己的防御机制（Hodges & Steele，2000）。在我们的项目中，我们按照故事主题评估纲要和相关的编码系统（Hodges et al.，2004），设置了九个依恋相关的故事。这组依恋测验被分配给两个孩子：玛特杰（7 岁）和保罗（9 岁）。为了说明这点，此处总结了玛特杰对这个故事的反应：故事发生在客厅里，爸爸和妈妈依偎在沙发上，孩子站在一旁。爸爸和妈妈想让孩子回到自己的房间里，因为他们想独处一会儿（图3.1）。

玛特杰对于"排斥"的反应（删减版）

故事中的孩子以一种受伤的口吻说道："我知道你们在做什么！接吻！"之后，她说自己要去花园里。她感到很孤独，哭了出来。然后，她说这是父母的错，自己要离开了。孩子对着她的床说："来吧，床，我要飞走了。"她飞向了新的爸爸妈妈。然后她回到了家。

保罗对一个孩子因为太饿而站在灶台旁边，把晚餐从火上打翻，还烧伤了自己的手的故事做出如下反应（图 3.2）。

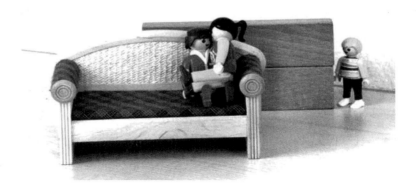

图 3.1 "排斥"（ASCT）

保罗对"烫伤手"的反应（删减版）

妈妈很生气，让孩子把手放在水龙头下面，告诉他晚餐全被他毁了。孩子把手放在水龙头下面，然后他们看到孩子的手掉了下来，妈妈直接晕倒了。孩子踩在妈妈身上，想用这种痛苦的办法让她醒来。爸爸愤怒地喊道："你看看你做了什么！你这个笨蛋！妈妈死了！"孩子也晕倒了。然后，平底锅竟然能施展魔法，把妈妈和孩子都复活了。孩子和他的兄弟开始捣乱，一起把食物都吃完了。然后他们把爸爸和妈妈叫醒，爸爸和妈妈却对此一无所知。

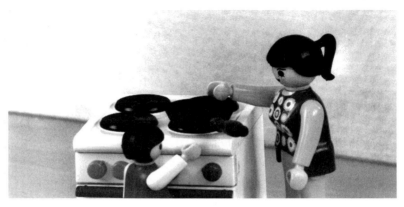

图 3.2 "烫伤手"（ASCT）

对所有故事的反应进行打分，结果表明，玛特杰的主要问题在于对自己和他人的心理表征有缺陷，表现出角色的混乱和严重焦虑。而保罗则表现出受损的自我－客体分化和冲动控制问题。他的故事说明，他有很强的攻击性，但在之后有所中和。这些故事体现出其缺乏连贯一致性的内心世界。两个孩子都发展出了混乱型依恋表征：玛特杰表现得更加心事重重、更有控制欲，而保罗则表现得更具攻击性。两个孩子都对依恋故事表现出很多恐惧。

在非临床与临床样本中使用"依恋故事完成任务"的研究发现，儿童的发展问题和某些风险因素——比如虐待儿童——之间存在着关联（Steele et al.，2010；Warren，2003；Warren et al.，1996；Warren & Sroufe，2000）。这些结果可以帮助临床医生识别某些精神病理上高风险的儿童。从临床角度来看，这一工具在受过训练以合理使用它的临床医生中引起了热烈反响。也就是说，并不是所有医生都认为只有接受了额外训练才能成为可靠的编码员，并且他们对该非结构化测验的结果表示满意。

另一种观察孩子依恋表征质量的方法，是让他们画出自己的家庭。临床实践中经常会用到画画的方法。实证研究表明，家庭图画的某些特征对应着孩子的依恋史。可以通过两种方法对这些特征进行分类。这两种方法都区分出了四种依恋模式（Fury et al.，1997；Pianta et al.，1999）。提问孩子的问题是："现在我希望你画一张关于你的家庭的画。"画完之后，主试会让孩子说明画中的人是谁，并解释他们和孩子的关系。比如："你都画了谁？"然后再问："这是谁？"如果孩子愿意，也可以让孩子离开家人，这也是很重要的临床观察。

海尔特

海尔特（8 岁）画了一幅有关自己的家庭的画。海尔特的运动系统有一些问题，在画画时表现得很明显。他很庆幸不用画出整个家庭，因为他爸爸家里总共有八个孩子。他画了妈妈、爸爸、自己和 2 岁的弟弟。他在画画时提到了学龄前儿童的一些特点，还说自己的弟弟正在经历学龄前的时期。除了妈妈的眼镜和弟弟比较小以外，这些人物没有任何识别特征。他们都以同样的方式微笑，都没有手脚，身体都被画成了气球的形状。从这些特征来看，海尔特似乎有回避型依恋的倾向，四肢的缺失也可能表现出一些混乱型依恋的特点（图 3.3）。

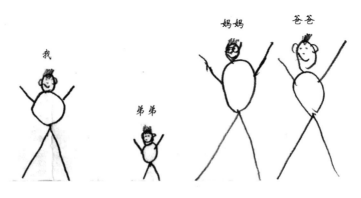

图 3.3　家庭的画（海尔特）

评估儿童的不安全依恋需要考虑其照顾者的依恋内部工作模型。怀孕母亲的依恋表征质量可以预测其孩子在 1 岁时的依恋模式（Steele et al.，1996）。"成人依恋访谈（Adult Attachment Interview，AAI）"可以用来评估父母的依恋表征（George et al.，1996）。不过，如果严格按照手册执行，"成人依恋访谈"是一种广泛但复杂的评估工具。"亲密关系经历（Experiences of Close Relationship，ECR）问卷"则是一种更易于使用的依恋问卷，它可以从亲密关系的角度评估父母自我报告的依恋焦虑水平（"我需要伴侣做出很多爱我的保证"）和依恋回避水平（"我想接近我的伴侣，但我却一直在退缩"）（Fraley et al.，2000）。"亲密关系经历"也可用于单亲父母。研究表明，评估父母对于亲子关系的反思功能水平也可以预测孩子的依恋模式质量（Ensink et al.，2019）。正如之前提到的，可以通过临床检查或受过训练的专业检查来以一种非结构化的方式评估反思功能水平。

已经开发了一些非结构化的、评估照顾者对孩子心智化能力的方式。本章主要介绍和讨论其中的两种，因为我们在评估阶段和治疗的后期阶段都发现这两种方法非常有用。当然，在适当培训后，其他工具也可能非常有用，比如"安全感圆环访谈"（Circle of Security Interview；Powell et al.，2014）和"心智－觉知访谈"（mind-mindedness interview；Meins et al.，2012）。我们在这里强调的第一个工具是"父母发展访谈"（Slade，2005；Slade et al.，2005）。在一项研究创伤儿童内化问题的研究中，使用了"父母发展访谈（修订版）"评估母亲的反思功能（Ensink，Bégin et al.，2017）。简版问卷由七个开放式问题组成，父母需要回答与孩子的关系，详细描述并说一些具体的例子，类似于"成人依恋访谈"（Main et al.，2003）。"父母发展访谈（修订版）"的分数反映了父母或父母在心智化时的反思水平，以及他们在处理某些依恋压力情景时的优势和劣势（Ensink，Bégin et al.，2017）。我们强调的第二个工具是"父母反思问卷（修订版）（Parental Reflective Questionnaire-Revised，PRFQ-R）"，这是一份包含十八个题目的测量父母自我报告的反思功能水平的问卷（Luyten et al.，2017）。问卷包含三个维度：前心智化模式（如"我的孩子在陌生人面前哭闹会让我很尴尬"）、对心理状态的笃定（如"我总是知道我的孩子为什么那么做"）、兴趣与好奇（如"我喜欢思考孩子行为和感受背后的原因"）。

压力调节

测量儿童压力调节能力的研究有很多。这些研究会使用非常复杂的技术，比如脑电图、皮质醇昼夜模式，以及其他生理学手段（Deater-Deckard et al.，2018）。这些方法在常规的临床实践中不容易实施。评估当前压力水平的另一种办法是评估整体的身体健康状况和疾病／症状情况。

纵向研究表明，高质量的养育可以缓解压力事件对儿童的影响（Farrell et al., 2017）。目前，对儿童压力水平的结构化评估仍然过于复杂，无法在临床实践中应用，不过我们可以通过注意调节作为儿童压力程度的非结构化指标。

评估儿童压力水平的一种比较好的间接方法，是评估其家庭和父母的压力水平。对于父母来说，其压力水平可以通过整体的身体健康状况和疾病／症状情况来进行评估（Farrell et al., 2017）。压力水平也可以使用关于生活压力事件的问卷来评估，比如"生活事件安排访谈"（Life Events Scheduling Interview；Farrell et al., 2017）。另外两种工具相对简单，并且与父母的压力和功能问题水平密切相关。第一个工具测量父母所遭遇的不良童年经历的数量。原始的"不良童年经历量表"由十个项目组成，比如情感虐待、母亲遭受暴力对待、父母分居或离婚等。修订后的"不良童年经历量表"增加了四个项目，包括同辈欺凌（Finkelhor et al., 2015）。有一个经常讨论的问题，就是在产前和儿科进行不良童年经历筛查的必要性，以识别和提供创伤和依恋的相关治疗。其根本目的是减少育儿相关问题的代际传递风险（Cooke et al., 2019；Murphy et al., 2016）。不过，不良童年经历的主要研究者之一认为不应该在没有足够多预防措施的情况下使用"不良童年经历量表"进行筛查（Finkelhor, 2018）。第二个比较方便的工具，是"一般健康问卷（General Health Questionnaire，GHQ）"。该问卷由世界卫生组织开发，用于评估精神病理情况。除了评估儿童的心理健康水平以外，还应该使用简单、直接的筛查问卷对父母的精神病理状况进行结构化评估。据我们的经验，"一般健康问卷-12（General Health Questionnaire-12，GHQ-12）"在应用中是很不错的。它有十二个题目，能够简单、有效、可靠地在临床中测查儿童的养育压力水平和精神病理状况（Goldberg & Williams，1988；例如，Chong et al., 2019）。另外，治疗师还可以和父母分享这些信息，共同讨论他们的压力水平和可能需要的其他治疗。

自我组织：人格动态与行为问题

正如第二章所述，连贯一致的自我意识发展并不是一件容易的事，它很容易受到干扰。为了评估自我组织，我们选择了两种方法，一种更关注孩子的内心世界，另一种更关注孩子外显的行为问题。首先，我们要讨论的是使用投射测验评估儿童的人格动态情况，之后，我们再讨论照顾者和教师所识别出的行为问题。第二章提到，自我组织是在表征能力和其他能力的影响下逐渐产生的，这就使直接提问很难得知其自我组织的真实情况。孩子会在评价实际情况的过程中，开始反思自己和他人的行为。他们在 10 岁之前很少使用成人的元语言来表达情感和关系。投射测验可以帮助孩子一起评估他们的心理状态究竟是怎样的。有问题的自我组织会表现在冲动控制、内在负性情绪等其他行为问题上。

为了更深入地了解孩子的人格动态，我们使用了 "罗夏墨迹测验（Rorschach）"，根据小约翰·E. 埃克斯纳（John E. Exner, Jr）（Weiner，1998）开发的 "罗夏综合系统（Rorschach-Comprehensive System, Rors-chach-CS）" 进行打分。"罗夏墨迹测验" 可以评估一个人的人格结构和人格动态（Weiner，1998），5 岁开始就可以使用 "罗夏墨迹测验"（Ribeiro et al.，2011）。为了说明 "罗夏墨迹测验" 如何用于诊断，我们可以讲一讲保罗和玛特杰在治疗前评估的结果。"罗夏综合系统" 是一个综合评分系统，可以提供有关儿童许多功能方面的信息。这些诊断主要关注心智化儿童治疗的目标人群的特征。

保罗

保罗在问题应对的特定指标上得分很高。这表明其防御机制在结构、灵活性、功能性方面有所不足。他可能对挫折的容忍度很低，因为他野心很大，却没有支撑其野心的内在力量。结合其他因素，最后可能产生抑郁。另一个可以看出其忧郁的角度是，他在和别人的交往中，往往只是一个旁观者。他与周围人的关系很空虚，很大程度上受到回避的影响。同时，保罗很乐意收到别人的情感诉求。他的低自尊源于对自我的怀疑和无法控制的恐惧。保罗对墨迹给出了很多解构性的反应，但并不都是解构清晰的。这指向了一种早期的自尊问题，在这种情况下，有一个侵入性的照顾者给保罗带来了躯体自主性和整合性方面的困扰。保罗很可能经历了很多的对立、指责性的愤怒，这一部分是他对所遭受的侵入性的回应，一部分是造成他问题的原因，因为这涉及现实检验中的失败。

玛特杰的"罗夏墨迹测验"结果显示她在问题应对方面得分很高，对变量进一步的分析给出了以下描绘。

玛特杰

玛特杰表现得像一个对周围环境感到焦虑的孩子，她对每一个细节都保持警惕，并非常积极地努力探索发现各种关系。但同时，她很难观察自己和他人的感受、幻想、想法和需求。她的思维和行为似乎永远是一致的。因此，在社会交往中，她往往被视作一个冲动、过度活跃的女孩，不喜欢任何条文禁令、延期、挫折。她的抗挫折能力很差，因为她在面对压力或做出艰难决断时没有多少能得以依靠的内在资源。她的情绪有些不受控制，但对她的年龄来说已经足够了，毕竟她只有 7 岁。不过她还是在这方面存在一些问题：如果向玛特杰提出情感诉求，她会对自己的感受不知所措，甚至让她的现实检验受到很大程度的不利影响。她的思维质量也会受到她的幻想和不时出现的过度联想的极大影响。玛特杰的自尊心极度受挫。她几乎不敢对别人或自己有愉快的想法。同时，她给出了很多空白的反应，指向了其对立、指责性的愤怒。

"罗夏墨迹测验"提供了这两个孩子人格动态方面的大量信息。保罗似乎表现出大量的心理等同模式，而玛特杰似乎在心理等同和佯装模式之间切换。结果还表明孩子在特定的发育方面出现了问题：保罗表现出更多的抑郁症状，而玛特杰表现出更多的冲动控制问题。两个孩子都感到孤独，自尊水平较低。

为了在临床水平评估问题行为，比如内化和外化的精神病理状况，可以让父母和老师填写关于孩子的问题行为问卷。"儿童行为测查表（Child Behavior Checklist，CBCL/6-18）"是一份针对 6—18 岁儿童父母的自评式问卷，还有为更小的孩子准备的版本。问卷以标准化的形式从父母的角度衡量孩子的能力和问题行为（Verhulst & Verheij，2000）。基于同样的形式，还有为校长和老师开发的"教师报告表"（Teacher Report Form，TRF；Verhulst Verheij，2000）。它由两部分组成：能力部分和行为问题部分。能力部分有 20 道题，行为问题部分有 118 道题，包括三点式评分和两个开放式问题。也有专为治疗期间监测开发的量表："简版问题监测父母问卷"（Brief Problem Monitor-Parent Form，BPM-P；Chorpita et al.，2010）。

照顾者和教师并不总能注意到孩子的内化问题（Kerr et al.，2007）。因此，如果孩子自己能填写问卷，让孩子自己填一份可能会很有帮助。对此，治疗师可以考虑"儿童抑郁量表"（Children's Depression Inventory，CDI；Kovacs，1985），测验信度得到了世界范围的认可（Sun & Wang，2015）。"儿童抑郁量表"是一份针对 8—17 岁儿童的自评式问卷，旨在测量其抑郁症状。该量表对治疗干预效果的敏感性已经得到证明（Kendall，1994）。"儿童抑郁量表"由 27 个问题组成，可以在 15 分钟内完成。

结语

儿童心智化治疗的目标群体主要包括在依恋、自我调节和自我组织方面的发展出现问题的儿童。他们在某些重要发育方面的心智化能力不足，在社交和情感领域的缺陷是令人惊讶的。这些孩子难以与他人建立关系，难以维持情感的平衡、稳定。这会破坏他们的自尊心，使他们产生孤独感，这种孤独感又进而产生焦虑，以及冲动行为和寻求关注的行为。通过结构化或非结构化的方式评估其依恋类型、反思功能水平、压力调节水平、自我组织水平，可以深入了解这些孩子心智化能力欠缺或崩溃的具体情况。对于儿童的结构化评估，依恋故事任务多次证明了它在这个年龄段的有效性。通过回应引发情感共鸣的故事，孩子会展示出自己的不安全感、压力水平，和通过位移进行自我组织的能力，并提供观察其在心理世界的独特视角。治疗师和其他帮助孩子、父母的人，可以从治疗前和治疗期间的系统评估中得到很多帮助，以达到改善沟通、提高情绪调节能力、促进连续自我意识形成的治疗目标。

第四章

治疗策略

安娜丽丝·J.E.费尔霍伊格特-普莱特

心智化儿童治疗的目标

基于心智化的治疗"改变了心理治疗的传统目标，不再是自我认识或行为改变；取而代之的是让病人学会沟通、重视他人意见、能够自我暴露"（Jurist，2018，p. 2）。在第三章中，我们描述了心智化儿童治疗的目标人群：在重要发展领域，即依恋、情感与压力调节以及自我组织方面有功能缺陷的儿童。这些儿童不具备发展心智化能力所需的基础，因为人际互动对他们来说是糟糕的。与心智化治疗师（也可能是心智化治疗团体）的新互动可以帮助他们恢复心智化能力。这一群体在自我组织、压力和情感调节方面存在严重缺陷，单一的家庭治疗是不够的。

功能受损的第一个方面是混乱型依恋或严重到危害其正常功能的回避、焦虑型依恋模式。在童年早期，这些孩子习惯了时而关心时而冷落的依恋对象，并形成了降低活性或过度激活的策略来处理这个问题。在治疗过程中，可以让儿童与能让他／她"心贴心（mind in mind）"的治疗师互动，来培养其心智化能力。治疗师对自己、儿童、彼此之间关系的心智化反应，会激活孩子的心智化能力。当孩子在治疗过程中感到自己被治疗师真正地理解时，他／她会慢慢建立起向治疗师学习的信心，并最终泛化到其他人身上。这种"教学立场"意味着孩子"发展出了一种超越一般依恋关系中安全动机的交涉模式"（Jurist，2018，p. 43）。真正感觉到自己被感受到、被理解，是让儿童放下警惕的前提。否则，儿童不会轻易放弃长久以来自我锁闭的策略。正是这种警惕"限制了个体将外部可及信息内化为安全的行为参照的能力"（Fonagy & Alison，2014，p. 375）。因此，心智化儿童治疗的第一个目标是帮助儿童重新建立认知信任，让儿童与父母和其他人的交流不再那么僵硬，而是更加灵活，这样他们就可以从新的经验中开始学习，并改变自己对自我行为、社会关系的理解（Fonagy & Allison，2014）。

功能受损的第二个方面是压力和情感调节能力。早期的创伤经历（忽视、虐待）对儿童压力调节和大脑功能健康的影响是巨大的，这会导致压力反应增加、睡眠和注意力问题、精细运动控制问题、调节、社交和关系问题，以及讲话、语言和学习困难（Vliegen et al.，2017）。通过帮助孩子更好地控制自己的唤醒水平，他们可以借此更好地识别、区分情绪。识别和区分情绪对于学习怎样调节情绪是必需的。这正是心智化儿童治疗的第二个目标：培养应对情绪反应的能力。随着压力和情感调节能力的改善，孩子会开始相信自己是自己行为的主人，其自我能动感也开始增强："从识别情绪，到调节情绪，再到表达情绪，需要自我意识的不断觉醒：识别情绪是能动的开始，调节情绪是能动的实现，表达情绪是能动的具象"（Jurist，2018，p. 5）。

功能受损的第三个方面是自我组织。当儿童越来越相信自己是自己的行为和感受的主人时，自我意识就会逐渐建立。在正常发育的过程中，儿童利用父母的情感镜映来发展自我意识。需要大量的心智化（和能够解释自己内部状态的人互动，并试图解释其他人的内部状态）才能让儿童将自己的情绪视为自己心理构建的一部分（Jurist，2018）。在一部分儿童中，僵化或混乱的自我状态占主导地位，他们会使用投射性认同来摆脱这些异化自我的体验。治疗师对这些异化部分的适当处理，可以让对方越来越接受自己各个不同的部分，让自传体叙事成为可能。个人时间轴的发展建立了儿童的主观视角，这与福纳吉等人（Fonagy et al.，2002，p. 5）提出的"情感心智化（mentalized affectivity）"有关。情感心智化是一种在情感卷入时思考自己情绪的能力。通过这种方式，个体可以在情感体验中保持灵活，向外部世界敞开心扉。不过，这只是成人治疗的最终目标，在儿童治疗中则未必。如之前所提到的，正常儿童在 4 岁左右才开始发展自己的心智化能力和与之相关的"自传体自我"（Fonagy，Gergely et al.，2002，p. 245）。心智化儿童治疗力图让儿童回到他们应有的发展轨迹上，当儿童有至少一种连续的自我意识时才能有效。因此，心智化儿童治疗的第三个目标是促进儿童自我意识连续感的形成。

在帮助心智化能力落后的儿童时，需要参考精神分析的框架，因为心理动力学方法传统上会优先考虑内在体验，并把它们转化为语言。心智化儿童治疗与依恋理论联系密切，聚焦于安全和不安全的关系，并关注内隐的、无意识的因素。当依恋系统因失落或恐惧等破坏性因素而激活时，移情可以将儿童在依恋关系中经历的内隐过程带入治疗中。在关系的发展中，可能会出现一种"我受到了打击，所以我肯定会变成一个坏孩子"的刻板预期。如果没有基本的心智化能力，就不太可能产生灵活的心理表征，儿童也就无法习得新的视角。移情、反移情这样的精神分析概念，为心智化儿童治疗奠定了基础，也是治疗所建立的新关系中真正的交互部分。只有当治疗师真正理解了儿童的想法，比如上述的"坏孩子"想法时，认知信任才能发展起来。治疗师试图为儿童的发展建立一个过渡性空间（transitional space），一个介于幻想与现实之间的游戏房。在这里，双方可以彼此展露不同的心理状态，相互学习。最后，如果儿童在越来越多的方面成为自己的行为、感受、需求的施动者，他们最后也会出现连续的、灵活的自传体叙事。总之，心智化儿童治疗的首要目标是：

- 培养社交理解能力，让儿童与父母、他人的沟通不再死板、更加灵活，让他们得以从新经验中学习；
- 提高情绪反应应对能力，以此培养儿童掌控自我行为、情感、需求的信心；
- 帮助儿童建立连续而又灵活的自我意识和自我时间轴。

在第五章中，我们会制定心智化父母治疗和家庭会议的目标，这些目标对整个家庭的心智化和健康沟通是必不可少的。首先，我们将回顾几位作者对这项技术所贡献的创新性想法和工作，然后，我们会在治疗框架的讨论部分概述儿童心智化治疗的主要治疗策略。

背景

很多治疗策略是基于精神分析的参考框架设计的，用以治疗儿童的心智化不良问题——就像我们现在一样。在实际情况中，治疗师会对心理动力技术进行各种调整，因为很多传统的关键的技术，比如隐喻和繁复的诠释，对儿童是无效的。在心智化儿童治疗中，具体的交流内容往往没有放松和灵活的思考、感受重要。在治疗中，治疗师需要跟着儿童的节奏走，渐渐地帮助他们意识到其自我表征可以被共享、互动和改变。有些儿童几乎没有任何心理表征，因为他们的经历过于痛苦，早期依恋关系也不够安全。在这种情况下，最重要的是努力发展信任与安全感，以此了解自己和他人。通过眼神或手势参与儿童的行为，可以为他们有目的的活动创建一个安全基地，这是一个很好的心智化的起点。

特别是当儿童处于目的论模式的时候（见第二章和第三章）。他们无法接受那些与外在表现不同的内在含义，比如需求、愿望。这些儿童的父母没能正确表达他们对孩子的看法，因此儿童只能使用外显模型而不是心理模型来解释问题，通过外化的方式来处理内部的异化自我。之后，无论处于哪种依恋关系，他们都会反复出现对投射性认同的需求，因为在治疗师的心理内部播撒下他们自己的一部分并试图加以控制，能让他们感觉更好。在下面的例子中，孩子让治疗师犯了一个错误：让她一个人待了一会儿。

玛特杰

　　玛特杰的母亲总是带她去接受治疗。有一次，在治疗的初期，母亲很早就带玛特杰来了。所以玛特杰不得不一个人坐在候诊室里，直到预约时间到了，治疗师来接她，此时已经过了 5 分钟。玛特杰很生气，问道："你去哪儿了？"她坚定地认为治疗师今天不想见她，并以非言语的方式表达了这一想法，不容改变。从认知的角度来看，玛特杰很清楚有些事情——比如心理治疗——会在某个时间开始和结束，但这次不一样。治疗师说，她理解玛特杰为什么生气，因为确实让她等了很长时间，这对她来说一定很可怕。她说今天不同以往，因为往常玛特杰的母亲都会进来陪着她，而且一般她们也不会早到。但这好像没什么帮助。治疗师对此感到很难过。当治疗师说玛特杰一来她就应该马上注意到玛特杰是一个人，而且无聊地坐在那儿的时候，其中有一些印证玛特杰想法的意思。但玛特杰始终都很警惕，她似乎把独自坐在等候室里、没有妈妈和治疗师陪伴的客观事实真的理解成了陷入某种困境、无人关心。不过，表达自己的愤怒，并被治疗师确认自己孤单、愤怒的感觉，这也是一种进步。

　　1986 年，克拉克斯指出了心智化的重要性。当时，他注意到心理治疗可以帮助自我意识比较弱的孩子建立一个他们自己可以控制自己的心理空间（Cluckers，1986）。克拉克斯列举了几种与心智化儿童治疗有很多共通之处的方法，最关键的是他警告不要解释背景下的冲突和感受。然而，当时还没有心智化具体过程和认知信任缺失的相关理论。所

以，克拉克斯假设孩子是有感受的——无论这是否是他们行为的基础——并且能够也敢于用语言表达自己的感受。心智化理论强调"处于悲伤当中"和它的心理表征"感到悲伤"之间的区别。如果孩子在精神世界中的某个部分没有任何心理表征，就会造成这个部分的情绪表达紊乱，从而严重影响人际关系。孩子会无法识别言语所代表的内容，产生不被认可或接受的感觉。只有长期、耐心的治疗——通常还需要在前言语知觉层面——才能形成完整的表征，使情绪表达成为可能。

霍夫曼及其同事（Hoffman et al.，2016）为有外化行为问题的儿童编写了旨在提高其调节能力的心理治疗手册。这一方法的核心在于"防御解释"，即识别儿童为回避痛苦感受而采取的防御机制，并帮助儿童找到一种更具适应性的情绪调节策略。对于我们的治疗群体来说，这一方法行不通。如果儿童在治疗结束时能够自如谈论自己回避痛苦的方式，我们会很高兴。这种谈论痛苦情绪的能力需要很好的心智化水平。

在英国伦敦的塔维斯托克诊所（Tavistock Clinic），阿尔瓦雷斯（Alvarez，1992）很长一段时间都在帮助情况极为困难、非典型、经常有孤独症症状的儿童。她从精神分析的参照框架出发，在对这些孩子的治疗实践中发展出了许多技术创新。精神分析师总是习惯于强调潜在的抑郁程度。但阿尔瓦雷斯认为，也应该专注于希望和放松，或者美好的幻想，以体验新的身份。在某些情况下，阿尔瓦雷斯甚至将"忘记"（性虐待）视作一种好的适应形式，因为这可以让孩子转移注意力，并得到进一步的发展（Hamilton，2001）。根据福纳吉（Fonagy，2001b）的说法，阿尔瓦雷斯让我们对治疗的理解产生了两大变化。相比于讨论怎么解除压抑，我们现在更多地关注如何拓展自我的边界以重新获得失去的自我——通过治疗师的涵容（containment）。治疗的元理论已经发展得不再那么机械，而是更具关联性，更好地接纳自我更新和心智态度。2012 年，阿尔瓦雷斯在《会思考的心灵》（*The Thinking Heart*）中介绍了治疗问题儿童的三个水平：提供替代意义（为什么–因为）的解释水平；扩展意义（孩子感知到的"是什么"）的解释水平；强化激发的第三水平。通过这样的治疗，让具有慢性解离、绝望型冷漠、孤独症症状的儿童重新感知到自我。阿尔瓦雷斯还将这些意义层次与心理病理学联系起来：神经质、边缘型人格障碍、孤独症／精神病。阿尔瓦雷斯主张在不同层级之间灵活切换，但她似乎更喜欢解释性说明："当解释性说明对患者没有效果时，前一水平的层级可能会更有效"（Alvarez，2012，p. 3）。在技术领域，她给出了一些有用的建议。尤其是，她对治疗师投射性认同的态度非常敏感。阿尔瓦雷斯谈到治疗师应该"通过游戏扮演（一段时间）被儿童所抛弃的自我的那一部分"（Alvarez，2012，p. 18）。但我们认为应该慎重考虑阿尔瓦雷斯对于父母治疗的看法。阿尔瓦雷斯（Alvarez，2012，p. 185）认为：

> 所以，虽然我不建议在未对父母或其他照顾者进行平行治疗的情况下对孩子进行治疗，但我认为患者与治疗师之间关系的力量才是内心世界最重要的治疗基础。

对我们来说，父母治疗是整个治疗的一部分，也是核心方面。我们希望在孩子的治疗过程中，儿童周围与其息息相关的环境也能发生改变。通过提高心智化和认知信任来增进彼此间的理解，让父母和孩子之间的相互学习成为可能。我们将在第五章深入讨论这一点。

安妮·赫里（Anne Hurry）的《精神分析与发展性治疗》（*Psychoanalysis and Developmental Therapy*）极大地帮助我们认识到了支持性技术对促进心智化的重要性（Hurry，1998，p. 29）。临床医生必须创造一个安全的环境，也许是第一次，去思考感受和想法。这给儿童提供了一个机会，可以将自己看作在医生脑海中正在思考和感受的人。临床医生的任务就是始终与儿童的想法保持连接，即便有时候出现的是破坏性活现。她的有些技术对儿童的心智化能力是一种挑战，因为会涉及言语表达、内在状态、分化的感受、击溃无不可控的体验，这些会将焦虑分解为更加简单、更好管理的小单元，以帮助儿童将想法仅当成想法，不同于外在现实。

最后一个背景则是布莱伯格提出的（Bleiberg，2001）。他为自己称之为"患有人格障碍的儿童和青少年"撰写了一份治疗方案。同样，他也专注于提升心智化，毕竟他很强调增强反思性功能。他提倡精神分析取向的心理治疗与其他更具实证性的支持疗法的结合，比如认知行为疗法和人际关系疗法，稍后本章会详细介绍他的治疗计划。

开放式治疗：为什么？

正如第三章所讨论的，以心智化为基础的儿童治疗针对有严重心智化问题和依恋问题（如混乱型依恋）的儿童。考虑到治疗目标，我们假设，也的确经历过，这会是一个有强度的、长期的一周一两次的过程。在我们的项目组中，治疗大约会持续 18 个月。因为认知信任在这些儿童中是严重未发育完全的，与治疗师的安全型依恋关系对于这些有时"很难深入交流"的儿童来说很重要，如此才能让认知不信任（epistemic mistrust）、认知警觉，或者认知冻结的逐渐消逝成为可能（Fonagy & Allison，2014）。因此，长期的儿童治疗需要伴随父母治疗，因为安全的依恋关系不是在短期内形成的。然而，当儿童在调节焦虑和愤怒方面有极大的困难时，他们很快会被应有的治疗关系所压垮，因为受到不适应的依恋过程的刺激。

关键性考虑是高强度治疗的根源性潜力，很重要的一点是要很仔细地考虑到儿童能接收/处理多大程度的接触。对伤害潜力的清醒考虑也许会帮我们避免假设一个简单的剂量－反应关系。

（Zevalkink et al.，2012，p. 136）

每一个个体治疗都需要个性化以及对剂量的常规评估，因为唤醒水平有超出"耐受窗"的危险（见第二章）。依恋系统的激活对做出改变是必要的，但过多的激活也是有害的。

幸运的是，对于有心智化问题的儿童来说，在问题的持续时间和强度还没有那么严重的情况下，更短程的治疗选择也是可行的（Midgley et al.，2017）。米奇利及其同事（Midgley et al.，2017）是针对各种问题的限时模型的狂热倡导者。他们指的是那些表明对儿童心理健康的短期干预是有效的研究。在第十一章，我们将讨论该研究和其他研究的结果。他们认为限时的工作，"当卓有成效时，显然符合儿童和家庭的利益，因为允许儿童返回他们的日常生活中，而不太破坏其正常生活（Midgley et al.，2017，p. 5）"。当然，这对于很多儿童来说情况属实，不幸的是，他们没有保持友谊的能力，他们会因为情绪问题而在学校和学业上经历很多问题。似乎米奇利及其同事（Midgley et al.，2017）针对的是另一个整体上更具认知信任的儿童，他们可以好好利用这一有限时间。然而，有非常困扰的依恋关系的儿童需要更多的时间在另一个人和父母身上发展出信任，而后者也需要更多时间来学会信任治疗师。从一开始就清楚的是，治疗在有限疗程之后就会结束，我们认为这些儿童（和父母）会有所保留，尤其是当出现负面情绪时。那么对治疗师的依恋就可能是表面的。

大多数情况下（但并不总是如此），父母和儿童都存在心智发育不全的问题。因此，在父母时而复杂的依恋风格可以在与治疗师的接触中被看到之前，还需要相当长的一段时间。在父母真正感到自己与儿童的问题被治疗师理解之前，有必要感到与治疗师有情感上的联结。当家长有混乱型、极为矛盾的或非常焦虑的依恋风格时，他 / 她就需要真正确认其与孩子之间关系的这些方面，然后才有可能创造出空间去思考儿童是有自己需求和渴望的具有自主性的人。我们在治疗这些儿童和家长的过程中发现，在治疗的开始阶段，往往有一种理想化的风格，因为他们很高兴被看到和听到。只有在第二阶段，当联结变得更加紧密时，潜在的依恋策略才会出现。治疗师有时也会失败（改变预约或在不符合家庭状况的时候去度假），这种失望和愤怒会使关系变得复杂。有时从一开始就存在不信任。在儿童"遭受性虐待的情况下，他们对表现出共情或关心的治疗师深感不信任，是因为他们担心这就像诱骗一样，是进一步虐待的前奏（Knox，2016，p. 226）"。在任何情况下，都需要注意避免依恋系统过热，必要时应采取支持性干预措施，降低唤醒度，寻求妥协，以保持依恋活动的可控性。在精神分析的文献中，有很多关于在破坏性情绪中生存的重要性的文章。温尼科特（Winnicott，1971）特别写到了关于儿童的所有破坏性倾向的幸存。熬过这些强烈的情绪并发展出共同理解这些情绪的意愿需要时间。

治疗框架

儿童和家长的治疗结构

治疗的第一个目标是要从最初的契约性合作转向治疗性合作。与有同样问题的成人相比，儿童的情况更为复杂。成人更清楚自己的问题，他们自己选择治疗，而儿童则由他们的照顾者登记接受治疗。我们将在第十章讨论治疗的不同阶段：评估；反馈和合同；治疗的各个阶段；结束治疗。关于设置的一切都必须是可靠的。建立对另一个人的信任的第一要素是他们的持续可得性；这是建立安全关系的先决条件。

从最初的契约性合作到治疗性合作是一个过程，需要尽可能多的时间。在这个过程中，要制订适合这个家庭的计划——一个关于儿童和父母治疗的频率、与整个家庭的会谈和治疗目标的个性化计划。可以讨论其他治疗方法，如眼动脱敏和再加工疗法（Eye Movement Desensitization and Reprocessing，EMDR）、精神运动疗法或创造性疗法。

在临床访谈（评估阶段）之后是反馈和合同阶段。在这一阶段，治疗师和家庭要努力制订一个治疗计划，该计划是由所有参与者共同维持和制订的。治疗师将临床访谈和结构化评估的信息反馈给父母和孩子。在结论中，他们会给出一个初步的整体方案，其中包括：

- 家庭中特有的互动模式（最终与依恋策略相关）；
- 不良心智化的触发因素；
- 这些心智化问题与问题行为的关系；
- 良好心智化的例子，何时和谁一起。

在第五章中，我们会给出一个整体方案的例子。

有时，呈现儿童在"依恋故事完成任务"中的一个故事，以说明父母和孩子不理解对方的地方以及如何导致的事态升级，会有所帮助。由父母或孩子讲述的互动例子也会有所帮助。展示父母和孩子相互理解且没有问题行为的材料也是有用的（例如，从"父母发展访谈"中看到的父母和孩子在过去一周中感到亲密的例子）。在这个阶段，为心理教育留出空间是非常有用的，特别是对于有关发展性问题的心智化。可以进行游戏性练习和角色扮演。例如，在一起选择一种在家庭中造成很多麻烦的交往模式后，治疗师要求每个人提出他们所认为的其他人的想法 ["思想云（clouds of thought）"]。或者在儿童做了父亲不赞成的事情，而父亲生气的时候，你可以要求儿子扮演父亲的角色。当父亲了解儿子如何体验他的行为，并看到他们不同的观点时，会有很大的启发。这样一来，理解自己和他人的行为和情绪是多么重要，也就变得更加清晰。

关于情绪的重要性的心理教育在这个阶段也很重要：关于情绪使用的解释，特别是那些可能被认为是负面的情绪；关于身体对愤怒、恐惧、悲伤和喜悦的生理反应的解释。这些情绪可以作为指南针，帮助我们找出什么感觉是正确的，什么感觉是错误的（Hagelquist，2017，p.106）。可以做一些练习来帮助儿童记录他的情绪。例如，你可以要求儿童在画一个人体模型时，指出他在哪里感到快乐或愤怒。或者你可以玩玩描绘情绪的游戏，描绘出在这个家庭中很重要的情绪。特别是，解释情绪的产生和消失是非常重要的。知道不总是会感到那么痛苦、羞辱或悲伤是可能的，这本身就很有帮助。

对父母和孩子来说，获得对治疗模式的信任可能是一个漫长的过程。因此，这一阶段可能需要好几次治疗。不同的依恋风格和对问题行为的不同看法都需要得到确认和共情。在这个意义上，治疗是从这里开始的。父母和孩子需要感到自己的个体性被理解，然后他们才能思考对自己和他人进行情绪调节和心智化的相关性。在这个阶段，解释非心智化循环总是占有一席之地（见图4.1）。

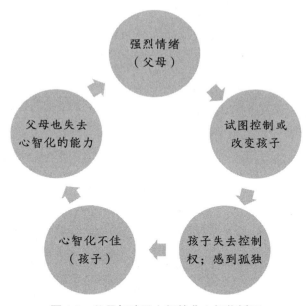

图4.1 父母与孩子之间的非心智化循环

非心智化循环表明，非心智化使得他人或自己的行为难以理解。这削弱了父母对孩子做出支持性和帮助性反应的能力。紧张的互动使父母感到他们没有心理手段来影响孩子。为了避免这种消极的感觉，他们试图控制儿童的行为，不再关注心理状态。接下来，父母的控制行为会导致儿童认为这种互动是敌对的、不支持的或胁迫的，这反过来又会引发强烈的感受。这些在父母和孩子之间被唤起的感觉使他们无法有效地进行心智化，这个循环又开始了。

通常，这些非心智化的互动是高度重复的。而且对所有相关人员来说都是可预测的；它们成为他们关系结构的一部分，成为他们对彼此的期望。随着时间的推移，这些互动可能变得如此熟悉和过度学习，以至于在没有触发情绪的情况下发生非心智化。

（Fearon et al.，2006，p.209）

邀请父母和孩子思考治疗师提出的治疗计划的确切方案。这种对问题的不同看法的讨论可以产生心智化效果。在这之后，可以讨论治疗目标的建议。有时父母和孩子的重点是不同的，而有时是相似的。大多数情况下，给儿童治疗的治疗师与给父母治疗的治疗师不是同一个人。但有时是由同一位治疗师进行联合治疗，如对于非常年幼的儿童来说。尽管对4—12岁的儿童和父母的治疗是分开进行的，但在治疗期间，所有相关人员都会定期进行回顾。例如，定期回顾会谈可能每3个月进行一次。在这些联合会谈上，将重新讨论治疗目标。这些步骤将在第五章和第十章中进一步阐述。有时，在父母接受治疗的同时，也可以将他们介绍给一个父母小组。在父母小组中，心理教育和相互支持很重要（见第五章）。

治疗师与其他成人对儿童的看法的整合

正如第五章所进一步解释的那样，基于心智化的儿童治疗只有在重要的成人参与的情况下才能成功。这首先是指儿童的治疗师和父母的治疗师，但其他执业者或儿童的学校也可能参与其中。整合儿童周围所有重要成人的观点，对基于心智化的儿童治疗的成功至关重要。我们认为，考虑儿童思维和感觉的系统的混乱一定会使儿童的心理状态恶化。对于以相同或相似的方式看待儿童的支持性、明确的和一致的儿童抚养氛围的重要性达成共识，是对这些儿童进行有效管理的关键。

特别是，儿童治疗师和父母治疗师需要分享他们对这个孩子和这个家庭的看法。重要的是，他们的关系包括一种中间空间，在这个空间里，往往是原始的平行过程可以用语言表达出来并赋予其意义。因为在这种类型的治疗中，儿童治疗师和父母治疗师都很容易发现他们自己的整合能力处于压力之下，所以在安全的环境下进行同行评审会议是必不可少的。

基于心智化的治疗原则可以帮助治疗师形成稳定的治疗氛围，对他们来说，在这项工作中心智化能力经常处于压力之下。根据范·盖尔（Van Gael）的说法，有一个每个人都能理解的连贯的背景理论，是创造安全的一个重要因素。有一个框架可以理解和处理当他们成为病人的依恋对象时出现的情绪并发症。不同的观点必须得到欢迎和中立对待，因为对不同观点的探索可以使人产生不同的看法。治疗师之间的讨论——不仅是讨论病人，而且尤其是讨论治疗师在安全文化中工作时的干预措施——使他们有可能提出自己的非心智化事件的例子。在其他治疗师的心智化能力的帮助下，理解和恢复心智化能力会成为可能（Van Gael，2012）。

我们的经验是，不可能孤立地进行基于心智化的治疗。需要与其他在基于心智化治疗框架中工作的治疗师合作。支持、安全、共同的工作和愿景是儿童治疗师和父母治疗师都需要的。热情的新手治疗师可能会倾向于自己先开始，而不是确保他们有一个心智化小组作为后备。特别是在他们的心智化能力失败的情况下——这是这些治疗的一部分——这种支持是一个重要的先决条件，事实上，在确保治疗师的背景之前开始是不负责任的。在这种情况下，同侪督导比督导师－被督导者的关系更适合。同侪督导：

使我们对自己工作的感觉正常化。来自智慧长者的督导的动力可能是鼓舞人心的，但这种方法也有风险，它使我们进一步远离正常化的经验，并将我们的治疗主体性转移到一个假装的模式：在其自身条件下丰富和复杂，但与物理现实没有什么关系。

（Zevalkink，et al.，2012，p. 137）

治疗师的心智化

重要的是，治疗师要照顾好自己，并在需要时向同事寻求支持。范·盖尔（Van Gael，2012）写到，在成人患者的临床治疗中，使用基于心智化的治疗原则来创造一个更好的合作和整合团队。她的想法对从事儿童和家长工作的非住院青年团队也很有用。她指出，基于心智化的治疗对临床医生个人的要求很高。不仅要忍受近距离，还要承担模糊性、不确定性和无知。她还要求治疗师展示他们的脆弱性，对彼此，也对他们的病人。他们自己的能力和他们的存在方式因为这些表现出来的脆弱性而变得更加可见（Van Gael，2012，p. 18）。治疗师需要不断监测自己对病人功能的贡献。在儿童治疗中，治疗师也需要拥有一个开放和爱玩要的态度。当然，在与成人一起工作时，这也很重要，但对与儿童工作来说，治疗师有必要能够与玩具、娃娃、动物等一起玩。

治疗师的典型依恋表征和调节能力从一开始就发挥了作用。特别是在治疗的中间阶段，当人们对治疗师经常有不信任感，儿童的激烈情绪和控制冲动增加时，治疗师有必要保留一些内在空间，以便思考。对于这种经常受到过度刺激的儿童，治疗师需要这种空间，以便找到合适的语气和身体表达方式，让儿童稍稍放松。最初，治疗过程是通过治疗师进行的，治疗师对她自己在治疗中发生的想法和感受进行心智化，并试图通过将注意力集中在内部优先事项上来涵容儿童的所有激烈情绪。她试图消化激烈的言语，然后通过添加不相容的言语，如安慰或安抚，将其以解毒的形式还给孩子，同时保持自己的平静和安静。

重要的是，治疗师要有耐心，能够反思并了解自己的长处和短处。与脆弱的儿童和父母一起工作，有时会产生非常强烈的情绪，这也会使治疗师容易失去心智化。在互动中，一个人的非心智化很容易导致对另一个人的非心智化。在不安全－混乱区的依恋系统被激活的情况下，可能会通过付诸行动表现出很多唤醒和交流的行为。非心智化的循环也适用于此。

所以，对于治疗师来说，重要的是要知道如何能让自己变得更加放松，恢复自己的心智化能力。在哈格尔奎斯特（Hagelquist，2017）的书《心智化指导手册》（*The Mentalization Guidebook*）中，有一些有用的练习，可以在"平和时期"应用，以建立让自己平静下来和调节自己情绪的技能。尤其重要的是认识到自己的假性心智化。当处于压力之下时，这种感觉可能像心智化，"但其特点是倾向于表达确定性，而不承认与对他人的心理知识相关的不确定性：心理状态是独立的，心理状态是不透明的（Hagelquist，2017，p. 151）"。

在实践中，治疗师在疗程结束后花时间思考自己的工作、自己的情绪温度和心智化能力是很重要的，可能是和同事一起思考。第一个问题是：这次治疗后我感觉如何？我的反移情是什么感觉？我们在哪里没有理解对方？其他哪种干预方式可能更好？儿童处于哪种心理模式？当你的反移情看起来很无聊、没有什么感性的调节、发现儿童的言论没有意思、自动做出反应时，很可能此时儿童处于佯装模式。然而，当你感到困惑、对儿童生气、不确定该说什么或不该说什么、点头时，儿童更有可能处于等同模式。而当你非常想做什么、给孩子提建议、列清单、对应对策略提出建议时，儿童似乎处于目的论模式（见附录A）。有时候，反思自己的身体体验是很重要的（Midgley et al.，2017，p. 102）。通常很多信息都"隐藏"在互动中，或者由治疗师感受到：呆滞、肠胃反应、恶心、出汗、变冷或变热，等等。出汗可能是对对方的过度焦虑和分离的反应。肌肉紧张可能与治疗师的焦虑有关，但她并没有意识到这一点（Draijer & Nicolai，2020）。注意并反思这种情绪或身体体验（可称为"具身的反移情"），有时可以揭示互动中的一个重要因素，而这个因素在当时是无法被完全心智化的。

菲利普斯安松（Philipszoon，2018）给出了一个很好的例子，说明了临床医生暂时失去心智化的情况。她建议，问问自己是很有用的：现在发生了什么？我的感觉是什么，我的想法是什么，我想做什么？然后探索你的思考和行动方式是否充分，或者是否与前心智化模式之一有关。当你意识到你没有心智化时，当你能想到这一点时，你多半又有了心智化的能力。在这个例子中，精神病学家认为，"现在的关键是什么？我有什么感觉？为什么我的感觉这么少？在感到太激动时，我经常会合理化，或许我现在就在合理化？"（Philipszoon，2018，p. 719）。在回归心智化的立场后，这位临床医生可以用更好的方式与病人建立联结。

因此，治疗师需要接受培训，以便在被对方的失败心智化或被自己强烈的诱发情绪"感染"时，能够更自如地使用这些恢复自己心智化能力的方法。治疗师的任务是"作为一种恒温器，设定所需的情绪温度。这使得专业人员成为一个榜样，表明情绪状态可以通过重新感受来调节"（Hagelquist，2017，p. 141）。在这里，我们讨论了治疗师在疗程或互动后需要重新感受的问题，但通常心智化的失败发生在疗程中，我们将在讨论治疗师在疗程中的立场时回到这个话题。

作为发展对象的治疗师

克拉克斯（Cluckers，1986）是指出治疗师也是儿童的一个认同形象的作者之一。自我的结构得到了加强，因为治疗师支持儿童的自恋：儿童体验到他/她这个人——自己所说的和所想的——对别人而言是重要的。治疗师试图创造的连续性和连贯性体验也是为了这个目的。儿童体验到治疗师就在那里，并且是有帮助的，这构成了发展认知信任的基础。

同时，治疗师必须保持治疗师的角色，而不是陷入作为儿童社会网络的一部分的真正关系中。当然，作为一个新的对象，治疗师提供了一段真正的新关系，但不是以父母的替代品的形式。这些儿童可能要求极高，要求得到照顾，并期望被当作例外来对待。有些儿童正在寻找与治疗师的温暖和特殊关系。作为回应，治疗师可能变得疏远和沉默，这可能导致破坏性的互动。那么，确认儿童的体验是至关重要的——例如，通过表明治疗师理解如果没有人照顾你是什么感觉。这些可能是治疗成功的关键时刻。如果治疗师找到一种方法——既不让儿童丢脸，又对儿童的需求怀有很强的同理心——来维持合同框架（预约时间、不参观学校表演等），就会有很大的收获。儿童看到，如果他没有机会坚持满足他那些常常是破坏性的要求，那么——矛盾的是——他作为一个人的权利会被更认真地对待。如果儿童不能利用他人来按他的意愿行事，他就会更加关注自己的内心，关注"我真正想要什么"。

为破坏性行为设定限制也很重要，例如儿童伤害自己或治疗师，或打碎东西。如果有明确的界限，他们就知道自己可以期待什么，这有助于安全感的产生。它能帮助儿童建立一个内部结构（Tyson，2005）。一个复杂的方面是，治疗师不能遵从儿童的行动化，然而她会不可避免地发现自己和儿童一起活现，这是一件好事。贝特曼和福纳吉（Bateman & Fonagy，2004）谈到了一种良性分裂，在这种分裂中，治疗师必须沿着一条中间路线前进：她承担起赋予她的角色，包括更隐蔽的，有时是非语言的归因——治疗师通常只有在回顾时才能意识到。同时，她必须能够继续以治疗师的身份进行心智化，这有时可能是非常困难的。

要在保持治疗师的角色和参与其中而不加强儿童具体的要求性态度之间进行周旋是很困难的。有时有必要对"真实"的关系说些什么。例如，当治疗师缺席，而儿童确信这意味着他的治疗结束时，治疗师的反应是在卡片上写下下一次见面的时间和日期，以恢复儿童对她会出现的信心。维维安·格林（Vivian Green）描述了一个 5 岁男孩的治疗，他的母亲在 1 年前去世了。因为治疗的中断对他来说确实是一种遗弃，她问他是否想要她的消息，她给他寄了一张卡片（Hurry，1998，p.149）。

治疗立场

移情在这里指的是潜在的或隐含的习惯、期望和观点，它们因治疗关系的强度而变得清晰、有序，并被唤起。在移情中工作是一种治疗手段，治疗师和儿童据此一起试图理解正在发生的事情。心智化是一个联合注意的过程，其中儿童的心理状态、他人的心理状态以及双方的心理状态之间的关系是关注的对象。这与内容无关，更多的是关于发展更多视角，使孩子摆脱拘泥于一种观点。移情解释是不可行的，对移情的解释可能会使儿童感到治疗中发生的事情是不真实的。例如，如果治疗师暗示儿童倾向于使她比实际情况更强大，暗示儿童的感知被扭曲，那么他可能会发现自己处于一个假装的世界——一个偏离他的心理功能的世界。或者儿童可能会因为觉得自己没有被理解而退缩。治疗师必须时刻准备好应对儿童的观点与自己的观点之间的差异。如果治疗师觉得自己被指责了，儿童可能会有完全不同的看法。重要的是，她要从"无知"和"试图理解"的立场出发。

"无知立场"

这一立场包括：（A）试探性地提出，并让儿童明确知道你无法了解他的想法或感觉；（B）对儿童的内心世界保持好奇，但不做判断。

A.

对于新手治疗师来说，这种治疗立场在开始时可能会很困难。特别是在"以解决为导向"的治疗中，一开始他们会把"无知"立场看作一种知道而不做的方式，是一种忽视。第一步可以是分析自己的语言使用情况，例如通过看一个疗程的录像。注意治疗师使用"知道"的方式，表明儿童的感受和想法（有时是在学习另一种治疗模式时学到的）是很有帮助的。在这种治疗立场中，重要的是接受来自"无知"感觉的谦逊并更加试探性地表达："当我听到你告诉我这些时，我在想你也许……""我觉得""我想知道为什么""我希望""我期待""我怀疑"，等等。另一方面，"'无知立场'并不是一个连续的'想知道'的立场。根据我们的经验，一个'想知道'太多的临床医生有可能不与病人分享他／她的观点；例如，他／她想知道，而事实上他／她持有一种观点（Bateman & Fonagy，2016，p. 199）"。这可能会导致"假装"的互动。"想知道"句式的功能是确保儿童发现他／她的感受。

表 4.1　心智化治疗立场

"心智化立场"的成分
1. "无知立场"（not-knowing stance，N-ks）
2. 共情确认（empathic validation，E-v）
3. 监测儿童和自身的情绪唤醒（monitor the emotional arousal，M-ea）
4. 监测儿童和自身的非心智化模式（monitor the modes of nonmentalizing，M-nmm）
5. 认识自身的感受以及与儿童相关的错误，并对此进行心智化（transparent about own feelings and mistakes，T-om）
6. 演戏和明示线索（playing with reality and ostensive cueing，P-roc）

明确向儿童提及你不可能知道他们的想法或感受，这可能是有用的。荷兰父母告诉他们的孩子的一句古老谚语是，"不要撒谎，因为我可以在你的额头上看到，它就写在那里"。这对孩子来说可能是非常可怕的，当儿童处于等同模式时，他们可能会相信对方能看到他／她的想法。辨别总是有用的。猜测游戏是一个很好的方法，让儿童知道如何处理你不知道另一个人的感觉或想法，但儿童可能想要理解。心智化实际上是一种想象的行为，因此永远没有确定性。心理状态是不透明的，是可以改变的。"也许"这个词经常会被使用。习惯于更好地将儿童心智化的治疗师可能会倾向于自动补充儿童的感觉。这样做的缺点是，当儿童太容易接受建

议时，对话就会变成"假装的"；它也可能导致联结中断，因为儿童觉得不被理解。所以，"填补（filling）"是一个应该避免的误区。

当你根据儿童的行为假设他可能的感受或想法时，你必须总是检查你的想法是否正确。

B.

受过创伤的儿童的内心世界尤其难以解读，因为某些经历可能已经形成了非常糟糕和不可模仿的意义（Vliegen et al., 2017）。重要的是，儿童要慢慢地敢于展示所有这些"奇怪"的迹象，而不被立即贴上其他标签。只有当儿童感到治疗师对他的内心世界真正感兴趣时，这才会成功。因此，重要的是对儿童的内心世界充满好奇，但不要妄加评论，并愿意与他一起探索。探索往往使得放慢进程变得有必要："等一下，我不确定我是否理解你刚才说的话。也许你能帮助我理解？"治疗师需要一个开放的心态，并试图与儿童一起确认正在发生的事情，创造一个儿童内心世界的图景。治疗师不断地构建和重建儿童内心世界的图像。

例如，如果儿童说治疗师今天的行为非常愚蠢，重要的是要关注他的这个想法，认真对待。治疗师真正想知道的是，儿童什么时候这么想，与什么有关。也许是儿童穿了新鞋，并且他对治疗师——通常会注意到这样的事情——今天没有看到它们感到非常失望。治疗师通过说她完全理解儿童认为她的这种表现很愚蠢，从而确认儿童的失望情绪，她说："你说得没错。我应该注意到的。你有了新的东西却没有人注意到，这当然不好玩——事实上，这很愚蠢。如果这种情况发生在我身上，我想我会觉得没有人注意我！这是一种非常令人恼火的感觉。"

如果儿童能说出关系中的缺陷，那么治疗师和儿童就可以对此进行跟进、澄清，说明，确定影响，指出复杂性和令人惊讶的方面，与对同一个人的其他感觉或与其他人的不同感觉联系起来。始终准备好感到惊讶、受到启发、修正、娱乐、关注、怀疑或最终"纠正"某些事情，但始终与儿童一起，肩并肩（而不是相对而坐），试图从孩子的角度看问题，始终表明心灵不是一个你独自想去的地方。

（Zevalkink et al.，2012，p.140）

共情确认

支持是非常重要的："你的感觉一定很糟糕""发生在你身上的事情太可怕了""这真是太不容易了"。但这与共情确认不一样。共情确认的目的是"对从病人的角度来看的经验建立共同的理解。临床医生表明他／她接受病人的经验中的真理内核（Bateman，2018，p.23）"。确认儿童或父母的内心体验是新手治疗师经常认为非常困难的事情，因为所说的内容很奇怪，有时还具有威胁性。

当家长说他在摇篮里就知道他的孩子长大后会成为罪犯，这些话当然会引起治疗师的焦虑。治疗师的心智化能力会下降，那么恢复心智化能力就很重要。当治疗师再次安静下来，可以思考父母告诉她的事情时，她会尝试理解对方试图说的话。例如，治疗师可以说（透明性），她对这句话有点害怕。但进一步想一想，她会想知道（好奇心）为什么家长有如此强烈的感觉。她问家长是否可以详细说明（探索）。当治疗师开始理解父母所说的罪犯和他对罪犯的焦虑时，她可以首先支持他的可怕感受。当她开始看到，对他来说，他那哭泣和愤怒的孩子是如何与他年轻时的暴力行动联系在一起的时，她就能以共情来确认他的观点。

只有当你真正理解儿童或父母的经历时，这种确认才有可能。当治疗师匹配和标识孩子或家长的内部状态，他们会感到被这种干预所认可（Bateman，2018）。支持性的干预措施有助于走到这一步。例如，总结行为准则，回顾和叙述一些相当不愉快的事情是如何发生的，这都可以在此时此地创造共同的经验。如果治疗师承认这种经验并加以确认，它就具有了现实的价值，儿童和父母的自我的存在就得到了确认。

监测儿童和你的情绪唤醒

治疗师监测唤醒水平的原因是，在极端情况下，压力太大，心智化不可能实现。一般来说，心智化能力与依恋系统的刺激成反比。缺乏唤醒或低唤醒会阻碍基于依恋的情感发展，存在太多理性推理，儿童会脱离关系过程（Bateman & Fonagy，2016，p. 212）。低唤醒或冻结反应可能导致情绪麻木、空虚或瘫痪的感觉。过度唤醒通常表现为过度警觉、焦虑和/或恐慌的感觉以及思维奔逸。当儿童的唤醒增加太多，治疗师用认知过程重新平衡，停留在表面和共情确认；当唤醒减少太多，治疗师增强情感，寻求依恋系统的反应和激活（Bateman & Fonagy，2016）。当儿童处于耐受窗时（Siegel，2012），他/她处于一个唤醒区，在其中他/她可以最有效地发挥作用：通常情况下，儿童可能是安静和自在的，可以平静地谈论和了解困难情况，而不会感到不知所措或退缩。治疗师可以把这个区域称为"绿色区域"，即安静和舒适的区域（Vliegen et al.，2017）。重要的是，要在治疗的早期阶段与每个儿童讨论这个耐受窗，并为孩子画一幅"个人素描"。当孩子对从绿色到红色警报区，或两者之间的橙色区域的转化那一刻变得敏感时，有助于他/她获得控制。每个儿童都有不同的耐受窗。什么是好的、坏的和中性的主要情绪状态决定了耐受窗的界限。那些耐受窗较窄的儿童可能经常感到他们的情绪很强烈，难以控制。耐受窗也可能受到环境的影响：当儿童感到安全和得到支持时，他们通常更能够待在耐受窗内。

大多数儿童不时地在这些不同的唤醒状态之间移动。经历过创伤的儿童可能会对压力源，甚至轻微的压力源，做出极端的过度唤醒或低唤醒的反应。他们狭窄而不稳定的耐受窗使他们不信任他人，并做出战斗/逃跑或冻结的反应。在过度唤醒的情况下，首先要做的是降低压力或唤醒，使更多的休息成为可能，并可能创造思考的空间。当耐受窗是一个经常谈论的话题时，你可以通过询问来帮助儿童："我们是否进入了红色区域？"如果在安静的时候，你和儿童一起列了一个清单用以说明在红色区域应该做什么，你现在可以参考这个清单。特别是对于有创伤的儿童，压力调节往往是非常复杂的，所以关注这种能力非常重要。弗利根及其同事（Vliegen et al.，2017）指出："有复杂创伤的儿童的大脑和压力系统非常发达，他们从安静到极度焦虑和恐慌的切换更加迅速，好像没有任何分级"（p.120）。这意味着有复杂创伤的儿童不那么容易预测，对他们自己和周围的环境都是如此。他们会经历"创伤触发器"，这种出乎意料的经历使得系统处于高度警惕状态。此外，内部激励措施，如名声或丧失感，也会成为"创伤触发器"（Vliegen et al.，2017，p.122）。

低唤醒，冻结反应，"蓝色区域"，也可能是非常不舒服的，需要治疗师做出一种有活力的反应，或者需要他们以前讨论过的、儿童此刻需要的东西。遥不可及和分离是有复杂创伤的儿童可以观察到的一种心理状态。他们转过身去，经常专注于一点，并重复某些行为。感受已经消失了（Vliegen et al.，2017）。阿尔瓦雷斯（Alvarez，2012）说，有时我们需要代表儿童进行游戏。而在某些情况下，我们可能需要更进一步，去发起游戏，进行创新，唤起游戏的欲望。

　　她举了一个例子：一个孩子在和印第安纳·琼斯（Indiana Jones）玩偶以及玩具娃娃玩时完全不理会她。经过20分钟的评论和表现出兴趣，她说，她今天显然很不受欢迎。最后，治疗师说，她希望印第安纳·琼斯能来救她，因为没有人陪她玩，她很孤独。

（Alvarez，2012，p. 161）

我们意识到，有时非言语疗法，如感觉运动或运动疗法、音乐或艺术疗法对一些受损儿童有更多帮助，特别是因为它们使用了描述性和放大性水平（Alvarez，2012，p. 177）。有时，这些治疗方法与心理治疗的合作会非常有用。

治疗师自己也有不同程度的容忍度。重要的是，她要学会在她进入一个不太可能进行心智化的区域时进行登记。她也需要工具来平衡她的耐受窗。当她在治疗中可以说"等一下，我对我们之间刚刚发生的事情感到非常不安，我必须在思考发生的事情之前做几次深呼吸"，她可以帮助自己恢复心智化能力，但她也向孩子展示了当不知所措时可以做什么。

监测儿童和你的非心智化模式

我们看到，治疗师经常在错误的层面上处理儿童的问题，因为他们假设情感是可得的，且儿童会有能力谈论它们。这些儿童说的话可能非常不一致。他们不是在撒谎，只是他们不可能理解各种表象。他们都是真实的，治疗师只需要与他们一起工作。

除了与儿童的唤醒水平相联系外，第二种方法是确定儿童处于哪种非心智化模式（见附录 A），并看看是否也有压力将自我的非心智化方面外化（异己）。在心理等同的情况下（儿童非常绝对且不现实；他感觉到的东西就等于事实），治疗师将以共情来确认，并感到好奇："你说所有女孩都是愚蠢的，你是如何得出这个结论的？给我一个例子，以便我可以试着理解你的意思。"治疗师以明显的方式显示她的疑惑，使用明示线索。在佯装模式中（没有情感，循环推理，解离），治疗师会提出更多挑战，并试图与感觉重新连接。"我很抱歉，但我失去了情节的线索。我们能不能停一下，这样你就可以给我一个关于这个公主的线索：她发生了什么事？她的感觉如何？在我看来，她似乎不喜欢再当公主。她是不是应该这样想，你们所有人都带着你们的蝴蝶结走吧，我想真正地玩一下！"在目的论模式中，治疗师会以同理心来确认需求，并关注做或不做的两难状态（Bateman & Fonagy，2016，p. 210）。"让我们想想你为什么想把这个漂亮的玩具带回家。因为它在你家里，所以下周我们不能玩它了，这会让你感觉如何？"非常重要的是，治疗师不要在儿童没有心智化的情况下，对他／她进行假设心智化的干预，诸如"是什么让你认为你母亲在生气？"或"当你的朋友说了那句取笑的话时，你有什么感觉？"而不首先澄清他的感知是否准确，这很可能会诱发佯装模式或心理等同的幻想（Bateman & Fonagy，2016，p. 191）。这将在第八章进一步阐述。治疗师自己也要一直关注自己的非心智化状态，正如本章前面的"治疗师的心智化"一节所讨论的那样。

对自己的感受和与儿童有关的错误了然于心，并对其进行心智化

在这种治疗中，治疗师对她在与儿童的关系中的感受或想法是清楚的。通过这种方式，她展示了心智化的作用。"哦，不，我不知道该说什么。当你这么看着我时，我有点迷惑。我感觉到我没有完全理解你。是这样吗？"或者"我也不明白我为什么有那样的反应。我必须思考这个问题"。你承认你的错误，你表明探索你的"错误"是有帮助的。"嗯，我真的不知道你不喜欢我问的那些问题。我开始觉得这就像审讯一样，一点都不好。"在这里，真实性是必要的。只有当治疗师真的言出必行时，透明性才会起作用。

赞德

赞德说治疗师在欺负他，变得愤怒且退缩。他们正在和动物一起玩耍（两人各有一只狗，它们在比赛谁先到达房间的另一边），治疗师事实上认为这些动物在一起开玩笑。她对孩子的责备的反应是，首先说她对他感到非常抱歉。当有人欺负你时，这是很令人讨厌的。她理解他对此很生气。她并没有欺负人的意图，但事后看来，也许她开了一个不那么好笑的玩笑（关于狗的小腿）。她说的是她自己的狗，它在比赛中输给了赞德的狗。她向他解释说，她小时候不能跑得那么快，所以习惯于拿自己的小腿开玩笑，作为一种借口。然后他说，他觉得被嘲笑是因为他的腿比她的小。治疗师补充说，当你感到被嘲笑时，那一定很可怕。最后他们理解了他们的误解。

重要的是，作为治疗师的你要通过承认不匹配来承担不匹配的责任："我认为我的反应不是很敏感"。然后，你可以描述情绪状态，加上一种不兼容的情感（涵容）——例如，"我明白，如果我说的东西这么有力度，会让你感到焦虑。那是一种非常不愉快的感觉。但是你知道的，我们可以谈谈这个问题"。

在治疗过程中，治疗师对待儿童的方式与父母的有意态度对儿童的情绪状态提供反馈的过程是平行的，通过这一过程，父母的有意态度以明示线索的方式提供反馈，从而促进儿童的发展。正如我们所看到的，重要的是治疗师要明确区分她自己的感受和儿童的感受。当反移情反应激起治疗师的行动而不是思考时，这并不总是容易的。在这些治疗中，治疗师必须接受这样一个事实：为了训练她对儿童心理功能的关注，她有时会看到自己做不适合自己的事情。这种体验（投射性认同）是一种混合的强烈感觉，它被认为来自内部（即自我），但也感到奇怪的陌生，与自我体验不连续。她还必须成为儿童希望她成为的样子，同时继续思考所发生的事情（"良性分裂"）。

事实上，治疗师只需要"足够好"地认识到儿童的心理状态。不匹配可以是一个进行富有成效的交流的机会。重要的是，治疗师要感到可以自由地吸收关系中出现的任何东西。

玛特杰

在治疗的中间阶段，玛特杰几乎一直在对治疗师生气。随着积极移情的增加，不安全依恋，即先入为主的类型，在关系中变得更加明显。例如，她对疗程的结束变得越来越困难重重。在某一特定时间，她想玩弹珠游戏。她经常作弊，基本上是为了得到最漂亮的弹珠，而不是按照规则玩——这在幼儿中是很常见的。她很喜欢这个游戏。时间一到，她就抓起一把弹珠，把它们扔到房间里，然后说，"你留在这里！"就离开了，没有说再见。治疗师被抛在后面，既生气又沮丧。她必须在下一个来访者来之前捡起弹珠并把它们弄走。在下一次治疗中，当她拿出弹珠玩游戏时，她试图与玛特杰谈这件事。玛特杰不想谈，而是想玩："闭嘴。"在治疗结束时，她再次把手伸进弹珠罐里，把弹珠扔进房间。她又一次没有说再见，而是给了治疗师一个冷酷的眼神。治疗师觉得很难受。她试图捡起弹珠，但感觉完全迷失了方向。她继续找，却没有找到。治疗师意识到玛特杰想改变她们的积极关系，因为她认为这种关系已经被破坏了，她宁可把关系搞得一团糟，看到对方感到焦虑，也不愿意对一个成人——一个她不能也不敢信任的人——示弱和依赖。治疗师决定在下一次治疗中把弹珠收起来，让玛特杰知道失去一切是多么可怕的事情，知道一个人能感到多么失落。感觉被遗弃是多么可怕。玛特杰对此没有说什么，但她已经平静了很多。

　　反移情是一种感知利害关系的重要工具。不仅是上面所讨论的反移情，即治疗师承担了赋予她的角色，治疗师对儿童更隐含的，有时非言语的反应也很重要。有时，治疗师会发现自己被自己未解决的冲突困住了。在这种情况下，需要同行评审或督导，甚至可能需要治疗。

　　布莱伯格（Bleiberg，2001）表示，反移情可以被有效地使用，因为治疗师可以通过言语表达她的内部活动的序列，给出真实的示范，说明不理解和不被理解的恶性循环是如何被打破的。澄清儿童所说的话（"让我看看我听到的是否没错"）也有助于口头表达内部状态；他建议采取一种玩耍的态度来消除被经验压倒的感受。

演戏和明示线索

　　在基于心智化的儿童治疗中，一起玩耍有很多作用。"游戏是一种强大的媒介，提供了一种探索关系、了解感受世界的方式，并找到自己作为儿童的心理声音"（Midgley et al.，2017，p.134）。阿尔瓦雷斯指出，游戏的内容只是故事的一半。它的形式质量和水平非常重要。游戏的内容远远多于其潜在的象征意义。在帮助儿童学习游戏时，我们在帮助他们创造意义（Alvarez，2012，p. 151）。她谈到了儿童在游戏中寻求的正当现实，基于对应该在那里的东西的感觉（p. 152）。在游戏中，你可以通过标识游戏中主人公出现的感受，轻松地使用明示线索。"我可以看到，你的国王对拥有这样一个伟大的国家感到非常自豪；也许这让他觉得他控制了一切，让他感到安全。你是怎么想的？"或者："我看得出，你在画动物方面有很多经验。它们的面部表情是如此精细。"治疗师在关键时刻激活学习情绪，意味着她采用了生物学上准备好的明示线索，包括特定的语调模式、轮流发言以及当三方交流涉及外部客体时（也包括关注点是内部状态时）的偶联性反应。有的儿童根本不能玩耍：他们无法或不敢用假装的方式思考[1]。从理论上讲，这可以理解为父母过于具体，没有明显地镜映孩子的感受（见第二章）。如果儿童体验到一种消极的心理状态，父母也做出同样的反应，那么儿童就不能学会调节自己的内心体验。由于缺乏涵容，缺乏明示线索，导致了投射形式的认同，因为内心世界变得难以忍受，太过真实。一旦他们强迫对方做一些他们感觉到但又不能完全用语言表达的事情，他们就能更好地控制这种体验。这些儿童极其专注于自己以外的物理现实，而不是心理现实，他们对他人的情绪反应过于敏感。他们陷入了心理功能的等同模式，这意味着思想和感觉被按字面意思理解。因为他们不能从内到外感知自己的实体，他们被迫通过活现的方式从外部感知自己（Bateman & Fonagy，2004）。他们把由外来的自我、未知的自我引起的东西投射到对方身上。重要的是要记住，治疗师也不知道它，但确实试图与儿童一起理解它。明示线索是治疗师试图镜映她在儿童的行为和有时空洞的游戏中所看到的东西的标识方式。"对于某些由于孤独症或被剥夺而不知道如何游戏的儿童，治疗师可能会放大或丰富游戏，甚至引入创新（Alvarez，2012，p. 161）。"根据我们的经验，这些儿童需要沙子和水等材料来刺激他们的感官功能。而像扔球这样的身体活动可以起到关注具身经验的作用。就像福纳吉及其同事所说的（Fonagy et al., 2017b, p.9）："心智化能力很差的人可能需要比认知干预（谈话）更多的东西以带来对压力反应的抑制。干预措施必须与身体更直接地联系起来。"注意耐受窗意味着在实践中很多儿童需要体育活动来处理他们有时极端的压力和紧张。

还有一些儿童，他们的经验重点在于心理功能的假装方式；他们只从内部向外感知事物，似乎对自己的内心世界过度确信。从理论上讲，这可以理解为父母没有对幼儿的主要经验给予一致的反馈（见第二章）。孩子没有被赋予任何对内在感知的理解。在解离性障碍中，没有任何东西是相关或相连的：幻想和现实是分开的。这之后会导致强迫性地寻找意义，以消除佯装模式带来的空虚感（Bateman & Fonagy, 2004）。成人边缘型人格组织的特点是在这两种存在方式之间摇摆不定。这在儿童身上也可以看到。

当儿童游戏时，佯装模式和等同模式都可能存在，有时它们可能交替出现。意识到儿童的观点并达到同样的水平总是很重要的。在儿童发展中，玩"假扮"（playing "pretence"）比等同模式更进一步，因为立即行动的需要已经被取代，并且已经有了心理表征。假装游戏，或者更好地玩"假扮"可以是产生幻想和形象的一种方式，但它与现实的联系是很重要的一点。玩"假扮"是获得心理表征的一个关键阶段，与假装游戏有所不同，在假装游戏中，"假装"意味着不真实。齐瓦尔金克及其同事（Zevalkink, 2012, p.141）认为，"假装"并不是最偶然选择的词，因为它与假扮重叠了。在正常的发展中，在父母的倡议下，在安全的环境中演戏，是导致这两种模式融合的原因。只有到那时，孩子才真正理解假装的含义（见第二章）。许多儿童还不能这样做。在这种情况下，重要的是，例如，将游戏戏剧化，以便鼓励儿童更多地进入玩"假扮"中：治疗师是一个积极的评论者，对儿童的游戏做出反应，并试图邀请儿童放大重要的时刻。分离往往是重要的时刻。丧失和哀悼是更高层次的情感，有时还没有这样的感觉。因此，格林斯潘（Greenspan，1997）指出了重要性，例如，视觉化或使用其他感官渠道使一个不在那里的人出现。这是一种演戏的形式。这里不适合讨论防御，例如在治疗神经症期间，不愿意谈论不在身边的亲人。通过视觉化或其他一些感觉（嗅觉、听觉等）使那个人的存在成为可以想象的，可以帮助孩子保留一个画面，并发展关于丧失和悲伤的初步心理表征。

精神分析学家传统上非常强调分离和缺席。另外，阿尔瓦雷斯（Alvarez，1992）跟随鲍尔比强调团聚和接近的经验。例如，她把儿童玩捉迷藏的快乐解释为有一个人想找到他们的快乐。对于这些儿童来说，关注团聚和找到彼此往往是比应对分离更重要的体验（例子见 Verheugt-Pleiter，2003）。寻觅的乐趣是发现当一个人离开时，并不意味着他 / 她真的离开了。这是一种初步的意识，即事情并不总是像他们所看到的那样，这是一种对心理功能中的佯装模式的理解。儿童在玩捉迷藏中获得的巨大乐趣，是因为它允许他们演戏，从而使两种模式的融合更进一步。演戏：对于一些儿童，治疗师会在他们的游戏中寻找更大的差异性，以提高他们的敏感性。对于其他儿童，治疗师将命名更大的整体，例如，如果它可以使重复的游戏形式更加丰富多彩。

结语

在本章中，我们讨论了基于心智化的儿童治疗改变了心理治疗的传统目标，不再是自我认识或行为改变。取而代之的理想是——除其他之外——使沟通不那么僵硬，而是更加灵活。基于心智化的儿童治疗是基于关于早期依恋关系中心智化和认知信任的出现的理论和研究。治疗本身从根本上说也是一个以互动为重点的过程。心智化治疗师重视并确认来自儿童的输入，在揭示她自己对关系的感受和想法时是透明和脆弱的。为了提高儿童处理情绪反应的能力，并促进出现连贯的自我意识——这都是与父母和其他人更好地沟通的必要因素——治疗师使用所谓的"无知立场"。治疗师试图与儿童的唤醒水平和他／她的心理功能模式联系起来。她认可儿童的经验，并试图以好奇和非评判的方式与儿童一起探索这些经验，并始终坚信不先验地知道儿童的感觉或想法。演戏是一个重要的工具，可以和儿童一起发现内心世界和外部世界之间的区域。治疗师使用明示线索，表明她从儿童的角度看待他／她的问题，承认他／她是自己的施动者，并抱着儿童有东西要教给治疗师的态度。通过有效地心智化儿童，治疗师以心智化为模型，创造一个开放和值得信赖的低唤醒环境（Fonagy et al.，2017b，p.9）。

注释

1　这是温尼科特（Winnicott，1971）把注意力转向了游戏和现实之间的特殊联系。游戏不是一种内在的现实；它在个人之外，但不是外部世界。在游戏中，外部现象被赋予了梦想的品质。在他的题为《演戏：心理现实的发展及其在边缘型人格中的功能障碍》（"Playing with Reality：The Development of Psychic Redity and Its Malfunction in Borderline Personalities"）一文中，福纳吉及其同事（Fonagy et al.，1995）讨论了分析师如何与幼儿玩耍，帮助他们了解自己的内心世界，并有机会使之更加整合和反思。

第五章
帮助父母提高心智化能力

玛丽亚·J. 雷克斯温克尔（Marja J. Rexwinkel ）和

安娜丽丝·J.E. 费尔霍伊格特 – 普莱特

引言

儿童特有的心理病理学是要求对儿童进行治疗的一个重要原因，但每次儿童被转介时，也可以看作在养育和 / 或父母与孩子的关系中出现问题的一种表现。这通常是父母或校方在与孩子的关系中遇到了问题。当父母让儿童参与心理治疗时，大多数时候也应该被看作表达他们作为父母的不确定性的方式。从这个角度来看，也是父母作为家长在寻求帮助。有心智化困难的父母大多"坚信"孩子才是问题的始作俑者，而他们无法表达自己的不确定性，所以这些父母往往不是以家长的身份请求帮助，而是希望立即得到解决方案以改变孩子。针对这两种要求，一种治疗关系被提出，被称为"父母治疗"。可以理解的是，对于这两种要求，在父母治疗中建立工作联盟的动机是不一样的。当孩子接受以心智化为基础的治疗时，家长也总是会接受父母治疗。

目标人群

　　心智化能力发育不全的儿童的父母往往自己在心智化方面也有困难，尽管并不总是如此。有时会发生这样的情况：孩子在父母的情感和心智化上可以得到满足，但由于孩子的先天性或突发的创伤性因素，如丧失或疾病，他无法从中得到任何好处。如果父母自身的心智化能力发展不足或容易崩溃，那么他们可能会有一种缺陷，或无法将孩子视为独立的人，有他们自己的有意存在。在这种情况下，儿童的行为就会被看得过于字面化 / 具体化。例如，如果儿童表现出消极行为，父母会觉得这种行为是针对他们的，让他们出丑。父母不能对孩子的消极行为可能具有的各种意图形成内在表征。这使得父母和孩子的世界变得非常不可预测。例如，当一个孩子和父母一整天都在游乐园玩，下午因为所有的行走、等待和兴奋而疲惫不堪时，如果他被带到超市，他可能会发脾气。如果家长不能设身处地为孩子着想，就会把他的行为看作一种人身攻击："你太不懂得感恩了。你一整天都是我注意力的中心，为什么现在来烦我？你知道我很累。"这只会导致情况的升级。

　　在亲子关系中，父母必须能够认识到孩子有他自己的感受、想法和愿望：他累了，他伤心了，她生气了，他喜欢唱歌，她想出去玩，他可以知道他很快就会有饭吃。父母将这种对儿童内心体验的认识与行为或他们自己的内心体验联系起来的能力是心智化的基本特征（Slade，2002）。用前面那个超市的例子来说：

　　　　他在超市里发脾气［行为］，因为他又累又饿［身体状态］，我和他走了一整天，他受够了［孩子的心理状态］。

　　或

有时他变得非常沮丧和愤怒［孩子的心理状态］，我不完全确定我对他的理解是正确的［与母亲的心理状态有关］。

很明显，如果父母做到心智化，行为的意义可以被讨论，而如果父母在等同模式下运作，行为就会被相当具体地感知并等同于情感的内在世界。与儿童心智化的问题类似，父母也存在心智化发展不足、心智化困难或崩溃之间没有明确的分界线。心智化能力部分地、波动地，又或者完全地取决于压力的程度和环境的类型。例如，一名有严重喂养问题的孩子的家长，由于高度的压力，可能会有心智化困难，但这并不意味着这名家长在孩子恢复健康时还会继续有心智化问题。如果家长在喂养问题之前已经有心智化困难，那情况就不同了。因此，治疗师必须记住，心智化能力可能具有情况特异性，或取决于一定的压力水平。当与心智化发展不全的父母一起工作时，需要采用与儿童相比不同的技术。对于父母，治疗师创造条件，使父母能够更好地看到和体验他们自己和孩子的内心世界，以及他们之间的关系。在本书所描述的项目中，我们着重于收集有关旨在鼓励心智化的儿童疗法的信息。我们没有系统地收集有关父母治疗的材料。因为家长实在是太重要了，我们描述了我们的经验，并将此视为一项正在进行的工作。

一般方面

父母心比心式（minded-minded）的沟通能逐渐帮助儿童开始把自己当成有思想的人，并使他们能够以一种允许转向自我调节和自我控制的方式使用语言和思维（Fonagy，Gergely et al.，2002）。早期照料关系的质量对儿童的社会和情感发展至关重要（见第二章）。儿童生来就有极小的能力来调节他们自己的情绪（例如看向别处），当他们受到惊吓或不知所措时，他们必须依靠照顾者来帮助他们调节。通过双重调节的过程，即父母逐渐和反复地帮助孩子（重新）建立情绪调节，幼儿逐渐学会自我调节（Beebe & Lachman，1988）。他们依赖于父母的感觉模式（或先天的调节可能性，如气质）和父母对他们的主观体验感兴趣的心理可能性，以及他们通过从潜在的心理状态来解释他们的行为和感受的能力。父母、其他主要照顾者和家庭是儿童发展其心智化能力的关键背景，特别是在消极和痛苦的情况下。父母最重要的任务之一是采取调节和心智化的立场，帮助他们的孩子意识到他们的感受和行为，并利用心智化来加强和深化他们的亲密关系。

正如第二章所描述的，父母在与孩子的情感互动中使用标识的能力是至关重要的，在这种互动中，父母部分地反映了婴儿的情感，但强度较低（Fonagy & Allison，2004）。这可以以相当准确地反映婴儿心理状态的方式进行（一致），并在孩子的情感表现（偶联性）之后，及时地进行。他们对其进行调节和标识，用夸张的面部动作或声音向孩子发出信号，表明他们认识到了这种感觉、恐惧或痛苦，但自己没有以同样的方式体验到。通过这些体验，儿童发展出对他人敏感反应和认知信任的持续期望。也就是说，愿意考虑来自另一个人的新知识是值得信任的、可概括的和与自我相关的（Fonagy & Allison，2014，p.373）。这个关于认知信任和不信任的理论可以帮助理解有特定心智化困难的父母。在父母治疗中，我们关注的是治疗师如何降低家长"认识上的警惕性"，使他们能够敞开自己，向周围的人（包括父母的治疗师）学习，并在与孩子的互动中变得敏感、有反应、在心智化时能调节情感。在我们的目标人群中，有很多患有人格问题的父母。因此，我们将讨论这组父母的特殊情绪和调节问题。

有人格问题的父母

基于心智化的治疗最初是为人格障碍（personality disorder，PD）患者制定的，特别是边缘型人格障碍（Bateman & Fonagy，2004）。在最近的出版物中，福纳吉及其同事（Fonagy et al.，2017b）指出：

　　患有 PD 的个体有一个共同点，就是缺乏灵活性，在适应不断变化的社会环境方面有很大困难。因此，认知不信任可能部分源于不安的依恋体验，但更多的是一种社会交流或社会学习的障碍。它的核心是在心理状态方面适当解释社会行动的能力受到损害，而这正是通常支持复原力的因素，使个人的社会学习系统功能失调，不足以保证在面对"正常"逆境时的适应。

（Fonagy et al.，2017b，p. 5）

　　可以理解的是，为人父母，尤其是父母和孩子之间的动态调节如此重要，对有人格问题的人来说是一个巨大的挑战。功能障碍的领域在概念上类似于儿童早期的发展任务：依恋、自我发展和自我调节（MacFie，2009）。这些父母往往有一个脆弱和消极的自我意识。他们在情绪调节、自我破坏行为、冲动控制和社会功能方面存在长期问题，尤其是在依恋关系方面。到目前为止，亲子互动是最能触发他们自己的依恋系统的领域，并由此产生不安全感和认知不信任。儿童是日常的干扰者，遗传或身体问题，或者不正常的气质，都会破坏父母的心智化能力。距离和接近往往是非常困难的领域：这些父母在与孩子过于亲密和过于疏远和拒绝之间迅速转换。在自我和他人之间没有很好的区分的情况下，可能会有一个不明确的（主要是负面的）情绪库。这会在与其他成人的沟通中产生问题，当然特别是与他们自己的孩子（Lenaerts，2011）。同时，这些父母经常会经历很多其他失调的压力源，如工作、财务、关系问题、社会隔离、与社会和健康服务体系的冲突。

　　因为这些父母可能有遗传上的脆弱性，而且他们的人生中往往有很多逆境，例如被自己的父母虐待或忽视，所以也有可能在自己的孩子身上重复这些往往是创伤性的互动模式。事实上，边缘型人格障碍是一种社会理解的"紧急模式"，在这种模式下，认知过度警觉（epistemic hypervigilance）、不信任或彻底的认识上的冻结是对个体所处社会环境的一种适应性的后果（Fonagy et al.，2017b，p.10）。而且在无意中，他们有可能将自己的社会（错误）理解和脆弱的形式转移给他们的孩子。

对于有人格问题的有 4—12 岁孩子的父母来说，这意味着：

- 社会世界和他们的孩子是不可预测的；
- 解释和理解他们孩子的情绪是很复杂的，往往与很多误解或回避反应同时进行，在这种情况下，孩子的思想本身的独立存在会被否认；
- 为他们的孩子提供日常生活的结构可能是一个问题，因为他们倾向于太近或太远，这没有给创造结构提供正确的距离；
- 由于误用 / 虐待 / 忽视儿童而存在高度焦虑，这可能导致退缩的态度，或者会因为希望保护他们而过度干涉。

从理论上讲，你可以假设父母在对孩子的认知中出现了偏差，他们认为孩子是自己的好部分，需要保护起来，或者是坏部分，应该被虐待。碰巧的是，父母还把孩子看成一个追捕者，是需要被攻击的原始坏父母（Kernberg，1990）。在研究中发现，与没有病症的父母相比，有人格障碍的父母是侵入性的、不敏感的、对孩子的需求很不适应（Newman & Stevenson，2008）。这些父母很难根据孩子的年龄调整他们的策略（Stepp et al.，2012）。他们在敌意的控制和被动的冷漠之间交替变换，提供结构是困难的（Newman et al.，2007）。一般来说，众所周知，他们与孩子互动的这些问题会导致孩子形成混乱和不安全的依恋（Main & Solomon，1990）。

对于这些混乱型依恋的父母来说，他们的积极体验营养不良（Fonagy et al.，2011）。他们的自我意识不稳定，处理自我和他人的模式僵化，对世界不信任，经常感到内疚和羞耻。他们发展出一些生存策略，如控制对方，独自解决一切，不信任他人或寻找神奇的解决方案。尽管有人格问题，这些父母非常希望成为好父母，他们希望他们的孩子能过上比他们更好的生活，并打算打破代际循环。在所有的动荡中，这是最重要的父母意图，他们会来寻求治疗并保持治疗的积极性。父母治疗师将不得不接受父母的不信任，认为这是他们对过去的虐待和创伤性关系经历的正常反应。 他们所表达的仇恨和蔑视通常是为了试图掩饰对治疗师的恐惧，将其视为另一个虐待性的强势他人，必须不惜一切代价抵制其想象中的主宰企图（Knox，2016，p. 235）。只有当父母治疗师能够真实地确认父母的感受和投射，心理空间才会增长，以发展认知信任。正如诺克斯（Knox，2016，p. 235）所说："我们作为心理治疗师的培训需要让我们有能力将自己想象成他们的可怕经历。在这种情况下，心智化意味着允许我们自己从内部了解虐待的感觉，而这很难，非常难。"

父母治疗框架

与家长建立父母治疗关系，意味着承认他们的求助。对于一个依恋关系混乱的人来说（见第二章），请求帮助可能是一项危险的工作，因为治疗师，或对治疗师的依赖性，可能同时被认为是安全和危险的来源。这些父母在儿童时期经历过照顾者和儿童之间的"父母的情感沟通错误"。 当面临威胁时，儿童会转向主要照顾者，他们期望从照顾者那里得到保护和保证。在混乱型依恋中，孩子的不安和"寻求安全"的行为往往是父母的创伤触发器（基于他们自己小时候的创伤经历）。当通常无意识的创伤网络被激活时，父母的反应是对孩子感到恐惧或害怕——加剧了孩子的恐惧。玛丽·梅因（Mary Main）称这是孩子的一个矛盾问题，即依恋对象既是其惊恐的来源，又是其惊恐的解决方案，"没有解决方案的惊恐（Main & Hesse，1990）"。因此，根据定义，请求帮助已经成为一种不一致的状态。明确这种不一致的状态对工作关系非常重要。

为了提高儿童在治疗中的心智化能力，最重要的是伴随着儿童人际环境的变化。亲子关系、学校环境和更广泛的社会环境中的因素影响着亲子关系，这些因素在治疗中需要特别注意。与其他专家合作，如儿科医生、语言治疗师、社会工作者或心理运动治疗师，以及成人治疗师，对于已经搁浅的发展模式再次启动，往往是非常重要的。大量的研究表明，通过结构化的方案，帮助父母变得更加有效，可以突破儿童的不良行为模式。这与给父母的具体建议不同，因为心智发育不全的父母可能会把建议看得太重，无法把这些建议推广到其他情况中。贝特曼和福纳吉（Bateman & Fonagy，2016）在他们关于治疗边缘型人格结构的书中，也强调了一个结构清晰的框架的重要性，在这个框架内可以进行干预以鼓励心智化。正如第四章所讨论的，儿童治疗和父母治疗的目标与界限都必须以可理解的方式明确制定。与父母讨论治疗的结构，可以使他们对治疗过程有更多的了解，确保治疗的一致性，并强调关系才是治疗的核心（Bleiberg，2001）。治疗的一致性也很重要，因为不一致会破坏心智化的能力。

创建工作联盟

许多有严重人格障碍、心智化障碍和／或未解决的创伤的孩子的父母，都认为这个世界——包括他们的治疗师——是不可预测的、敌对的和可怕的；没有认知信任。如果在最初的咨询会面上，家长的治疗师要求他们反思自己在维持问题方面的作用，这只是表明父母具体的高度警惕的假设，即治疗将（再次）使他们遭受虐待、羞辱和痛苦。因此，父母治疗的首要目标是与父母建立一种工作关系，使他们感到自己是安全的、被理解的，他们的问题和他们的养育问题会被认真对待。

当儿童有严重的行为和情绪问题时，往往会有大量的抱怨。在开始时，父母需要有具体的感觉，即他们正在得到帮助。治疗师首先详细探讨孩子的实际行为和特定行为，并试图与父母一起制定处理这些行为的替代策略，并提出替代观点。大多数情况下，父母会回来抱怨这些替代策略不起作用。其根本目的是，对于那些在其生活经历中需求从未得到满足的父母来说，治疗师是一个能认真对待他们的人，确认他们的需求，当替代方案不能立即解决问题时，能处理他们的挫折感或愤怒。与父母一起调查他们如何能够更有效、更有耐心和更一致地设置限制，有助于为父母和孩子带来安全感，并帮助建立内在结构。这是父母治疗的第一阶段的一个重要组成部分。父母可以开始感觉到自己更有能力扮演家长的角色，并获得新的经验，从而加强他们与治疗师的工作联盟，并帮助发展认知信任，而不是任由孩子和自己的情绪和行为爆发支配。

如果父母仍然以等同模式运作，这就是治疗师必须调整的角度，其他的意义还不能被探索。问那些在行为层面上运作的父母，他们想起了什么，他们在谈论孩子时有什么感受，或者孩子有什么感受时会使他们感觉受到攻击。对于心智发育不全的父母来说，谈论特定的行为而不是感受要容易得多，也安全得多。将注意力集中在孩子的行为模式上，并仔细、详细地了解父母的观点，是更有效的做法。这可以给人一种共同经历的感觉，这种感觉是大多数父母在他们的生活中没有经历过的，当他们的需求没有得到满足时。过快地用语言表达恐惧或愤怒的感觉可能会适得其反，引起焦虑，因为父母可能会把言语视为现实。父母的主观感受被等同于现实，成为焦虑和攻击的来源，并增强了认知不信任。

当父母能够开始把治疗看作父母和治疗师之间的合作关系时，就有了一个正确的调节和发展心理的基础。从投射性认同的概念出发，我们可以把父母和治疗师之间的关系看作容器（治疗师）和被容纳者（父母）之间的一种动态关系。治疗师可以成为父母的"精神对象"，父母投射出的难以忍受的感觉必须遇到一个容器，或一个思维功能。当治疗师可以成为这个无法忍受的感觉的容器时，父母可以来体验、理解和调节自己（Bion，1962）。

对玛特杰母亲进行父母治疗的示例

A 女士对她女儿玛特杰的治疗感到矛盾。她认为治疗是必要的，而且玛特杰也从中受益，但她觉得很难接受治疗关系和父母治疗的依赖性。从被忽视的童年开始，她就一直牢记着这样一句格言：你不应该让自己依赖任何人；这不是一种感觉，对她来说是具体的现实。因此，这一方面是没有心智化的。她无法通过谈论女儿的治疗和自己的父母治疗来调节所引起的激烈情绪，但她必须以一种非常具体的方式来控制会谈的频率，从而控制节奏。她决定离下一次预约还有多长时间。父母治疗师允许这样做，并将其视为一种调节形式。A 女士要求得到支持和探索，但同时她又不希望得到支持和探索，因为这让她感到很脆弱，无法忍受。她想自己发现问题，控制局面，但同时又感到孤独和被治疗师忽视。通过允许她非常具体地调节会谈中的距离和亲近，并控制她难以忍受的脆弱感觉，她逐渐感到安全，这使得她有可能将她对会谈的具体调节与感受联系起来，并将她的冲突性需求转化为言语，因此它们最终可以与玛特杰行为中的冲突联系起来。

合同

父母治疗应在全面评估后开始，从而对问题有初步的了解，并为家长和孩子共同制定这些问题与心智化问题的初步方案（见第三章）。其目的是探讨特定的心智化问题是否以及如何与儿童目前的问题相联系，以及为什么在儿童治疗和父母治疗中关注心智化问题可能会有帮助。如第四章所述，必须进行整体性制定，且儿童、父母、儿童治疗师和父母治疗师必须就治疗的目标达成一致。除了收集信息外，评估和反馈阶段的目标是让父母参与进来，与父母一起制定一个完整的方案，对父母进行有关情绪调节、耐受窗和心智化的心理教育，以及压力对情绪调节和心智化的影响，以支持积极的育儿方式。

通常，心智发育不全的父母不会从治疗师勾勒的角度或语言中认识自己或他们的孩子。重要的是，父母需要有同意和不同意他们孩子的问题和治疗目标的方式的范围（Bleiberg，2001）。关于目标的讨论可以是一个很好的方法，让我们学会从不同的角度来看待有关人员。在反馈和签约阶段，父母治疗师有责任确保他们都对孩子持有相同的观点，以便每个人都知道治疗的目标是什么，并能给予其支持。父母带去治疗的孩子和治疗师眼中的孩子必须是"同一个孩子"。在儿童治疗开始之前，确实有必要花大量的时间来创造这个"同一个孩子"。心智发育不全的父母有时没有孩子的内在形象。例如，与父母讨论孩子完成的一个依恋故事（见第三章）可能会有帮助——当然，前提是孩子同意这样做。如果在听到这样的依恋故事后，父母能够开始看到他们的孩子经常因为恐惧而做某些事情或发脾气，因为他们只期望受到惩罚而不期望得到帮助，那么就真的有所收获。有时，关于心智化的有用性的心理教育可以在这个反馈和契约阶段或在治疗的初始阶段占有一席之地，就像讨论非心智化的循环一样（见第四章）。

与父母一起工作的重点是刺激和发展与使儿童接受治疗的问题有关的情感调节和心智化能力，并制定一个完整的方案，从而实现个性化的治疗目标。这一点必须明确，如果可能，在与儿童、父母、儿童治疗师和父母治疗师的联合会谈（或会谈）上进行。重要的是，所有的人都同意这个方案和所使用的词语。下面是一个例子，说明治疗师在评估后如何开始与母亲的对话。治疗师根据他们所看到的情况提供反馈，并特别致力于与这位母亲建立工作联盟。在开始治疗之前，还需要与母亲和孩子进行几次会谈，以达成对问题的完整表述。

和保罗母亲进行的反馈会谈的示例

保罗被带去治疗是因为他有严重的行为问题，这使他在学校里陷于困境。他的母亲希望他能接受治疗。但她自己不想接受父母治疗。她想保持对儿子治疗的控制。她把所有的问题都归咎于保罗的父亲（她的前夫），还有老师，他们不理解保罗，一直在挑剔他。她觉得保罗会发展成一个"小罪犯"。同时，她也很难看到保罗的脆弱。她认为，在这个充满敌意的世界上，她是唯一一个保护他的人。

讨论了耐受窗和情绪温度计。治疗师和母亲在第一个疗程中逐步讨论，当保罗在学校里很脆弱并出现问题时，他们都进入了红色区域。有不同的方法可以将母亲和保罗的反应方式与耐受窗联系起来。我们给出了一些例子，以在反馈会谈中使用。她的反应方式是为了自己和孩子而行动和争吵，这导致了她与学校和前夫的争吵。当她处于红色区域时，她认为她是唯一能阻止他成为犯罪分子的人。在那些时刻，她很难看出哪种想法或感觉是她作为母亲的，哪种是她儿子的。治疗师们称赞母亲为保罗寻求帮助，并对她从保罗很小的时候就一直在帮助他表示理解。她非常善于单独行动，但有时可能会在她的耐受窗之外造成问题，此时她所处的区域就变得超级红。治疗师理解保罗接受治疗对母亲来说是多么困难，因为把对保罗的照顾托付给另一个人——在这种情况下是治疗师——是她从未做过的事情。可以理解的是，母亲怀疑治疗师是否值得信任，同时也怀疑当保罗对治疗师产生信任时，他是否还能爱他的母亲。因此，一方面母亲不喜欢他去看治疗师，但另一方面，她每周都会带他去。她给了他一个比她自己更好的生活，在学校里有朋友。她希望他能自由地学习。她希望他的耐受水平不要经常处于红色区域，并希望他能学会处理这个问题，这是她自己没有学会的。治疗师解释说，当人们不知道该怎么做时，有三种方式来处理高压力水平：抗争、逃跑或冻结。他们证实了她的前夫和这些老师对她的影响是多么严重。他们证实了她作为一个照顾者是多么强大：她像狮子一样为她的儿子奋力奔跑。这是她小时候的生存方式，也是她作为一名单身母亲生存的方式。治疗师们认为，在她作为母亲不知道该怎么做的时候，她值得找人倾诉，比如如何处理前夫或老师的问题。而对于治疗师来说，他们需要她作为母亲来理解保罗。她是，也一直是她儿子最重要的人，她最了解他的想法和感受。治疗师们希望能更好地理解她，这样她就不必总是高度唤醒，随时准备投入行动，因为她表示她已经厌倦了连续多年这样的生活。

双方都同意的整体方案

保罗的母亲没有一个安全家庭的好榜样，她对自己的童年没有记忆，15岁就离家出走，与父母决裂。保罗的父亲只是偶尔来看他的儿子。他也有类似的背景。他想参与治疗，但只是偶尔出现。因此，保罗和他的母亲独自面对他们的问题。对他们来说，寻求帮助并不容易，但他们还是这样做了，因为他们都想在家庭内外经历更多的和谐，减少与他人的争吵。他们想学习其他处理冲突的方法，并意识到他们的很多问题都与变得非常激动和不能冷静地思考问题有关。

当有认知信任能力时，儿童和父母会对治疗师更加开放，愿意学习和反思。当儿童和／或他们的父母有更大程度的认知不信任时，可能需要更多的时间来制定合同，找到共同的表述，并与父母治疗师建立关系。家长治疗的目的明确地集中在认知信任和不信任上：是什么使家长不能向他人学习，在哪些情况下他们可以向他人学习？建立信任的基础是感受到自己的主体性。只有当父母发现自己被父母治疗师真正看到时，信任才能发展。鉴于最近对成人认知信任的研究，福纳吉和艾利森（Fonagy & Allison，2014，p.377）认为，在治疗中学习心智化本身并不是一个明智的目标。他们认为，治疗中的心智化只是作为建立认知信任的一种方式而具有价值，而这种信任是能够接受和学习社会知识的必要条件。

在反馈和合同阶段结束时，所有参与方就治疗计划、个性化目标以及治疗师、家长和儿童一起进行的回顾会谈的频率达成一致意见（见第十章）。在这些会谈中，可以对目标进行讨论，并在必要时重新制定目标。这些会谈在学习相互心智化方面发挥了重要作用。刺激父母说出他们所认为的孩子的感受或想法是什么，反之亦然。有时，心理教育是有用的，或者可以玩一个游戏，旨在对对方进行心智化（见第四章）。在游戏中，父母可以体验到有可能以娱乐的方式澄清互动的问题。这对减少家庭中的僵化模式非常有价值。

父母治疗中的治疗立场

与儿童发展相似，养育也要经历特定的发展阶段，并有其自身的发展任务。当我们把养育和促进其发展作为父母治疗的重点时，必须牢记，治疗师必须从认同父母开始，而不是"邀请"他们选择认同孩子。另外，治疗师与父母并肩站在一起，试图深入父母的内心世界，目的是要了解孩子对父母的意义。范·德·帕斯（Van der Pas，1994）将其描述为"父母立场"。范·德·帕斯（Van der Pas，1994，1996）所描述的父母治疗师的父母立场是基于三个原则，这些原则将帮助治疗师有效地工作。治疗师必须不断地意识到：

- 养育意味着要意识到对孩子"负责"；
- 这种"负责"的感觉使父母变得脆弱；
- 父母是请求帮助的人，所以父母要承担最终的责任。

如果治疗师能把家长看作为他 / 她的孩子寻求帮助的人，就会更容易认同父母，使治疗师能够站在父母身边。根据我们的经验，在与心智发育不全的父母一起工作时，需要调整父母治疗中常用的技术。在幼儿的情绪和认知发展中，首先是父母产生表征，然后孩子才能逐渐将其内化。如果父母认为对孩子进行表征有困难，他们将很难处理内部与外部、幻想与现实、自我与他人、孩子与自我之间的差异。对这些父母的治疗立场与第四章所述的立场相同：不知道的治疗态度。治疗本身从根本上说也是一个以互动为重点的过程。心理治疗师重视和确认来自父母的输入，并且在揭示她自己对这种关系的感受和想法时是透明和脆弱的。无知立场意味着治疗师试图与家长的唤醒程度以及他／她的心理功能模式相联系。她确认父母的体验，并试图以好奇的非评判性方式与父母一起探索这些体验，而且总是从不预先知道父母的感觉或想法的立场出发。治疗师使用明示线索，表明她从父母的角度来看待他们的问题，承认他们是自己的施动者，并抱着父母有东西要教给治疗师的态度。通过对父母进行有效的心智化，治疗师为心智化树立了榜样，创造了一个开放和值得信赖的低唤醒环境（Fonagy et al.，2017b，p.9）。

诸如气质／情绪、智力或对精神病理学的脆弱性等倾向会影响父母和孩子行为上、情感上以及认知上的功能。父母和孩子的生物构成相互影响：补充、补偿或彼此加强，就像匹配或不匹配一样（Fonagy，Gergely et al.，2002）。接下来，我们讨论治疗的无知立场的一些要素：确认的重要性，在此时此地工作和修复不匹配。

为什么"确认"作为治疗立场的一个基本要素如此重要？心智发育不全的父母往往有一种"天然的认知警觉"，即对来自他人的可能具有潜在的破坏性、欺骗性或不准确的信息的自我保护性怀疑。他们没有这样的经验，即与他们交流的父母或主要照顾者是值得信赖的人，可以向他们学习。他们经常（面对孩子的破坏性行为）感到无能为力；他们有一种感觉，就是他们的生活被一连串的具体事件所支配，而他们对这些事件没有把握。为了与他们的内心世界接触，重要的是保持与主要的特定经验和情感经验非常接近。这样，父母的经验就有了现实价值。如果父母能慢慢感觉到他们被理解了，信息是可信的，他们能从别人那里学到东西，这就为探索他们和孩子的内心世界创造了空间。确认主要的情感经验是非常复杂的，因为治疗师必须经常愿意——自觉或不自觉地——顺应投射画面。这意味着治疗师必须进行所谓的"良性分裂"，其中一部分是共情和确认父母的看法，另一部分是认同儿童的看法。例如，父母治疗师可能不仅要接受儿童、另一方父母或儿童治疗师被恶意攻击的事实，而且必须怀着同理心接受这种看法。有时，如果一位离了婚的家长被允许长篇大论地谈论另一方作为父母是多么糟糕，父母治疗师才能深入其内心。在治疗的这个阶段，必须简单地离开并涵容这些投射，使伴随的感知具有现实价值。"我理解，他不好好看管你的孩子，让他们睡得太晚，这让你很生气；我理解，他是你孩子的父亲，这对你来说非常不方便！"通常以前没有人以这种方式确认过这些感受；这使父母的看法变得生动，并使它们变得真实。当父母的经验得到确认时，他们会发展出作为一个人的初步意识，对自己的孩子、对自己作为父母以及他们之间的关系有自己的看法。这种良性分裂并不意味着我们同意父母的看法，而是我们必须时刻牢记父母的具体情感体验、我们对孩子的认同以及亲子关系。这就是父母治疗中的无知立场：无知，但好奇地探索父母的有效经验，并监测我们自己的情绪温度。

保罗母亲的父母治疗的示例

B 女士还不能接受先进行父母治疗、推迟儿童治疗的建议。她不善于心智化，习惯于立即采取行动。如果一定要进行儿童治疗，那就马上进行，不要等待。治疗师们同意这样做，因为他们认为如果不这么做孩子就会完全迷失。在最初的 2 个月，母亲不断地取消预约。当我们调整了预约时间，让 B 女士在她儿子接受治疗的同时进行会谈，就顺利多了。过去，坐在候诊室里等待儿子的时候，她不知道该怎么办：她经常就睡着了。她的说法是，如果她不知道该做什么，她就会消失。当父母治疗师表示理解并调整自己的日程安排，以便在她儿子接受治疗的时候能见到 B 女士时，她觉得自己的需求得到了适当的倾听。她脆弱的自我意识显然需要通过行动和对他人的攻击来进行大量的调节，以保持其安全感和调节性。B 女士经常对孩子的父亲大发雷霆，说他是个失败者，是个长不大的孩子。同时，如果她方便，她也会让孩子经常去看他们的父亲。很明显，B 女士需要的是能够抱怨这位父亲，而父母治疗师的回应是，她理解有这样一个孩子气的丈夫，事情一定很棘手。看起来好像这位母亲把自己难以忍受的部分投射到他身上，而她之所以能"站起来"，是因为她可以通过一直争吵来适应和控制另一个人不好的一面。她对学校里的老师也使用同样的生存技巧，称她们为荡妇和泼妇。她还将她们与以前被她夸上天的老师进行对比。在最初阶段，她无法接受父母治疗师的许多建议。她也不想要任何建议；她是唯一知道如何应对保罗的人：把他搂得紧紧的，开很多玩笑和说俏皮话。父母治疗师试图把这与她对控制和能力的需求联系起来，但也顺便补充说，她作为一名单亲妈妈，总是依靠自己，提心吊胆，努力做好母亲的工作，总是要考虑如何应对这样一个麻烦的孩子。

　　治疗立场的另一个相关成分是此时此地的人际环境。治疗师应将这种背景作为他们关注的主要焦点，因为它提供了最好的可能性，即关注此时此地的情况会使一些事情发生变化，对父母来说是一种新的体验。

保罗母亲的父母治疗的示例

　　B 女士进来时，父母治疗师注意到她的面部表情有些不一样。她看起来容光焕发。她很少抱怨她的前夫，而且她更积极地看待她儿子的问题。当父母治疗师说，从上次之后似乎有什么变化，她对今天的一切都很高兴。事实证明的确是这样的。她说她恋爱了，她说了所有的事情，并说她确实感觉好多了。B 女士似乎觉得她被理解了，因为治疗师已经"读懂"了她的内心世界；现在她已经"被看到"了，她能够谈论所有她感到非常可怕和作为一个母亲无法应付的时候。当这段短暂的恋情结束后，她能够在父母治疗课程中分享她的哀伤。在这些互动之后，工作关系显示出极大的改善。

父母治疗的一个重要目标是加强心理状态和能动感。父母治疗师利用移情和反移情的感觉来探索此时此地的其他观点，而不是作为重建过去的手段。在父母和父母治疗师的当前感知中，过去是存在于此时此地的。这些移情不是用来解释的，而是用来澄清在父母治疗师和父母之间、父母和孩子之间的关系中的关键问题和正在发生的事情。

在此，我们想提及有关治疗立场的最后一个方面是修复误解和错位（misattunement）。对于父母来说，治疗师可能经常难以理解，因为他们经常被误解。他们可能很容易误解治疗师的信号，如"我不重要"。另外，父母治疗师所使用的语言和文字也会被家长从非常字面上的意义来理解。这些误解可能会刺激偏执类幻想，并导致愤怒的反应和越来越多的焦虑，例如对有人格问题的父母来说。但是，对父母的真实状态表现出过多的共情也会造成问题。例如，治疗师可能会过快地对家长的行为做出共情的反应，而这种行为实际上阻挠了他／她自己。如果治疗师以太多的共情来回应这种贬低，她可能会无意中被认为是侵入性的，是在贬低弱势儿童的父母。焦虑就会增加。我们用"误解"一词来形容语言交流层面上的不匹配，而"错位"一词则更为广泛，也包括非言语的方面。通常情况下，当父母治疗师不是针对父母而是针对她自己进行心智化时，效果会更好："你知道，如果我的孩子对我这样说，我想我会感到非常悲伤和无力。我可以理解你为什么有贬低自己的冲动。我可以想象，在这样的情况下，我如何能让自己变得渺小。"如果父母治疗师和父母之间发生误解或错位，父母可能（因为这种脆弱的感觉）愤怒地退出这种关系。通过外化和对根本"什么也不明白"的父母治疗师的愤怒，父母投射出难以忍受和脆弱的感觉，从而恢复控制。

伊沃母亲的父母治疗的示例

在父母治疗过程中，治疗师有一次发现 D 女士仍然开车送她 12 岁的儿子去学校。因为伊沃在与其他孩子的关系上有很多问题，父母治疗师意识到这将使他与他的同学有很大的距离，因为他的同学是自己去上学的。当被问及这个问题时，D 女士说她儿子真的不喜欢自己去。父母治疗师注意到 D 女士在这次谈话后变得很焦虑，这实际上是关于分离的。她表示同情。从那时起，D 女士就回避这个话题，他们的关系变得很尴尬。在 D 女士谈到她自己的母亲时—— 一个她每天都会看到或与之交谈的人——她对独立的恐惧对治疗师来说变得非常清楚。现在她更明白为什么 D 女士退出了她们的关系，现在她可以清楚地说，当一个人刚开始谈论那些她根本无法谈论的事情时，这对她来说一定很可怕，它们会让她感到非常焦虑和失落。只有当治疗师明确说她没有正确地理解时，她们才能真正谈论孩子，并区分他和她的恐惧。一旦她能够控制不可名状的恐惧，就有余地明确关注让自己的孩子独自去上学是多么可怕的事情。

　　一个人经历的压力越大，心智化就越困难。因此，治疗师在处理心智化不发达的儿童和成人时，其态度要比经典精神分析的态度更开放、更透明、更以合作为目的、更灵活和积极。重要的是，父母治疗师可以在她的团队中探索她自己的反移情和心智化的崩溃，而不必立即向父母呈现。她必须首先考虑作为父母治疗师的她所引起的感受是否与父母或儿童有关，以及将其言语化是否有助于提供一个不同的视角。心智化不发达的父母可以唤起父母治疗师的强烈感受，暗示着缺乏安全感，对此父母治疗师可能会通过过度激活自己的依恋系统来做出反应。例如，她可能会在这段关系中变得更加活跃，或者退出这段关系，这取决于她的依恋风格。这里的反移情会导致治疗师心智化能力的崩溃（见第四章）。

　　如果出现了错位，治疗师总是要承担起责任。例如，她可能会说："我想我的反应不是很敏感。我不知道为什么，但这就是今天的情况；让我们回到过去，看看我们是否可以理解它。"（停止和倒回）这可以使父母和父母治疗师有可能复习整个事件和感觉的顺序，以便父母意识到在父母和父母治疗师身上引起了什么感觉或想法。治疗师的这种缺乏控制或不匹配的情况会导致投射性认同，因为父母的内心世界和感受已经变得难以忍受和过于现实。这些无法忍受的感受被父母疏散，并经常投射到孩子或父母治疗师身上，然后治疗师会通过感觉自己是一个悲惨的、无力的治疗师来认同投射的感觉。治疗师的反移情感受不能被付诸行动，但可以被用来，例如，把不理解和不被理解的顺序用语言表达出来。如果治疗师将这些内部活动的序列用语言表达出来——例如，用来对愤怒和沮丧的父母（他们与不理解自己的治疗师发生争论）做出回应——这可以启动一个从行为层面到表征层面的转变。通过一个问题，如"我在哪里停止了对你的理解？"（停止和倒回），就会产生一个暂停，以便共同思考。有时，改变的工具是对治疗师自己的情绪进行心智化："我有点困惑，说这么难听的话不是我的习惯，我不知道那是什么情况，我必须考虑一下。我对此很抱歉。也许我们可以回顾一下，看看在什么时候我没听你说话。"

父母治疗：一位、两位或更多的家长

父母治疗有时与父母一方进行，通常是与父母双方以及混合型家庭的父母进行，有时还会面对好几位家长以及继父母。与两位及以上的家长一起工作是很复杂的；可能会有利益和情感冲突，在离婚的情况下，可能还有没有被修通的经历和权力斗争。新混合家庭的特殊过程可能会起作用：例如，攻击性可能集中在继父母身上，以便孩子能与自己的父母保持良好关系。在这种情况下，治疗框架和治疗态度是非常重要的。父母治疗师必须能够处理所谓的"多重认同"：识别、处理和涵容父母和孩子双方观点的能力（Böszörmenyi-Nagy，1987）。通常情况下，父母中的一方无法忍受的感觉被投射到另一方身上，或者父母中的一方更多地认同孩子，或者认同某种感觉的一个方面，而另一方则认同另一个方面。一个常见的例子是，父母中的一方有无力感，而另一方则有强烈的控制感，或者一方有爱和过度保护的感觉，而另一方则有恨和苛刻的感觉。父母双方都代表某一种心理状态的一个方面，但由于他们还不能容忍很多矛盾的情绪，因此，矛盾的感觉往往被投射到对方身上，然后被攻击或控制。在这里，能够展示和涵容不同的观点，并允许这几种观点并存也是很重要的。对父母双方进行替代观点的实验，可以逐渐使父母双方更容易接受不可容忍的感受，这提高了父母双方内心世界的整合。渐渐地，父母可以感觉到他们都在关注，但他们各自强调的是同一枚硬币的不同面。这有助于父母对彼此和孩子的心理功能水平变得更加敏感，并学会读懂孩子的信号。在父母治疗中，具体的情绪体验和这种体验的标准之间的差距必须在每次会谈中重新弥合。与两位或更多的家长一起工作的复杂之处在于，移情可能是分散的，具体经验的各个方面都存在于每位家长身上。重要的是要确保每一位家长的具体经验得到确认，然后再着手处理父母身上的这种经验的表征。

有时，在另一方在场的情况下，先集中于父母中的一方，并与之一起工作，效果会更好。这创造了一个机会，可以在去找这对父母之前，分别确认和标识每位家长的经验和感受。因为父母治疗师要求父母中的一方明确允许在另一方面前"等待"，所以父母治疗师创造了一个中间空间，让另一方可以倾听并采取疏远/观察的立场。它创造了一个机会，将父母双方的感受和他们孩子的分开，并分别确认和标识父母双方的感受和他们的不同观点。当父母因与孩子发生的一些事情而出现失调时，父母治疗师可以利用耐受窗来讨论每个家庭成员的有效调节，分别探讨每个家庭成员的耐受窗，然后再进入关系方面。这为疗程提供了结构，创造了距离和空间，以便进行有效的调节和心智化。父母一方的调节可以促进另一方的有效调节（匹配），或使另一方的有效调节失调（不匹配）。通过在另一方在场的情况下，分别工作并确认和标识每位家长，可以出现一个"演戏"的空间，并可以修复不匹配的情况。

当父母之间有激烈的冲突时，房间里有很多情绪，这些情绪会攻击思维。父母之间的冲突会引发深层的焦虑和愤怒，围绕着（未解决的）丧失和接触孩子的问题，这就激活了非心智化的强制模式。当父母感到恐惧或沮丧时，心智化能力就会受到损害。在父母之间的冲突中，试图参与讨论所讲内容的意义是没有价值的。由于房间里的压力和父母之间的冲突，父母治疗师的心智化能力也可能会受到影响。使用福纳吉所说的"心智化之手"（Asen & Fonagy，2012）来停止这些互动是很重要的。通过阻止这些冲突性的互动，父母治疗师可以引入这样的想法：行为对他人有影响，他人对行为的体验与我们自己的看法不同。因此，可以尝试引入一种边感受边思考的模式；邀请父母思考刚刚发生的事情。这只有在父母不处于先入为主的模式下才有可能。在这种情况下，慢慢探索所发生的事情，强调谁感觉到了什么，并确定如何从多个角度理解每个方面，效果会更好。当父母确实在心智化时，可以问："你认为 X 的耐受窗中这种红色的感觉对 X 来说是什么样的，你能解释他为什么那么做吗？如果其他人处于这个红色区域，你会告诉他该做什么呢？"有时，重新进行关于耐受窗的心理教育有助于调节。重要的是，要努力创造一个父母愿意为之努力的共同目标，即使是很小的目标。当父母的冲突是长期和持续的，并且对孩子的安全有影响时，必须告诉父母，与儿童保护机构联系是必要的，这样大家才会感到安全。

对于与寄养父母合作的复杂动态，有必要特别说明一下。养父母的孩子由于其早期的经历，容易出现过度紧张、寻求关注，有时要求很高，控制欲很强。寄养父母的反应功能水平各不相同，他们经常为这些孩子的高度拒绝行为和他们无法表现出情感反应而苦恼。由于寄养儿童在寄养家庭中经常表现出严重的情绪失调，父母治疗师可能会在行为管理方法、计时隔离、奖励制度或与孩子共情之间陷入困境，这会让寄养父母有种被抛弃的感觉。库珀和雷德芬（Cooper & Redfern，2015）介绍了与心智化方法相适应的两手方法。这包括一方面管理行为，另一方面寻求了解儿童的内部状态。当父母感到被理解和联结时，更容易影响他们——这一点在管教孩子时最为重要。

一个父母治疗的示例

E 先生和 F 女士共同生活了一小段时间。两人都带着上段婚姻的孩子，对他们的教育方式有很多争议。E 先生的大女儿 E 正在接受心理治疗，而父母双方都进行了家长访谈。E 先生首先赞扬了 F 女士对待他儿子的方式，但在同一句话中，他又说她为他的大女儿设定限制的方式是完全不合适的。F 女士对这一双重信息明显感到困惑；她感到受到了攻击，她用激烈的语气说，E 先生从未为他的孩子设定任何界限，他认为她不是一个好母亲，但她把自己的孩子抚养得很好。她还说，他的女儿正在接受治疗，这不是没有原因的。这导致了他俩发生激烈的争吵。E 先生说，父母治疗到目前为止也没有帮助。父母治疗师对 E 先生的双重信息和他们之间激烈的争吵感到困惑。过了一会儿，她才重新开始思考，然后她与这两位家长再次回顾了这一过程：自从他们进入房间以来，到底发生了什么？他们一起记下了各种观点。

在一个以上家庭中成长，可能意味着孩子们必须面对在心智化能力上有差异的父母系统。在这种情况下，父母往往很难找到一个共同的观点，这也是父母治疗师的一项重要任务。在上述例子中，治疗师也可以对自己在双重信息方面的困惑进行心智化；大声思考并试图理解这对父亲来说是什么，对母亲来说是什么感觉。通过这样的心智化方式，她可以示范如何处理不同的感受。

与其他治疗师的合作

其他机构、成人治疗师、儿童护理人员、学校和儿童保护服务机构也应参与其中，不是以敷衍了事、象征性的方式在上级层面上参与，而是当从不同的角度来看时，在试图创建一个共同的代表儿童内部经验的层面上参与。

（Zevalkink et al.，2012，p. 142）

这不是像"一个家庭一个计划"那样的管理目标，工作的目的是从发展和创伤知情或创伤敏感的角度出发，帮助"系统心智化"。根据我们的经验，那些考虑儿童利益最大化的人有时在设想他们的心理世界方面能力有限。在某些情况下，其他照料者可能会分割儿童的内在世界，并将其作为治疗师的唯一责任；在其他情况下，治疗师的观点可能会受到其他照料者的不尊重和不欢迎。治疗师的心灵承诺不仅应考虑儿童、父母和家庭，而且应考虑参与儿童工作的整个社会护理系统，并试图在这个复杂的，有时明显功能失调的系统的各个层面上确定心智化的失败。

当父母治疗是为了促进心智化时，至少在治疗的早期阶段，父母治疗师和儿童治疗师要有相同的治疗模式和对儿童的看法，这是至关重要的。没有这种共同的观点，治疗就无法开始。治疗中的每个参与者都必须尊重他人，并愿意在一个心智化的框架内工作。在这种情况下，父母治疗师和儿童治疗师有可能在治疗过程中对儿童和父母产生不同的看法，可以对这些看法进行大量讨论。是否有可能通过认同儿童（儿童治疗师）或父母（父母治疗师）来进行这种良性分裂，并同时牢记父母－儿童动态？能否在治疗的框架内创造出心智化空间来讨论这些过程？如果过多的精力开始用于纠正父母治疗师和儿童治疗师之间的关系，他们都将无法正确地进行心智化。这将对治疗产生影响。

据我们的经验，在父母治疗和儿童治疗中经常发生平行过程。这种平行过程总是在儿童治疗中被发现，但在这里，它们的顺序与心智化没有发育不良的儿童的心理治疗有所不同。在与心智发育不全的儿童和父母一起工作时，父母治疗师和儿童治疗师往往会出于他们的反移情，以相同的模式做出反应：感觉和意见分歧更加激烈，它们不再被看作不同的观点，而是儿童或父母的"真理"。正是在父母治疗师和儿童治疗师之间的关系中，可以出现一种基本的中间心智化空间，在其中可以识别这些原始的平行过程。然后才有可能感受到具体现实和主观现实、心理状态之间的差异。通常这需要心智化的团队工作、监督和同行评审（见第四章）。心智化促进了心智化。

儿童治疗和家长治疗促进心智化的核心技术可能与其他治疗模式不相容，如认知行为治疗、系统治疗、社会技能训练、语言治疗、物理治疗或补救性教学。我们认为，有关专业人员之间能够形成一个心智化框架，并投入时间来建立这样的框架，这对儿童和家庭是非常有帮助的。由于这些儿童往往有特殊的需求和发展缺陷，因此大多数情况下，两个或更多治疗师可以从不同的框架和学科出发，一起为儿童服务。他们合作的核心是在一个心智化的框架内，共同思考儿童和父母的问题，并以所有相关人员都能理解的方式，整合其他治疗目标。在治疗开始前有一个共同的观点，并接受、同意和投资于这个共同的心智化观点是至关重要的。布莱伯格（Bleiberg，2001）说，综合治疗或多学科治疗中最重要，也是最困难的方面不是治疗方法的整合，而是治疗师的整合。教师可以从儿童只能在某些领域（如与其他儿童接触）做出具体行为的知识中获益。这方面的知识有助于避免与儿童发生冲突。从老师那里听到儿童在课堂上和社会接触中的表现，对治疗师可能非常有帮助。物理治疗、语言治疗或感觉运动治疗可提高儿童利用治疗的能力；反之，儿童治疗可提高儿童从其他治疗中受益的能力。对家庭来说，它使合作变得可预测、透明，加深了工作联盟，因此感觉更安全。他们不需要做整合，但已有"一个思想"。

在父母小组中工作

配合其他治疗方法，在父母小组中工作可能非常有帮助。在小组中，有可能采用心理教育的方式，介绍从没有孩子到为人父母，同时从仅仅是伴侣到夫妻和父母的转变。其他相关的主题有：什么是心智化？为什么它如此重要？什么是耐受窗、非心智化循环和安全循环？还需要讨论的是，作为父母，你可以如何感受，如何调节和读懂你和孩子内心世界的信号，以及明确和安全的界限是多么重要。最重要的是，这是向小组成员，即其他家长学习的一种方式，探索对你的孩子和你的养育态度的不同看法，这可以刺激心智化。经常听到有人说，参加成人心智化治疗小组的父母不会轻易表达自己与孩子之间的问题，因为其他小组成员往往能识别他们孩子的立场。他们有时因自己的问题感到非常孤独，选择与其他家长分享类似的问题是一个很好的机会。事实证明，对另一位家长和他／她的孩子之间的问题进行心智化比对自己的孩子要容易得多，在这种情况下，比起与非家长组成的小组，产生的紧张感更少。

我们曾为患有边缘型人格障碍的父母提供团体治疗，同时也为其提供单独的父母治疗。目的是提高心智化能力，促进父母的自信心，使他们有能力帮助和调节他们的孩子，并通过关注孩子的思想和内心世界，建立开放的亲子关系。患有边缘型人格障碍的父母往往心智化发育不全，他们经常用物理属性和具体行动来描述孩子的行为、想法和感受。例如，"他累了，所以必须上床睡觉""当她有这样的行为时，我感到胃部一紧""我都想吐了，他知道这种行为刺激了我，为什么他还不停止？"。对这些父母来说，将孩子的内心世界与意图或感觉联系起来是非常困难的。

在父母小组中，父母慢慢学会反思孩子的内心世界，了解他们的身体和情感需求与意图，这些需求可以被看到、被倾听并被满足。因此，父母可以慢慢地感觉到在他们与孩子的日常相处中，有更多的可预测性、更多的控制力和更多的自尊心。通过谈论他们的日常冲突、压力和挫折，通过赋予行为以意义（心智化），父母可以打破关系创伤和不安全的过渡性循环。小组和小组动态形成了一个安全的环境，在那里父母可以放心地尝试他们的父母角色（Grienenberger，2006）。治疗师提供了一个抱持的环境，让父母可以开始感到安全、被确认和理解。他们的态度是"无知"，对孩子和父母的情感需求采取好奇的质疑态度。小组的力量是在其他家长在场的情况下，在小组的此时此地通过经验学习。对于父母小组中的父母来说，他们觉得治疗师把他们放在心上，对于他们的孩子来说，他们把孩子放在心上，这是一种重要的经验。

帮助父母促进心智化的技术

我们在第七章至第九章中讨论的有关注意调节、情感调节和心智化的干预技术，一般也适用于对父母的工作。我们没有像儿童治疗那样系统地收集材料，但我们可以给出一张草图和一些工作的例子。我们首先讨论更普遍的主题，即灵活性和游戏性的重要性。之后，我们会简要介绍注意和情绪调节技术以及心智化技术。

灵活性

在与所有父母合作时，尤其是与心智化发育不全的父母合作时，合理的灵活性是必要的（Slade，2008）。我们不可能总是严格遵守一种具有固定结构的方法。有时，可能需要更频繁地与父母见面，或在两次见面之间通过电话、邮件或其他方式联系，或设定界限，只有当父母在一起时才见他们，或建议他们分开时可能效果更好，安排亲子会谈或根本不与孩子见面。除了父母治疗的这些一般方面，旨在促进心智化的父母治疗需要一个特定的重点。以心智化为基础的父母治疗旨在促进用心的养育：激发父母的心智化能力，并以这种方式或由此激发孩子的心智化能力。在许多育儿课程中，治疗师向父母传授能力和沟通技巧，这对一些父母来说可能非常成功，但这对心智化困难的父母来说通常不起作用。他们往往过于遵循养育孩子的建议，因为尽管他们对建议的需求很大，却没有应用和概括这些能力和沟通技巧的内隐框架。对于以心智化为基础的父母治疗来说，能够合理运用养育孩子的建议，往往是治疗的终点而不是起点。

演戏

家庭成员需要有信任和依恋的基础，然后才能学习沟通技巧和解决问题的技能。如果父母自己在儿童时期没有经历过这种关系，并且只有很少或扭曲的内部角色模型，以及／或者他们的孩子有情绪或行为上的困难，这就会特别棘手。这种困难可能会唤起压倒性的情绪，如愤怒或无助，从而干扰父母的心智化能力。如果父母对如何处理孩子的难题持不同意见，也会给夫妻关系带来压力。对孩子的负面感受是一种禁忌，甚至是作为父母的自己都难以承认的。对这些被禁止的感觉感到内疚会导致否认，影响心智化和问题的解决。斯莱德（Slade，2008）认为，从心智化的角度来看，与父母工作的第一个目标是创造游戏空间，一个让父母感到足够安全并学会演戏的环境。演戏的本质是在保持与现实接触的同时打破心理等同的游戏（Fonagy，Gergely et al.，2002）。父母的游戏性至关重要，它能给孩子研究幻想和现实的机会，学习第一种假设性思维，以及想象除感知的现实之外的其他可能性。当父母与孩子的关系陷入僵化模式时，他们需要与治疗师保持安全的关系，并邀请他们进行"游戏"，把玩其他模式、其他行为、其他观点。玩乐不仅对儿童有用，而且成人，尤其是父母，非常需要一种游戏的态度，以便能够在生动的创造性机会中改变僵化的观点，而不像他们在童年时那样感到被贬低或受到威胁。

父母的注意和情绪调节技术

第七章和第八章主要介绍儿童的注意力和情绪调节技术。其中一些技巧对父母和整个家庭都是有用的，可以用来促进心智化。对于谈论父母一方、父母双方、在冲突期间亲子关系中的情绪和想法，以及整个家庭的注意和情绪调节来说，这是一种更加行为化、身体化和具体化的方式。父母治疗师鼓励发展注意技能，如学习控制刺激和挫折、集中注意力和管理注意力，他们的干预措施也可用于父母。这些干预措施关注涉及经常强烈的情绪唤醒的唤醒－冲动行为的调节。我们假设父母治疗师在建议阶段或在最初的治疗中，已经为父母和孩子一起介绍了耐受窗（见第三章和第四章）。每个家庭成员都有他/她自己的耐受窗，在这个窗口中，某种情况的情感唤醒仍然使他们保持在可接受的压力水平界限内（Siegel，2012）。有时，这些都是匹配的，有时（主要是在冲突期间）会不匹配。父母一方在他们自己的耐受窗内的情绪调节可能会触发另一方超出他们的耐受窗。

在治疗过程中，当父母谈论特定的行为或与孩子的冲突时，父母治疗师可以不时地参考这个窗口。通过探索孩子的耐受窗，然后要求父母允许探索他/她作为父母处于哪个区域，以及其他父母和家庭中的其他孩子处于哪个区域。当接触增多时，父母治疗师可以进一步讨论什么最有助于在帮助孩子之前回到父母自己的舒适区。诸如以下问题：当你的孩子处于红色区域时，作为父母，你处于哪种颜色的区域，另一方处于哪种颜色的区域？还有，当你的妻子处于红色区域时，你处于哪种颜色的区域？你对孩子所处的区域和父母另一方的区域有什么反应？这可以在父母治疗中使用，也可以在与整个家庭的回顾会谈中使用。这是一种家庭循环探索的形式，利用耐受窗，对注意力和行为进行调节。意识到这一重要领域给了家长一个重要的工具来学习处理注意和情感调节。这就在家庭中创造了一个心智化空间的开端。

这些加强心智化基础的方面是在治疗师和家长之间相当特殊的沟通方式中进行的。这组干预措施呼吁父母治疗师有能力调整她对父母的心智化功能水平的反应，并创造一种接受的气氛，在这种气氛中，父母将感到有空间为自己、对方和他们的孩子探索他/她紧张和经常冲动的内心世界的某些方面。

除了强度方面，在调节过程中还有一个更具体的模式。调节过程以多种方式影响父母，很明显，如果父母的特殊调节模式被理解，就能最好地变得平静。父母治疗师可以根据父母的调节模式调整自己的反应，并试图找到一种能够最好地帮助这位家长集中注意力和利用其能量的模式。例如，父母治疗师会调整她的音调、面部表情的使用等，即所谓的明示线索（Bateman & Fonagy，2019）。下面是来自与有严重行为问题和学习障碍的6岁男孩的父母会谈的一个例子。为了治疗这个男孩，有几个成人参与其中，这给父母带来了很大的压力。这些人是儿科医生、语言治疗师、老师、学校的内部主管、物理治疗师、儿童治疗师和父母治疗师。

彼得父母的父母治疗的示例

父亲对父母治疗师非常生气。他们心中有很多想法，每个人说的都不一样，而他们的孩子仍然很难应对，仍然没有对他的学习障碍进行调查。父母治疗师应该把这些不同的事情统一起来，为什么她不这样做，而是让父母自己解决一切问题呢？家长在早些时候的会谈中了解了耐受窗。父母治疗师表示，在这个过程中，他们在某个地方失去了彼此，她想一起寻找她没有很好理解他们的地方。她表示，她做了一件让父亲非常生气的事情，因此把他推到了红色区域，她对此感到抱歉。她要求父亲回顾一下她在哪些方面没有把握好。父亲告诉她，父母治疗师曾承诺将一切都调整好，但他们的儿子在学习调查的等待名单上仍然没有优先权。很明显，父母明白，父母治疗师有权力在名单上安排一个第一的位置。治疗师确认道，现在她更理解父亲的"红色"感受。因为他们的儿子仍然没有在等候名单上排名第一，父母认为她的工作做得不够好。她表示，她意识到这是她的错，因为她没有很好地向父母解释。不幸的是，她没有这个权力，她只能与其他专业人士讨论，但她不能安排。当她道歉时，父母变得平静了，他们现在可以看看如何最好地推进。

对父母来说，就像对儿童一样，"情绪调节可以被看作心灵自我组织的中心"（Siegel，2012，p.273）。心智化发育不全的父母在检测自己的情绪、对其进行分类和表达方面往往会遇到明显的困难。对父母来说，他们自己和孩子的负面或强烈的情绪往往特别难以处理。

有时，当父母在口头表达他／她的情绪或孩子的情绪方面有很多问题时，一些心理教育可能是有用的（在可能和可得的情况下在父母小组中）。谈论父母情绪的强度并讨论如何调高或降低（与儿童相同）他／她的个人音量"按钮"是可取的。这是一种重要的物理方法，身体上的需求得到关注和认可，当与父母治疗师的接触增加时，就会转变为更加心智化的方法。同时，它使父母注意到调节失调和压力对身体和心灵的影响。

获得情感调节能力的一个重要组成部分是确认父母的情绪体验，正如前文指出的，这是通过主人翁意识（ownership）建立自我能动感的一个基本部分。我们发现，就像在儿童治疗中一样，被称为"以分析师为中心的互动"（Steiner，1994）的方法可以很好地与父母沟通。谈论父母体验到的治疗师的感觉可能更容易处理。因此，父母治疗师对她自己的情绪（这些情绪在与父母的关系中被唤起）是透明的，这是非常重要的。当治疗师可以谈及对父母讲述的某个细节感到焦虑时，下一步就是口头表达治疗师所认为的父母对她的感受："在我看来，你似乎不喜欢我被你的故事吓到，我说得对吗？"有时很明显，父母有理解情感的能力，但在孩子的情绪压力下失去了这种能力。父母治疗师试图以这种方式涵容父母的归因，一旦他／她自己的情绪反应也能被命名，就会导致整合和被理解的体验。父母治疗师必须尝试对最重要的情感有一个很好的了解。梳理一种情感的前因后果是一个重要的技巧（Bateman & Fonagy，2004；2016）。

给父母的心智化技术

对父母治疗师来说，最有用的指导是适应父母的心理功能水平。有时这将更多地在行为层面上进行，以便使父母的经验成为焦点，从而加强父母的作用。在其他时候，在另一个层面上，可以使用语言表述。自然，当一个新的主题出现时，发展水平会发生变化。有些家庭的心智化是活跃的，直到涉及高度情绪化的问题，如嫉妒或攻击。然后，父母可能会突然完全无法进行心智化，并且几乎没有表现出任何的情感表征（affect representation）。在这种情况下，父母治疗师需要调整她的策略和态度。治疗的目的之一是，除了给父母提供养育孩子的工具外，还要给父母提供"情绪调节"的心理工具箱，如此父母开始发展关于他们的孩子如何体验生活的想法，并开始有关于这方面的表征和假设。如果父母感到自己的无力感、绝望感和需求得到了理解和满足，就会形成认知信任，并逐渐探索他们与孩子关系的各个层面。患有精神分裂症的父母在大多数情况下，对孩子的需求或愿望很少交流或交流不畅。解决问题靠的是权力斗争，用简单的"是"或"否"，或"我都告诉过你了"，而没有探索孩子的经验。重要的是，父母治疗师不允许自己受到诱惑而做出解释（"当你小的时候，你自己经常有这种感觉，所以现在……"）或对孩子做出解释（"孩子生气或焦虑是因为……"）。相反，需要鼓励父母思考行为模式，思考他们自己的反应，并学会与孩子沟通。一旦他们在父母治疗过程中获得这种经验，他们就可以与孩子分享，这就打开了表征情感的大门。这里的一个重要方面是解开并分离出哪一种情感状态属于父母，哪一种属于孩子，因为父母和孩子往往没有很好的界限，父母的内心世界和孩子的内心世界相互交融。以下与一位离异母亲（C女士）谈话的摘录就说明了这一点。

治疗一位离异母亲的示例

苏菲的母亲在哭泣："苏菲的父亲给了她一件看起来很土的外套。

她想穿上它去上学。"她认为，她的女儿看起来很糟糕，她感到非常尴尬。她告诉她（苏菲），她不允许这样做，但之后她感觉很糟糕。苏菲认为那是一件华丽的大衣，而她却生气了。治疗师想知道她是否认为她女儿看起来很俗气。苏菲的母亲表示同意，并说她认出了一些东西。那就是在她姐姐身上看起来很好、很聪明的东西，在她自己身上看起来却很普通、很破旧。苏菲看起来也是如此：不修边幅，蓬头垢面，寒酸而廉价。苏菲的母亲认为别人会问："这孩子的母亲得是什么样的啊？"治疗师与她共情，并分析，也许母亲害怕每个人，包括治疗师，会认为她是一个坏母亲，让她的孩子穿着这样的衣服到处走。母亲表示同意，并说她认为自己是个坏母亲。治疗师说："你真的想保护她，这就是为什么你不允许这样做，但是苏菲会生气，然后你也觉得自己是个坏妈妈。当她与你发生争执时，就好像你真的很坏！"治疗师试图理解母亲是如何被困住的："如果你让她穿那件外套，你认为我和其他人都会认为你是个坏母亲，但如果你不允许，苏菲就会生气，然后她的愤怒告诉你，你是个坏母亲。"

　　现在，这可以逐渐被筛选出来：具体的现实和被感知的现实之间的区别是什么？孩子的观点和母亲的观点之间的区别是什么？在这个小故事中，没有解释这位母亲与女儿的关系和与妹妹的关系之间的联系。对于一名非心智化的家长来说，这可能是一个具体的确认，即与过去相比没有任何变化。

　　一旦达到一定程度的关注和调节，并且父母或多或少能够保持并认识到耐受窗，父母就会受到挑战，从其自己的观点（通常是僵化的）中看到不同的观点。沟通不同的观点也意味着分享感受和对对方如何接受的期望。这种对等性，即人际关系的调节和对其进行反思的能力，是我们的目标。关于治疗关系的沟通有可能纠正误解（Zevalkink et al., 2012）。困惑和误解可以被看作修复和促进心智化的理想回归机会。因为移情通常是一种未分化的经验，但具有很大的强度，各种关系模式可以清楚地成为焦点，可以在耐受窗内进行探索。如果治疗师真的处于"无知"立场，父母就可以识别、反思，在最理想的情况下会放弃旧的模式，开始练习新的模式。

结语

父母治疗的总体目标是帮助父母建立认知信任和反思的立场。治疗结构的灵活性是至关重要的，尤其是在与面临巨大压力的脆弱父母合作时。帮助父母改善在（关系）压力下的心智化立场，有助于发展儿童的心智化能力。父母治疗师试图与父母站在一起，因为他相信他们对治疗的成功至关重要。如果父母是要求帮助的人，就需要时间来讨论关于他们孩子的不同观点，并获得对治疗模式的信任。治疗需要从父母的情感调节和心理能力开始。对孩子"负责"的意识，对于心智化发育不全的父母来说（这可能感觉像一种指责——治疗师认为他们不负责任），与能够对孩子进行均衡的心理表征的父母（无论他们多么神经质和内疚）相比，可能具有不同的意义。对心智化发育不全的父母进行治疗的目的是帮助他们调节自己的情绪，学会"演戏"，并对自己作为父母、对自己的父母身份和对孩子产生不那么僵硬的表征。一旦父母开始感觉到他们有心理空间来思考和与养育及他们的孩子"进行游戏"，他们就可以开始思考把自己和孩子作为想要、思考或感觉到什么但不必将其转化为直接的行动的人。这使他们对孩子和作为父母的自己有更多的情感了解，也使他们对孩子因感到无力和沮丧而采取破坏性行动的时刻有更多的了解。能够调节情绪，修复误解和错误的适应，并对这种倾向进行心智化，有助于看到其他观点。它提供了一个更有保障和安全的基础，父母和孩子之间的可预测性和团结，更好的沟通，更理想的发展和所有参与其中的人更健康的自我意识的发展。

作者小传

玛丽亚·J. 雷克斯温克尔（Marja J. Rexwinkel）是一名临床心理学家，成人和儿童精神分析心理治疗师，以及婴儿心理健康专家。她是心理治疗和婴儿心理健康项目的督导师和培训者，并在阿姆斯特丹的"父母子女热线（OuderKindLijn）"私人诊所工作。她对早期发展、养育和亲子关系非常感兴趣。

第六章

观察方法

乔里安·齐瓦尔金克

学习目标：治疗中的观察技巧

本章中描述的经验基于我们在项目中的观察程序，以及项目结束后的治疗和督导经验。本章还介绍了项目中如何合作，以及治疗计划是如何制订的。此外，本章同样介绍了我们如何根据项目计划在治疗过程中对干预措施进行观察，包括数据收集和在同行评审会议上对干预措施进行讨论。我们希望本章可以促进各位治疗师开展这一治疗项目，从而推动临床工作的进展。与前几章一致，我们关注与依恋安全、压力调节以及自我管理相关的观察技巧。个体如何使用注意调节技能与安全感有关，这不仅是对当前压力的反应，也与依恋模式有关。例如，作为防御机制的一部分，回避型依恋风格的人会比安全型依恋风格的人更少地观察周围环境的人际线索，并会更加多疑地解读沟通信号（第二章）。因此，治疗师需要有良好的观察技巧，以便在缺乏认知信任且容易发生沟通错误的情况下进行治疗。本章简要介绍了治疗师如何在治疗情境下，在与孩子和父母互动的过程中，通过观察自身的反应和干预技术来提高观察技巧，这也称为反移情。首先，本章总结了观察儿童的依恋安全感的技巧，其次，本章介绍了观察压力调节模式的技巧，这些模式会在耐受窗和生命力情感中呈现出来。最后，本章讨论了如何在特定情况下观察心智化的水平以及在高压情境下的整体功能。

除了对依恋安全感的结构化评估，也可以在治疗情境中对依恋模式进行观察（第二章）。对于不安全回避型儿童和忽视型父母来说，很明显，信任来之不易，工具性帮助对他们来说是可以接受的，但是情感上的帮助则会遭到不信任或怀疑。而对于不安全矛盾型儿童和忽视型父母，治疗师很可能很快会有一种被高度欣赏的感觉，变得与对方过于亲密，感觉在处理很多不安全感的问题，因此感到需要建立明确的情感界限。对于有混乱型依恋模式的人来说，他们对发生的事情感到困惑和迷惑往往是规律的，而非例外，他们的界限问题更为极端，同时他们也对治疗师或治疗本身表现出更强烈的理想化或贬损行为。依恋风格一旦建立，具有特定风格的人会倾向于按照这种模式来思考、感受和行动，以便让他们的生活更可预测，即使是在糟糕或不安全的情况下。这对连贯的自我意识的发展没有帮助，认识到这一点是改变依恋的内部工作模型的第一步。与此同时，在医疗护理中，治疗师需要学习识别患者对诊疗的过度警觉。对那些不安全痴迷型（preoccupied）依恋个体而言，这种过度警觉会使患者选择过度诊疗，而不安全忽视型或回避型依恋个体则会因为倾向于尽量避免使用诊疗的帮助，往往有较差的诊疗效果（例如，Jimenez，2017）。

耐受窗可以帮助治疗师观察自己的压力调节能力。第四章（"治疗师的心智化"一节）中描述了一些有用的练习，能帮助治疗师培养保持冷静、调节情绪的技能。哈格尔奎斯特（Hagelquist，2017，p. 142）建议在开展会谈之前、期间和之后使用"开放式温度计（Open Thermometer）"来测量自己的情绪温度。在观察自己的情绪问题时，一个关键点是："我是否愿意从多个角度看待事物？"一开始，你可以在治疗前使用这种"开放式温度计"，渐渐地，你可以在治疗中越来越多地使用它，也可以在治疗结束后反思哪些情况或情绪降低了你的心智化能力。其他练习与乔·卡巴金（Jon Kabat-Zinn）开发的正念技巧一致，如呼吸空间（Hagelquist，2017，p.146）或身体扫描（Siegel，2010，p.44），这将提高你对自己和他人的觉察。训练这些技能的原则是关注你在当下的观察、感觉和体验，以便对正在发生的事情更加开放。我们往往会将把自己从负面情绪中抽离出来作为一种防御机制。而研究表明，接近消极的经历或感受会减少它们的影响，这也被描述为"命名以驯服它"（Siegel，2010，p. 115）。那些更擅长"自我对话"、与自己讨论自己经历的孩子，往往更有心理弹性。

与孩子和父母的互动着重于提高他们的心智化能力。第四章描述了治疗立场。一般来说，定期确认治疗师在与孩子和／或父母的互动中是否使用开放、好奇和无知立场会比较好。接下来，可以使用干预技术列表（附录 B）来确认治疗期间的干预是否属于注意调节、情感调节或心智化范畴。此外，治疗师可以通过自我反思来观察这些干预是否达到了改善心智化的预期目标。例如，你可能会发现你在心智化的指引下进行了干预，但孩子的反应不佳，这表明你高估了孩子的心智化能力，可能注意调节或情感调节的干预技术会更适合当前情境。当然，如果能记录下其中的一些过程，并在之后与同事一起讨论这些干预将会非常有帮助。治疗师可以从观察中学到很多，当他们自己出现非心智化状态，不再对对方的心智状态保持开放时，可能是由于强烈的情绪体验或其他形式的投射性认同。观察治疗师是否使用了无知立场是非常有用的（见第四章的表 4.1）。为了增强自我反思，与同事进行同行评审会议很有必要。一般来说，如果可能，定期对治疗技术进行观察，可以系统地提升自我反思能力，促进与孩子和／或父母的沟通。

识别干预技术：简要介绍

在运用观察方法之前，有三个阶段：钻研文献、联系专家、制订行动计划。下面将更详细地描述项目过程，介绍项目的类别和技术是如何确立的。这也是一个治疗师和研究人员团队推动项目的实例。

如何观察儿童心智化治疗中的干预

首先制订一个包含程序和过程协议的行动计划（Verheugt-Pleiter，2002），包括以下要素：

- 选择观察单位；
- 选定合适的个案进行治疗；
- 治疗师之间关于数据收集达成共识；
- 确定如何处理孩子对观察者和录像机的反应；
- 系统收集观察资料；
- 需要在同行评审会议上讨论干预措施。

这些元素将在下面几节中详细阐述。

选择观察单位

为了系统地描述干预措施，需要对观察方法达成共识，否则就不可能得出结论。因为观察总是依赖于主观感知，所以需要设置参数。将观察的方法系统化，对观察的对象达成一致，可以减少主观性。如果同一个观察者反复在同一现象中看到相同的事情，那么这个观察就是可靠的，如果其他人看到相同的事情，我们就可以说这个观察有评分者信度

（Galtung，1973）。需要达成的第一个共识就是观察单位。在这个项目中，我们决定采用事件抽样的方法，从而以一个完整的互动序列作为观察的单位（Reuling，1987）。这与时间抽样相反，在时间抽样中，行为是在商定的单位时间内得到观察的。

选择合适的个案

所选个案均来自正在进行的治疗。最初，我们制定了以下选择个案的要求：

- 个案必须适合以心智化为基础的儿童治疗的目标人群（见第三章）；
- 治疗的频率不必固定，但理想情况下每周至少进行两次治疗，其中一次以视频形式记录；
- 总的治疗次数应尽可能均匀地分布在治疗的早期、中期和末期阶段；
- 被选择的个案儿童在年龄、性别，以及（如果可能）DSM分类上具有代表性；
- 父母对观察和在治疗手册里使用此观察结果知情同意。

上述第三个要求涉及在不同的治疗阶段对治疗次数的分配，然而在实践中，均匀分布很难实现。比如，初始阶段有五次治疗，而中期阶段只进行了一次治疗。在初始阶段对治疗的观察中，可能会扭曲干预措施的识别。这意味着，在更后期的治疗阶段中可以采取的干预措施可能会没那么明显。然而，由于治疗会被追踪12周，还是可以观察到一些技术上的变化。

关于第四个要求，我们的目标是在儿童的三个特征上都能够有代表性：年龄，性别和DSM分类。最终实验组由五个男孩和一个女孩组成，在治疗开始时年龄从 7 岁到 12 岁不等，平均年龄为 9 岁 7 个月。年龄分布较为合理，但在性别方面，如果再有一个女孩会更好。可惜，在这个年龄段，心理健康诊所登记的男孩人数通常是女孩的三倍左右。这六名儿童按比例分布在 DSM 分类中。所有儿童都有严重的问题，其中两个孩子同时还有人格障碍。当然总体上说，实验组的儿童心智化治疗个案在上述三个特征上有较好的代表性。

第五个要求是家长同意参与，并同意收集视频观察结果。在某些情况下，获得父母的知情同意是相当困难的。有一个孩子的父母在最后阶段退出了，这意味着选中的孩子只能参加项目的最后几周。这些孩子的父母自己也有各种各样的问题（见第五章）。我们选择口头描述项目，而没有向他们提供额外的书面项目描述，这可能有助于获得知情同意。在未来的项目中，使用书面信息也可能会很有用，父母可以带回家阅读，以决定是否参加。最后，六个孩子的家长都签署了知情同意书，对于这个年龄段的孩子来说，父母是法定代表人。同时，我们也费了很大的劲得到孩子们的非正式同意。最后，所有得到家长允许的孩子都参加了这个项目。要求正式知情同意不仅是法律的要求，而且非常有用。在实践中，必须确保所收集的数据可用于编制手册和培训。从方法学的角度来看，告知父母和儿童将会对治疗过程进行观察，并获取他们的明确同意，可能会降低"反应性（reactivity）"的程度。观察这一行为及观察者的存在是侵入性的，并且它们会增加被观察行为发生变化的可能性。方法学家将这种不希望出现的变化称为"反应性"。减少这种影响的一种方法是，提前向孩子和他们的父母清楚地解释观察的目的，即观察治疗师，以便在未来改进治疗（Jones，1996）。在项目小组会议中，治疗师讨论父母、孩子以及治疗师自身被观察的反应；讨论这些的目的之一是避免出现社会期望的行为，并鼓励他们自然的行为。

治疗师在数据收集前达成共识

数据收集有两个目的。第一，提供用于观察的材料，这有助于重点讨论治疗中所使用的技术和可能的替代办法。第二，使治疗方法能够进一步发展，项目小组会议详细讨论了这个问题。根据这两个目标，我们达成了下列协议：

- 项目组的成员每周一次通过单向玻璃或录音室观察一次治疗，并确保治疗被录像；
- 治疗师和观察者在所观察的治疗结束后立即进行讨论，在讨论中，从观察到的治疗中找出三种增强心智化的干预措施；
- 观察者观看录像，并写下三种干预措施，每个片段篇幅不超过一张 A4 纸，逐字记录治疗师和孩子的陈述；
- 观察员负责拟定干预的最终转录稿，在意见不同的情况下，治疗师可以添加注释；
- 观察员尽快把这三种干预措施的书面稿交给项目负责人，由项目负责人将其编制成下一次项目会议的分类建议。

在项目过程中，每个月都要召开关于儿童心智化治疗的同行评审和项目小组会议。这意味着每隔一周就会有一次会议，一次是临床会议，另一次是研究会议。项目小组会议结束后，项目负责人对干预的方案进行修改和澄清，并添加新的片段。

孩子对观察者和录像机的反应

三组治疗师进行数据收集，其中一组充当治疗师，另一组充当观察者；他们在不同个案中交换角色。观察者坐在单向玻璃和 / 或录像机后面，观察会谈，并确保会谈被记录在视频中（图 6.1）。如果第一次治疗中获得了父母和孩子对录像的知情同意，治疗师就会进一步向孩子解释。

孩子被介绍给观察员，并被允许参观录制室。治疗师要注意帮助孩子习惯他们会被观察的想法，以保护治疗过程，减少"反应性"产生的机会（Jones，1996）。观察者不要坐在治疗室里，以免在孩子和治疗师的关系中扮演第三者的角色。

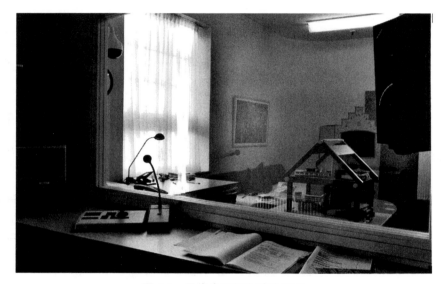

图 6.1　录像房间视角的治疗室

孩子们对观察者和录像机的反应各不相同。以下是一些例子：一个孩子表现得好像录像机根本不存在，一个孩子在治疗中以第三人称的方式让录像机介入，还有一个孩子为了抵消被观察带来的羞辱而互换角色。

伊沃

对伊沃（11 岁）来说视频录制很有意思，他很高兴来参与治疗。他的母亲以为自己可以坐在屏风后面观察儿子。基于她控制伊沃生活的方式，这对她来说是一个合乎逻辑的思路。因此，她对我们不允许她这样做感到惊讶和气愤。伊沃并不反对录像，也不反对他母亲坐在单向玻璃后面的想法。这显示出他和母亲是如何纠缠在一起的，以及他如何缺乏个体性，但也显示出他对母亲的这种干涉倾向是如何无能为力。在治疗过程中，伊沃从未关注屏幕后面的研究人员；对他来说，观察者并不存在；他假设她不在。这是他的病态的一部分：害怕他人接触，他通过忽视他们来抵御这种恐惧。在他的治疗中，一次又一次地展现出他人对他来说并不重要。所以他不想或不能区分治疗师和观察者，就像他不能区分其他成人和他的母亲一样。有时他会注意到录像机，并且不太能和录像机和平相处，这在第七章中有描述。项目结束后，治疗在治疗师的家中继续进行。大约 9 个月后，在逐渐结束治疗的过程中，伊沃被要求进行最后一次录制的治疗。这时，他觉得没有必要再来了，便谢绝了。其他成人，包括观察者和治疗师，已经成为他生活的一部分，因此他们变得很重要；这使他觉得自己被观察，因此他拒绝接受被观察了。

另一位 9 岁男孩对录像机有不同的反应。

赞德

赞德的父母经过一番犹豫后才同意将治疗过程录制成视频。当赞德听说部分谈话将被记录下来时，他也有点害怕，在他的想象中自己会出现在电视上。当他第一次到访时，他的抱怨之一是他认为其他孩子可以监视他。第一次他完全拒绝被介绍给观察者，也不想看录像室。他表现得好像录像机并不在那里，至少表面上是这样。但与此同时，录像机扮演了一个重要的角色，可以说是房间里的第三个人。这个现象很快变得明显起来。通常，当他背对治疗师站着时，赞德会匆忙地看一眼录像机。同样引人注目的是，在录制会谈的日子里，他从家里带了一些东西来详细展示。然而，当治疗师谈到这一点时，他没有反应。随着他越来越感到自在，这种情况发生了变化。在第 9 次治疗中，在治疗师再次说他真的很注意那台录像机之后，赞德开始以一种好玩的、戏弄的方式向它射出纸箭。在接下来的一次治疗中，他继续着同样的过程，现在他试着把录像机的镜头粘起来——开始有点犹豫，一直关注着治疗师的反应，但后来他完全享受了。他很好奇自己是否成功阻止了录制。现在他很爽快地接受了去看一看观察室的邀请。被介绍给观察员显然不再是个问题。在接下来的时间里，他兴奋地在治疗室和观察室之间来回跑，进行各种各样的活动来组织录制。在随后的几次会面中，情况逐渐平静下来。录像现在以一种更轻松的方式，更公开地发挥作用。赞德展示了他的特技表演，并对着镜头小声说了一个不允许治疗师听到的性笑话。在录像的最后一天，他对项目的结束感到遗憾。后来，赞德又问起了这个视频；他忘记那时已经没有录像了。

在玛特杰的例子中，她对录像的反应更激烈，她试图利用这种情况或把它变成自己的优势。

玛特杰

在治疗中，玛特杰（7岁）上了厕所，偷偷看了看观察室。似乎随着治疗的进行，玛特杰认为自己越来越难以被观察到。上完厕所后，玛特杰冲进观察室。她想在观察室和治疗师谈谈。她大喊大叫，然后她用麦克风试图与治疗师对话，她引导治疗师，这样她就可以在监视器上看到她，然后怒吼道："你必须一直这样站着。"玛特杰对这个游戏非常激动，她开始尖叫得更大声了。即便如此，她的行动仍然连贯一致。在治疗室里，治疗师用不同的措辞说："我才是那个要负责让你在这里被录像的人。你觉得我很愚蠢。所以我应该受到惩罚。你想让我们换位置！我应该受到惩罚。"在走廊里等了很久的观察者终于走到玛特杰身边，温柔地引导她回到治疗室，而此时她正要关掉录像机。当玛特杰进来的时候，治疗师说她已经把事情搞得乱七八糟了。然后

> 他们开始玩有关学校的游戏。玛特杰欣喜若狂地坐到椅子上说："哦，太有趣了。"角色互换经常出现在玛特杰的治疗中。玛特杰无法忍受不能做某事，或者不能像治疗师做得那样好。治疗师经常配合这样的反转，这样她就可以明确地讨论各个方面。

这次治疗之后，玛特杰对录像机的关注减少了。有时，她仍然会关注到治疗正在被记录下来，因为她一边看着镜头，一边对治疗师耳语。她很高兴，低语似乎给了她一种与治疗师亲密的感觉。这与赞德形成了鲜明的对比，赞德在随后的一次治疗中对着镜头低声分享了一个性笑话。

总而言之，从录制视频的经历中，我们可以得出这样的结论：这些孩子的问题有时会因为有录像机的存在而加剧，但同样的问题在没有录像机的治疗室里也会出现。

系统收集观察数据

按照项目计划，每周每个个案被观察并录像记录一次，持续 12 周。在每一次治疗中，观察员找出三种干预措施确定为发展性干预措施，然后进行描述。共记录了六十二次治疗，描述了一百八十六项干预措施。由于录像设备的问题、孩子生病、错过治疗时间以及最后一个孩子的纳入时间过晚，有十次不得不取消。

数据的收集参考了研究者从文献中学习到的心智化理论及其中列出的技术。最初，在选择干预措施时，研究人员会将重点放在那些可以说明文献中提到的技术的干预上。之后，观察员会基于在之前的会谈中尚未观察到的情况来挑选干预措施。观察方法是一种基于临床、理论和经验的治疗干预的非随机选择方法。这种方法的一个重要优势是在特定的背景下收集相对更现实的情境。这些观察有助于开发一套观察系统，也可作为修正性反馈，帮助在以心智化为基础的儿童治疗中，对干预措施达成一致意见。直接观察的一个缺点是，在数据收集过程中可能存在一定程度的选择性，也就是观察者偏差（Bickman& Rog，1998）。另一个缺点是，它是一个非常耗时的数据收集方法。为了减少选择性，观察者需要再次使用观察系统对整个录像进行编码，包括未被选择的干预措施。该观察系统的数据收集可分为三个步骤：在治疗过程中进行选择，在回顾过程中观看视频记录以添加未选择的干预措施，然后对视频记录进行完整编码。

　　观察者选择干预措施主要从理论出发，理论可以说明基于心智化的儿童治疗的工作方法，并可能与以下四类之一有关：（1）情绪；（2）镜映和／或涵容；（3）简短具体的解释；（4）发现投射性认同。在治疗过程中，观察人员做笔记，并在记录上标出他们看到的基于心智化的儿童治疗干预的时间。之后，与治疗师讨论这些干预措施。举一个来自玛特杰的治疗的例子，从中可以明显看出治疗师在研究情绪。这种干预方法在示例 6.1 中有详细介绍。

示例 6.1　玛特杰的治疗的干预片段

干预

在情绪方面一步一步地进行工作。首先让孩子给想象中的人物命名感受，然后再换成抽象的人。

情况描述

走廊里，玛特杰正在谈论她将在学校做的一场演讲。玛特杰径直走到装动物的盒子前，检查了这些玩具：它们看起来很无趣，很愚蠢。她嘲笑那些愚蠢的动物玩具，把它们在房间里扔来扔去。她说："这个很蠢，这个不蠢。"治疗师说："什么意思？"玛特杰说它们看起来像笨蛋。玛特杰问治疗师："你觉得这个看起来很傻吗？"玛特杰说："它就是个笨蛋！"治疗师问："你认为它会觉得自己很傻吗？"玛特杰说："不会。"治疗师说："只是看起来，而不是感觉起来对吗？"玛特杰继续选择，她发现了一只小动物，并被触动了。她把一群孤独的动物放在一起。

反移情描述

治疗师从家长的主管那里听说，玛特杰将会复读；她不是一个好学生。治疗师不知道这一点；她以为玛特杰在学校表现很好。正因为如此，治疗师开始用不同的眼光来看待他们之前的有关学校的游戏。

选择这个片段的理由

一步步地为一种感受命名是一种我们还没有经历过的干预。通过幻想人物，治疗师深入接触玛特杰这个人，但通过客观地构建它，她仍然保持一定的距离。

观察者以标准化的方式描述所选择的干预措施。除了身份识别数据[1]，如登记日期和儿童姓名的首字母以外，还有四类信息：

• 干预（如果可能进行编码）；
• 对情境的描述；
• 对反移情的描述；
• 选择这个片段的原因。

在每月的会面中，项目组讨论项目负责人对收集到的儿童心智化治疗干预措施的分类。每周添加至少三个，最多形成十八个新的分类描述。

对于每一种干预，项目负责人检查是否可以将其作为一个示例添加到已经确定的观察类别下，或者是否需要为其创建一个新的类别。建立一个类别的最重要的规则是"简洁"（Jones，1996）。我们认为，行为类别或干预措施，必须在治疗进行时能够观察到，以便其他治疗师可以观察并在之后的讨论中使用该干预技术，而不必诉诸复杂的观察方法。每一类或每一组的干预措施都要有共同的特征或描述。该描述可以给干预措施限定边界，使得每一个干预都有明确的定义。每个干预都有一个缩写或代码。在此，干预小组的讨论不仅对识别和划分基于心智化的儿童治疗技术有用，而且对于促进后续治疗的观察，寻找已收集到的干预类型之外的例子也是有用的。在回看治疗录像的时候确定了许多新的类别，其中有一些后来被合并至已有的类别中。识别的干预新类别后来被合并到现有的类别中的一个例子，出自赞德的治疗，如示例 6.2。

示例 6.2　赞德的治疗的干预片段

干预
把攻击性的内在想法用语言表述出来。

情况描述
赞德问治疗师她最喜欢的动物是什么。他们正在谈论这件事，赞德说他宁愿要一只老鼠也不要现在这只兔子，但是他必须等到兔子死了。治疗师说："你是否有时会私下想，要是兔子死了就好了？"赞德笑着承认了这一点。他谈到他可能要等 10 年。

反移情描述
治疗师无法理解赞德对动物缺乏忠诚。但后来理解了，他的失望主要是由于狗和兔子都不让抱。他抢先一步，现在他希望能得到一只老鼠，但兔子必须先死。

选择这个片段的理由

带有攻击性的秘密想法是赞德治疗中的一个重要话题。

第二步是在研究小组的后期阶段观看录像。这样做有两个目的：首先，看看是否可以找到所识别的干预措施，并对在会谈中未选择的干预部分进行编码；其次，找到被遗漏但在编码整个会谈时必须包含的干预措施。研究小组观察了随机选择的每个孩子的部分治疗过程。将观察系统进一步扩大，主要是增加了以注意调节为重点的干预措施。在第一阶段，治疗师和孩子之间的许多互动是为了建立联结，共同关注他们周围的环境。同时，还草拟了一份简明的编码大纲。最终，没有发现新的类别，由于一些行为发生的频率太低，或者很难标记两个类别之间的边界而合并了其中的一些类别。

完成观察系统的最后一步是对视频录像独立分配编码。

在同行评审会议上讨论干预措施

除了讨论干预措施的技术和分类的项目小组会议之外，还定期举行了同行评审会议。在同行评审期间，录像和书面的干预措施是重要的资源。治疗师们一起仔细观察治疗过程中出现进展的时刻。由于小组成员共同思考并讨论了可能的干预措施，所以治疗师被给予了空间，可以以新的角度思考某个困境，以帮助他们克服这个困境。同时，这也对理论进行了实践的检验。用统一的方式将一个理论参考框架付诸实践需要大量磋商。当交换意见和想法时，成员们也对治疗进行自身的心智化思考。除了从这样的工作中获得的灵感，共同观察还有一个修正的功能。这种修正性反馈的例子出现在以下干预之后，这是改善注意调节的部分中"关注孩子的品质"的一个例子。

干预

"你是个好猎手。你为全村人准备了食物……这让人非常安心。"

在整个谈话过程中，赞德一直在谈论他有多好，他是一个好射手，他有非常漂亮的弓和箭。基于之前干预的结论，治疗师以慷慨的确认回应。这一确认让赞德能够享受游戏，并能够长时间玩同一个游戏。在同行评审会议之后，治疗师决定看看她是否能更主动地参与赞德的故事。她说道：

"在治疗中，主动的姿态对我来说非常容易。赞德仍然一直在谈学校营地和洞穴居民的主题：他带来了美丽的弓和箭，这是他的祖父为他做的；他搭起帐篷，出去打猎。我也加入进来，成为'炉边的母亲'，保持营地的清洁，照料炉火，对我的猎人带回家的猎物赞不绝口。"

如果没有其他治疗师的评论，陷入困境的治疗师会置身事外，只会赞美，不会这么快就加入进来。参与是一种基于心智化的儿童治疗技术，它可以在孩子玩的假装游戏中发挥作用。

同行评审的另一个优势是分享对孩子的思考。有时，治疗师不能再聚焦于孩子，从而处于无法把控孩子的危险之中，但其他同行却能看到这一点。通过观察录像和与同事讨论孩子，更容易识别这些移情过程。与家长的密切合作也被证明是重要的（见第五章和第十章）。可惜，家长的指导过程并没有录像；如果录像就可以像观察孩子的治疗过程一样进行观察。

因此，同行评审会议对这组儿童来说是非常必要的，对成人的心理治疗也是如此（Bateman & Fonagy，2006）。这进一步将同事之间的合作提升到一个新的更高的水平，因为治疗师只有通过相互信任和创造安全的氛围，才能把自己放在一个可以被指正的，允许他们自己的治疗方式被观察的位置。由于普通治疗工作的压力很大，并不总是有时间来做这些。正如一位参与者所说，多亏了同行评审，这个小组变成了一个安全基地。

结语

本章所描述的项目实际上是本书的起点。首先，它把几次项目会议中讨论的理论知识转化成了临床实践，这非常令人振奋。这促使我们首次发现了一些例子，例如，一个孩子在治疗室中出现了心智化的等同模式。通过更系统、成对地观察（一个在治疗室，另一个在单向玻璃后面），立即写下这些实例，我们能够在项目会议期间对理论进行更多思考。第七章至第九章描述了结构化观察的结果。一开始，在收集观察数据时，我们认为许多例子会被归于情绪管理，一部分归于心智化，因为这通常是临床工作的核心部分。但很快，很明显，对儿童的许多干预措施必须进行不同的分类。我们发现了注意调节的重要性。

注释

1　身份识别数据：登记日期、儿童姓名首字母、观察者和治疗师姓名首字母、观察次数（从治疗开始起）、录像中标识的干预时间（开始后的分钟数）、复合代码［由儿童姓名首字母、登记日期和干预次数（A、B或C）组成］。

第七章

干预技术：

注意调节

安娜丽丝·J.E. 费尔霍伊格特 – 普莱特

引言

　　本章重点讨论注意调节。为什么它很重要？在身心连接的最基本层面上，对内在状态的意识以及监测内在状态的能力有时是缺失的。身体被视为情绪、愿望和感觉的所在地。对身体体验和感觉以及它们与自我和他人的意图性心理状态之间的关系进行反思的能力，是主观自我（subjective self）的重要开端。混乱型依恋和 / 或有创伤史的儿童在这方面有困难。因此，在这一基础的躯体层面上工作是很重要的。弗洛伊德（Freud，1923）在他的《自我与本我》（*The Ego and the Id*）一书中曾经指出，自我首先是一个身体上的自我。达纳·沙伊（Dana Shai）和杰伊·贝尔斯基（Jay Belsky）将父母具身式心智化定义为 "（1）从婴儿全身的动觉表达中隐含地设想、理解和推断婴儿的心理状态（例如，愿望、需求或偏好），（2）相应地调整自己的动觉模式的能力（Shai & Belsky，2011，p.187）"。这就是父母最早反映婴儿的信号并赋予其意义的方式，包括整个非言语领域的动作、节奏、空间、时间、感觉和触觉的质量。治疗师用以应答孩子这一心理功能水平的第一个工具是"父母具身式心智化"，温尼科特（Winnicott，1964）称之为"抱持"。

首先，温尼科特所说的抱持指的是母亲身体上抱着她的孩子。有些母亲做不到这一点。治疗师的抱持功能通常以一种口头形式呈现，在某种意义上，治疗师知道并理解来访者最深的恐惧（Winnicott，1964）。母亲最早的抱持形式是在婴儿尚未有整合的自我体验时，将婴儿视为一个完整的个体，或者，如温尼科特所说，母亲通过创造一个与孩子的生理和心理节奏相协调的世界的感觉，来保护婴儿的未整合状态。当孩子稍大一点时，生理上抱持的功能就会转变为抱持更多与生存目标有关的其他相关形式，比如提供一个让孩子可以自己振作起来的心理空间。温尼科特（Winnicott，1964）也用这个概念来研究不断变化的、有时间连续性的内在心理模式和人际方式。以心智化为基础的儿童治疗旨在使这种抱持孩子的功能内化，以促进孩子发展自己的心智能力。贝特曼和福纳吉（Bateman & Fonagy，2019，p. 29）指出："抱持、应对和呈现（Winnicott，1960）的概念是一种具身参与，照顾者利用他们的身体与婴儿进行沟通，以促进婴儿内在状态的心智化。"父母的具身式心智化能力首先是以非言语的、身体的和内隐的方式表现出来的。"也就是说，婴儿在照顾者的怀里找到了他们的内心（Bateman & Fonagy，2019，p. 29）。"对于自我还未发育成熟的儿童，他们的心智化能力很弱，治疗师使用抱持来刺激他们的发展是很重要的。尤其是对于有复杂的心理创伤的孩子，帮助他们认真对待自己的身体信号，并学会关注这些信号是很重要的。因为创伤经历会被储存在体内，降低心理灵活性和流畅性，身体只能通过变得安静、麻木、病态和紧张来进行防御（Vliegen et al.，2017，p. 132）。

注意调节技术是治疗师的一种工具，通过使用沟通线索和联合注意来为孩子提供必要的抱持，以减少他们的认知警觉（见第二章）。这使孩子在治疗中更开放地了解自己。孩子需要帮助，这样他们才不会被严重的焦虑压垮，这样他们才能创造一种冷静和警觉的注意调节状态。

这里使用的"注意"是广义的。通常它指的是注意、感知、兴趣，主要代表一种认知功能。注意调节还进一步指控制冲动的能力——这可以在一段安全的关系中学习到。大量的研究表明，自我控制和集中注意力的能力是相关的（Bateman & Fonagy，2004，p.18）。在早期的依恋关系中，母亲将孩子的注意力从自身的迫切冲动中转移出来，最终使孩子能够将母亲的这种调节能力内化。获得对内在冲动的控制能力是心智化能力的必要条件：它要求能够优先考虑心理状态而不是物理现实。而反过来也是如此：没有稳定的内在表征，就不可能对冲动有坚定的控制。父母创造一个安全的空间，对于这种心智化能力的逐步发展是很重要的。

促进注意技能发展的技术有一个共同点，即治疗师会努力将孩子的注意力转向内部，例如，在上述例子中，通过将注意力瞄准治疗师的调节模式。治疗师的目标是让孩子减少对外部世界感官输入的依赖，这样孩子就可以更由内在决定。在一个牢固稳定、安全的框架范围内，治疗师确保她与孩子的关系保持"良好"：她保护孩子不经受太多的挫折、焦虑、混乱和兴奋（Cluckers，1986，p.23）。

增强注意调节的技术

增强注意调节的技术是发展注意力技能的干预措施：学习控制、集中和管理注意力。最重要的是学会控制压倒性的、过度的情绪反应，转而进行次级的、冷静的反应。这些干预涵盖了言语和非言语干预，试图重新调配孩子对此时此地的冲动的注意力（如，从目的论的观点来看，需求的即时满足），例如母亲可以安慰孩子、分散注意力或添加另一种情绪来调节孩子的注意力。这一框架下的所有干预措施都涉及对唤醒的调节——冲动行为通常涉及强烈情绪唤醒。为了解释这一过程，治疗师在评估结束时或第一次治疗中会引入耐受窗的概念。治疗师画出一个窗口，其中有绿色区域——安静区域、过热或过度觉醒的红色区域和橙色过渡区，以及低觉醒的蓝色区域（见第三章和第四章）。在治疗过程中，治疗师可以不时地参考这个窗口，询问孩子他／她处于哪个区域。当他们更熟悉后，就可以进一步讨论怎样帮助孩子更好地走出不舒服的区域。觉察人的耐受窗的界限会有所帮助：意识到身体的状态（肌肉的紧张，胃和喉咙的紧绷）是恢复／减少特定情绪唤醒事件带来的紊乱效应的第一步（Siegel，2012，p.287）。孩子可以与治疗师进行支持性对话，讨论唤醒的效果以及可以帮助自己的具体措施，这是基于心智化的儿童心理治疗的一个重要方面。

我们需要将孩子的注意力吸引到他们的不同方面的体验上，因此，联合注意过程是心智化发展的关键组成部分（Baron-Cohen et al.，2000）。格林斯潘（Greenspan，1997）将其称为"前表征干预（pre-representation interventions）"，他的意思是，这些干预中假设儿童还没有详细的情绪心理表征。这组干预措施要求治疗师有能力根据孩子的心理功能水平调整自己的反应，并创造一种接纳的氛围，在这种氛围中，孩子会感到有空间去探索他们紧张且经常冲动的内心世界。

干预技术分为三个层次。第一个整体层面是注意调节、情感调节和心智化三个维度下的技术。第二个中级水平是分别在三个维度的典型治疗场景下，在儿童治疗中某些重要时刻使用特定技术。以注意调节为例，我们将在下面的部分中涵盖四个典型治疗过程。第三层次包含我们在治疗期间观察到的具体治疗技术（见第六章），也会根据项目后续的治疗经验重新命名。关于这三个层次的快速概述见附录 B。

接受孩子的调节特点，并调适到相同的水平

发展的第一个阶段是获得自信，有信心能以一种平静、受控和有兴

趣的方式生活，并对自己的身体，特别是感知和运动系统的运作感到安全。这个阶段的问题表现为一种淹没感，一种解离感，试图达成无所不能的过度控制的感觉。情绪、恐慌或焦虑太过沉重，让孩子无法做任何事情。这在治疗的第一阶段很明显。接下来治疗师会寻找方法来确保孩子感到平静，受控，并对他们周围的世界感兴趣。在可能的情况下，治疗师会利用"耐受窗"来提醒孩子他/她的唤醒强度过高或过低。在治疗师的帮助下意识到这个情绪强度"旋钮"通常是获得控制的第一步。除了强度，在调节过程中还有一个更具体的模式。

异常的调节过程会以多种方式影响发展，很明显，如果孩子具体的模式被理解了，就能更好地让他们变得平静。治疗师可以根据孩子的特定调节模式来调整自己的反应，并试图找到一种模式来更好地帮助孩子集中注意力，并使用他们的能量。格林斯潘（Greenspan，1997）概述的第一步是，治疗师要观察孩子玩要或交谈时的反应，并根据孩子的互动模式调整自身的反应。比如，治疗师调整声音的音调，面部表情等。

格林斯潘（Greenspan，1997）区分了几种调节模式，如果治疗要走向更深入的层次，就必须注意这些模式。它们是：

- 对声音、光线和新图像的敏感度过高或过低；
- 触觉防御或对触摸/疼痛反应不足；
- 对房间内的运动、气味、温度过度敏感或不敏感；
- 运动张力不足；
- 低于年龄水平的运动组织能力，调节运动能力和/或精细运动技能的能力；
- 低于年龄水平的视觉空间处理能力和/或集中注意的能力。

例如，一个孩子不能倾听或玩要，因为他们完全专注于房间里的一只苍蝇，他需要一个在这一点上理解他的成人。一旦两个人形成了一种相互了解的感觉，他们就可以用苍蝇来探索孩子遇到的问题。然后治疗师就可以帮助孩子预料可能存在的困难情境。治疗师会仔细聆听孩子对行为的描述，并挑选出其中讲到某种感受的部分。探索这些——例如，如此不堪重负是什么感受——可以让孩子更加灵活。如果孩子感觉治疗师能够共情自己，他们就可以一起讨论孩子的一些基本假设：比如，如果你觉得有什么不舒服，你就立刻起身离开房间，然后砰的一声把门关上。一步步地，治疗师就可以帮助孩子思考应对情绪的替代方案。这些干预应该适应孩子的行为水平和视角，而非治疗师假定的感受，因为如果孩子还没有准备好，太快被问及情绪，他们会僵住或变得激动。在本节中，我们发现了五种具体的干预技术。

关注孩子的游戏或活动内容／在游戏或故事中引入结构

首先，治疗师要对孩子的活动内容进行评论，做出行为反应。治疗师需要跟随着孩子的节奏而工作。这更多的是创造一种在一起的感觉，而无须太关注实际说了什么。你们可以一起同频地、重复地做同一件事。内容最终是为过程服务的（Stern，2004）：换句话说，在这个阶段，你们共享一种节奏的事实很可能比正在说的具体内容更重要。在正要失去结构的游戏或故事中引入结构是为了让孩子的注意力重新集中起来。如果治疗师在加入孩子的游戏过程中，孩子有被激怒的风险，治疗师可以尝试引入某些话题，从而给孩子提供某种抓手。有时治疗师会放大或丰富游戏，甚至会进行创造（Alvarez，2012），尤其是当孩子到达蓝色区域时。

值得注意的是，这个类别下的治疗师的活动只在第二轮中被识别出来，在第二轮中，我们更精确地观察到治疗师实际做了什么。我们开始相信，许多活动似乎是非常自动的，以至于治疗师几乎不知道发生了什么。然而，命名或描述这些看似理所当然的事情很重要，这可以帮助我们了解这是如何运作的。

> **保罗**
>
> 保罗是一个很容易紧张，无法游戏的男孩。每当保罗想要做任何类似游戏的事情时，治疗师就会努力做出同样的反应，并非常认真地对待，从而使得他们之间产生一种共同的节奏。保罗正在用水和冲浪板做一些事情。治疗师模仿他的声音和动作。治疗师很注意保罗在做什么，希望这样也能给他带来更多的满足感。渐渐地，治疗师也会跟着他的节奏慢下来，并尝试添加一些内容。比如，治疗师问："你觉得冲浪板能浮在上面吗？"

这是治疗师一开始就对耐受窗进行工作的一个例子，治疗师试图降低唤醒，她试图利用游戏本身，看看自己是否可以先顺应孩子，然后再给游戏中的某些结构提供一些帮助。就像一位母亲，先根据宝宝哭的节奏把他抱在怀里，然后慢慢调整，让孩子平静下来。他对玩水的偏爱也可以成为一个值得探索的部分。或许，水的触感也可以成为反思的内容。

命名／描述身体状态

将注意力集中在表达身体感觉的具体行为上，主要是为了命名感官信息。在该类别中，身体感觉并不是思想的隐喻。事实上，身体是你可以去思考的东西，是他人可能感兴趣的东西，是作为施动者的自我（self as agent）发展的基石（Fonagy & Target，2007）。如果可以思考和分享有关他／她的身体的想法，就是正在朝着调节身体过程的方向努力。这可以扩展到命名或描述心理内容（认知和感受）。参见下一节。

> **保罗**
>
> 在玩大富翁游戏的时候，保罗的身体变得越来越不安。他通过伸展双臂、以特定的方式张开和合拢双手、做鬼脸和在椅子上坐立不安来表现这一点。这种身体上的不安一开始是小范围的，但变得越来越

明显。在上一次治疗中，保罗表现出对游戏如此"刺激"的描述并不敏感。既然现在保罗如此焦躁不安，这非常可视化，就可以对此发表评论，治疗师决定问："你觉得这把椅子怎么样？"（保罗这次坐的是另一把椅子）。

谈论不同的椅子让保罗放松，他可以指出哪一把椅子坐起来更让他平静或紧张。这可以作为垫脚石，来讨论他的唤醒程度，并逐渐了解唤醒的差异及其效价（好的、坏的、中性的）。

保罗

保罗躺在沙发下面。治疗师坐在沙发旁边的椅子上。治疗师大声地问自己："我只是在想……到底是怎么回事。"保罗说："为什么我不能做那些事情？"治疗师说："这就是不清楚的地方，不是吗？"保罗说："我觉得你很烦人。"治疗师说："你觉得我很烦人。"沉默。治疗师说："录像机看不到你。你已经厌倦了录像机。"保罗说："是的。"治疗师说："我能想象。不管怎样，现在你已经找到了一个能不被人看见的地方。"沉默。保罗敲了敲沙发的底部。治疗师说："嘿，有人在敲门。"声音越来越大，变得有节奏。治疗师说："听起来真的很像音乐，还是只是敲门声？"保罗敲得很响。治疗师说："这是敲击声。"保罗说："天啊，你真烦人。"治疗师说："你觉得我今天很烦人。你宁愿我不说话吗？"保罗说："是的。"治疗师说："好吧。"接着是 3 分钟的沉默。然后时间到了。治疗师说："我闭上嘴是不是更好？"保罗说："是的。"治疗师说："我们今天不太合得来……"保罗说："是的，我自己下楼。"治疗师说："我甚至不能跟你一起去吗？"他们一起走下楼梯。

因为治疗师从他的角度看互动，所以治疗师和保罗还算平静。他们的联系看似断了，其实并不是这样的。对保罗来说，可以用一种安全的方式不被看到，治疗师也不说话，这很重要。敲门声的节奏其实就足够了。治疗师也可以镜映敲击的声音，一起倾听，不说话。

> **海尔特**
>
> 　海尔特说他赢得了一根棒棒糖，因为他在课堂上顶着一本书站了20分钟。他顺带说了一遍，好像这是再普通不过的事。治疗师被海尔特的话弄糊涂了。他讲述了一些他擅长的事情，这很明显被他的老师确认为一种他可以做的特别的事情。但这也是一种他为了赢得老师和学生的赞赏而耍的古怪把戏。这是海尔特对自己控制力很强的一个例子。治疗师试图将身体感知与之联系起来，他问：“我试着想象一下，你头上顶着一本书站了20分钟，你是怎么做到的？”

在这里，治疗师利用自己的心智状态，试图让海尔特专注于身体体验（作为一种情感体验的前兆）。她还可以模仿他的情况，站起来，假装把一本书放在头上，以强调她在问顶着这本书会是什么感觉时是真的很好奇。

以命名心理内容（认知和感受）为目的命名／描述行为

将注意力集中在行为的各个方面，并赋予它们可能的情感或认知表达，这是强调内在体验的第一步。

> **玛特杰**
>
> 　玛特杰和治疗师坐在桌旁做拼贴画。两人都在剪切、粘贴。如果治疗师的作品效果更好，治疗师必须把自己的作品交给玛特杰。这就好像治疗师要用自己的作品“供养”玛特杰的作品。玛特杰希望治疗师欣赏她所创造的东西。如果治疗师说出所有这些，他们就没办法一

起工作了。通过说"我们不是在努力工作吗！"，她命名了感觉运动的愉悦，以及他们一起工作的事实。玛特杰无法容忍她无能力做某事的想法。治疗师偶尔会承认她觉得有些事情很难，从而含蓄地给了孩子承认这一点的许可。

在治疗师的干预下，她暗示他们正一起做这件事，这有助于玛特杰容忍和调节这种不安的感受（"我能这样做吗？""我这样做对吗？"）。

命名 / 描述焦虑和受到威胁的感受

这包括将注意力引向可能让一个人感到威胁和焦虑的不安全情况，以及如何应对这些情况。

玛特杰

玛特杰想要比剑。她假装摔倒，治疗师也不得不跟着摔倒。她在治疗师的鼻子前危险地挥舞着剑，治疗师说"我要保护我自己"，然后拿了个盾牌。但玛特杰不让。她说："我要直接刺穿你的头。"治疗师怕比剑一发不可收拾，因为玛特杰有时相当冲动。治疗师配合但反应非常缓慢，在行动中表现出对受伤的恐惧，用言语表达出她觉得不安全，不想感受到痛苦，需要保护。最后，她说这是一个危险的游戏。然后玛特杰停止了游戏，说这更多是男孩的游戏。

治疗师表达了自己的不安全感，向玛特杰明确表示，在这种情况下，她可以感到焦虑，同时也给了她一个应对机制：你可以保护自己（用盾牌）。

玛特杰

玛特杰玩了一个刺激的游戏：在游戏中发生了很多事情，她经常尖叫。玛特杰正在城堡玩，一只小猫爬进了城堡。玛特杰允许治疗师给小猫赋予感受："有没有安全的地方""小猫会没事吗"，并且对治疗师的干预反应良好。这让治疗师觉得她可以在给小猫的感受命名上更进一步：它们代表了玛特杰的感情，玛特杰在现实中（在家里）会做一些危险的事情，比如威胁要从阳台上跳下去。有一两次治疗师试图把游戏和现实联系起来，但是玛特杰不接受，所以治疗师放弃了尝试（图 7.1）。

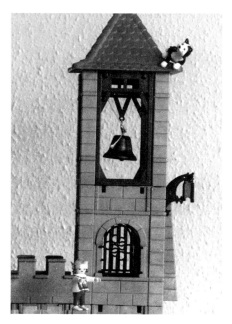

图 7.1　小猫会不会没事？

命名 / 描述敌意状态

这包括以一种戏谑的方式向孩子展示愤怒可能存在，但不一定对行为有直接影响。该类别还包括指出一个事实，即相同的物体可以唤起相反的感觉。

伊沃

在某一时刻，伊沃转向单向玻璃，用剑佯装攻击玻璃。治疗师说："看起来就像在和玻璃后面不知名的影子打斗。"治疗师问他："还是那么糟糕吗？"他说："没那么糟，现在轮到你了。"结果，他避开了敌意的问题。伊沃有时会失控，敲打治疗师的手指（图 7.2）。

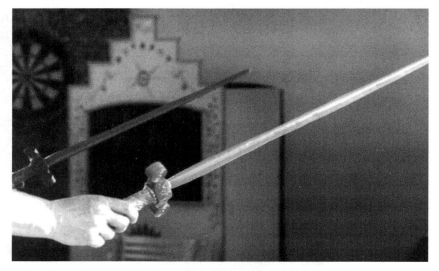

图 7.2　看起来就像在跟玻璃后面不知名的影子打斗

关于攻击玻璃后的影子的说法，代表着伊沃对单向玻璃的愤怒，以及如何通过假装来应对。这并不是真正的打斗，而是一场影子打斗，一场假装的打斗。这种干预帮助他允许自己有愤怒情绪，并诉诸自己的认知能力。

保罗

玩大富翁游戏的时候，治疗师决定这次她真的要买下木板路。保罗显然不喜欢这样。在下一个转弯，他被困在了木板路上，必须支付巨额罚款。他先从银行抢了一半的钱，不用自己的钱支付，之后又纠正了自己。

保罗看着玻璃。过了一会儿，当他再次停在治疗师的街上时，他试图通过大喊来分散治疗师的注意力："快，快，怪物来了！"治疗师笑着说："你想分散我的注意力吗？"保罗不情愿地付了钱。治疗师轻松地说："我一看你就知道，你要报仇了。"

通过采取一种戏谑的态度，治疗师在不触及保罗自恋的情况下，抵消了保罗的抱怨、纠缠和欺骗。而且，同时让他注意到自己在这么做。这样就产生了一种两人在一起的感觉，而不是"你在作弊，我抓到你了，我肯定会把你抓回来的"，这更像是"我们假装自己在作弊"，而不是"我们在作弊"。

培养联结的能力

为了学会信任另一个人，控制冲动行为，将注意力转向内在，必须发展一种安全的依恋关系。虽然在所有的干预中，这个方面都起着作用，但在某些情况下，它是前置的，因此与这种干预相关的具体干预技术将单独讨论。我们在这里讨论的是发展做出承诺、参与并维持亲密关系的能力的第一步。当涉及与另一个人产生联结时，许多孩子有严重的局限性：这方面也很快会在治疗中显现出来。许多孩子无法用语言表达出他们感到空虚或没有联结感。在这种情况下，治疗师会留意联结的线索，如微笑，快速一瞥。正如在之前的一系列干预中间接提到的，培养与人联结的能力，尤其是对回避型孩子来说，首先意味着融入孩子的游戏。通过这种方式，你向孩子表明，联结是可能的，甚至开始对不愉快的情绪或未分化的情绪感觉更好。微妙之处在于，在一段关系中体验强烈的、压倒性的情绪要比从所有的关系中感觉回避更好。在这些时刻，孩子需要在自己退缩或抗拒的时候感到被接受。治疗师试图理解他们，并在可能的情况下，着重确认这些不愉快的情绪状态和未分化的情绪。在本节中，我们会讨论三种具体的干预技术。

保持联结并在联结中引入连续性

有时，保持联结需要言语表达，而不命名或描述行为或感觉。许多儿童在与他人的接触中几乎没有连续性。提及在前一次治疗中提出的事项或在几次治疗中发挥作用的事项时必须谨慎。如果孩子很难记住之前治疗的情况，治疗师的提及可能会被他们感知为批评，这意味着治疗师没有从孩子的角度考虑问题。对于治疗师来说，仍然可以表现出自己在思考孩子的言行。从长远来看，这可以为孩子提供一种连续性的形式。

保罗

当治疗结束时，保罗不想停止。他非常兴奋，很难理解他在说什么。最后得知，原来他在谈论一款游戏。治疗师说："所以，这是一个让人们伤害自己的游戏"？保罗说："是的，人们会……"他举了几个例子，然后猛地一跳，让自己重重地摔在地上。治疗师说："我们下周再讨论这个问题。"这让保罗平静下来；他们一起离开了房间。

治疗师观察到，对保罗来说，通过说"我们两个人再想一次"或"我一直在想那个"，回到强烈的情绪状态是可能的，也是有帮助的。让这种方法有效的是，治疗师或多或少地承担了责任。虽然她没有回应内容，但她让孩子知道，她可以记在脑子里。治疗师在这种情况下的其他选择可以是聚焦于情绪强度水平，如果正处在橙色和红色区域。或者，治疗师也可以对自己有关自伤游戏的情绪进行心智化，但这可能太早了，对孩子来说，最重要的是要感觉到他不是唯一一个有这种焦虑的兴奋感的人。

创造安全的环境

在一个长期和安全的框架下，治疗师确保与孩子的关系保持"良好"：治疗师保护孩子免受太多的挫折、混乱和兴奋。治疗师确保孩子的情绪不会变得太强烈，孩子也不会伤害自己或以其他方式让自己陷入困境。在下面的第一个例子中，治疗师只是提供关心。在第二个例子中，治疗师需要做更多，因为孩子不能很好地忍受依赖。

玛特杰

玛特杰在绘画。当她调好颜色开始作画时，治疗师正忙着清理溢出的颜料。有几次，她问玛特杰要不要帮她把袖子卷起来。当画这幅画似乎要失败时，治疗师提供了帮助。"这一切都是错的。"玛特杰说。治疗师说："涂上一些黑色，你就看不见了。"玛特杰接受了治疗师的所有这些干预，当玛特杰要求表扬时，治疗师也做到了。例如，玛特杰说"杰作"，并满意地凝视着结果。治疗师证实这一点。玛特杰画画不是很整洁，而且地板上有地毯，这导致玛特杰很容易把自己弄脏，所以治疗师要花很多工夫来清理这些乱七八糟的东西。玛特杰耐心地接受了这一点。

这里的治疗师就像一位妈妈，让一个 3 岁的孩子画画，支持她，肯定她，保护她，不让他受太多失望和失败的困扰。治疗师用她的非言语干预——清理、避免脏乱——来为玛特杰营造一种关爱的氛围，在这种氛围中，玛特杰可以创作出自己满意的作品，也可以让治疗师赞赏。这种氛围是愉快和安全的，所以玛特杰喜欢画画，喜欢乱画，也喜欢创作出不错的作品。

保罗

保罗和治疗师在房间里踢足球。虽然他表现得很强硬，但他也表现出了一些脆弱。他会用身体来表达这一点：如果他丢球了，他会觉

得自己很失败，感觉很痛苦，并将其表现为身体上的疼痛。保罗已经喝了好几杯水；踢足球使他感到非常口渴。这次他甚至开始往头发上浇水。治疗师说："你热得浑身是汗，是吗？"然后拿起那盒纸巾递过去："否则汗会流到你的毛衣上。"保罗说："但那感觉很好。"治疗师说："水能让你凉快。"保罗说他把水含在嘴里，但没有喝。治疗师说："所以你又让它流出来……（一半是在说事实，一半是在问）这种感觉好吗？"保罗问是否有热水，他们一起去寻找。治疗师问："你现在凉快些了吗？"并补充道："这是一场多么艰难的比赛，你能看出来的，对吧？"

治疗师不确定她拿起纸巾是否会削弱保罗想要的"强硬"形象，是否会证实他"只是一个没什么价值的小男孩"的想法。与此同时，喝水，把头伸到水龙头下，一点也不强硬，而是有种含义在其中："你（治疗师）关心我身体上的感受吗？""你能看出来的"这句话，其实是在暗指比赛的激烈。

明确命名／描述互动

命名或描述人与人之间可能发生的事情，可以为换位思考能力的发展做准备。心智化能力不发达的孩子通常很难想象他人感知到的世界。只要治疗师能达到孩子的心理功能水平，并从孩子的角度看世界，治疗师就可以鼓励孩子想象或描绘他人感知到的世界。

赞德

赞德和治疗师坐在桌子旁，把玩着城堡和城堡前马背上的骑士。赞德说："这个骑士想要征服城堡。敌人在城堡里没有武器了。"治疗师说："所以他不需要害怕了？"沉默。"他为什么不喜欢城堡里的人？"治疗师问。赞德说："他们都很淘气。"治疗师问："他们做了什么？"赞德说："他们一直在骂我们。"（图 7.3）

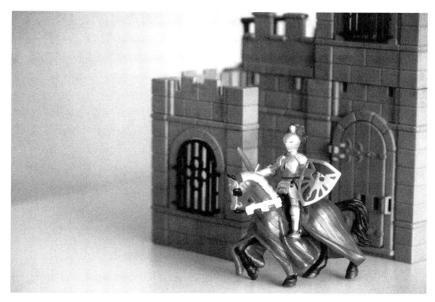

图 7.3 他为什么不喜欢城堡里的人？

追求和被追求的感觉是赞德治疗和生活中的一个主题。这种干预从赞德身上引出了一种反应，他通过自己的游戏将一些非常困扰他的东西用文字表达出来：被人骂，被人冷落。这个问题让他能够很自然地说出自己内心的感受，而不必放弃对他来说如此重要的强硬外表。这是理解互动的第一步。

伊沃

治疗师和伊沃各自组建了一支军队。伊沃说这是一场相当不公平的战斗。治疗师声称她有更多的装备，并问他是否想要一些她的装备。伊沃不想要，因为他有士兵。而士兵更重要，他说，他们训练有素。这时治疗师说："你说得对，人更重要。"

伊沃仍然从工具性的角度来看待人际关系。在这方面，伊沃还有很多需要学习的地方。他一直生活在自己的世界里，对于人们在工具性之

外对彼此意味着什么，他知之甚少。治疗师也可以对伊沃手下的士兵提出疑问："他们喜欢自己的工作吗？你觉得他们怎么样？"

基于有意行为来工作

第三种干预与简单的有意图的示意动作有关——点头、皱眉以及其他用于定义人与人之间界限的社交信号。例如，一个年幼的孩子用手语表示她希望被抱起来：如果父母对这种"意图"做出反应，最初的自我将获得支持和认可。虽然目前孩子还没有语言表征，但交流的环路是存在的：它们被开放，然后被闭合。孩子伸手，打开了这个环路。作为回应，父母把她抱了起来。如果孩子笑了，这个环路就又闭合了。很明显，如果这个环路不能再次闭合，就会产生混乱的效果（Greenspan，1997）。

在治疗的情境中，治疗师的风格对于孩子不构成妨碍是很重要的。过于沉默或回避的治疗师可能会进一步扰乱孩子或使他们极度愤怒。治疗师可以通过手势持续调节，表达接纳，并通过在这个非言语区域打开和关闭沟通环路，使互动成为可能。如果孩子是回避的，他们很可能会把治疗师拖入一场等待和观察的游戏。如果孩子在这方面确实有问题，就需要治疗师以适当的温暖和关注来回应。治疗师的面部表情可以变得更活泼一些，就像父母对一个无法用语言回答的孩子会本能地做出的反应一样。但是孩子的混乱也会传递给成人，所以成人需要调节自己，并且可以在与孩子的接触中去调节。本节将讨论一种具体的干预技术。

通过视觉和／或手势参与孩子的活动

治疗师会记录所有的交流性或潜在交流性的姿势，并以调节和接纳回应。治疗师使用明示线索，如语调或夸张，以表明她从孩子的角度看到了孩子的问题。对孩子和他们的活动给予特别的视觉关注是很重要的，例如，非常专注地在视觉上或身体上跟随孩子的行动，比如，运用示意动作。这是一种非言语参与，这样孩子会更清楚地知道自己想要什么（见爱德华的治疗中的例子）。通过夸大态度、面部表情或语调，治疗师可以呈现或表达自己感觉很困难的感受，从而促进孩子也接受这一点（见玛特杰的治疗中的例子）。没有必要进行压制，治疗师的面部表情不需要被压抑——恰恰相反（见海尔特的治疗中的例子）。孩子也许能够利用这些明示线索，更好地理解自己想要什么。

爱德华

爱德华说："要不再玩一次游戏？"自从上次治疗以来，他显然已经确定他喜欢玩这样的游戏。他选择了一个新游戏——生活游戏。爱德华和治疗师都不知道这个游戏的规则。爱德华主动开始，以一种轻松的方式看说明书，并且真的花了一些功夫；他显然乐在其中。治疗师只是坐在那里开心地看着，以非言语的方式肯定了他的新角色。

治疗师不知道这个游戏的事实，给了爱德华主动选择的机会。治疗师通过明示线索对这一点的非言语肯定，她观察到爱德华想要主动引导的方式，给了爱德华在角色中成长的空间，这清楚地表明，"角色互换"似乎真的对他有好处。这和很难遵从治疗要求的爱德华完全不同！

玛特杰

玛特杰和治疗师坐在桌子旁，正在为圣诞节画一幅画。和往常一样，玛特杰希望治疗师和她一起做一样的事情，而当治疗师这么做的时候，这通常对玛特杰来说还是觉得自己做得不够好。如果治疗师的画更好，玛特杰就会立刻交换，这是治疗师允许的。在他们的互动中，玛特杰就是那个严厉又暴躁的批评孩子的老师。比如，她愤怒地命令治疗师："它必须是笔直的！你拿着这个，像这样做。"但她也是那位提供帮助并给予指导的老师，如说"现在我们来拿……橙子"。治疗师不断地重复说自己画这幅画有困难。比如，她说："我不太确定我是否擅长，我不是很明白，如果我能更好地知道你想要什么就好了，我觉得这太难了。"尽管一直被批评，即使她的作品不够好，治疗师仍旧还是继续画画。

治疗师回应了玛特杰的意图，默许了玛特杰给她的角色，就是一个有缺点的孩子。但她也在其中添加了一些东西：她还扮演了一个不怕表达自己对自己能力的怀疑性，不会被批评烦心或分心的孩子。治疗师用非言语的方式表明，尽管她会失败，老师会批评她，她仍然保持冷静，只是继续做她的工作的人。事实上，治疗师允许交换这些画作是一种非言语信号，表明她可以接受这样安排。通常在这样的情况下，成人会在这一点上设限：交换图画当然是不对的。但这样做，只会助长孩子的焦虑，因为这代表她会越过别人的界限。在治疗的这一阶段，治疗师更缺少治疗的资源，所以可以灵活一些。治疗师现在是促进孩子实现发展的对象。治疗师给出一个轻松的暗示，表明孩子没有越过她的界限；治疗师也玩这个游戏，并通过她的行动展示如何处理挫折。

海尔特

治疗师和海尔特在玩大富翁游戏。海尔特很紧张：他的身体焦躁不安，并在动作中表现出来。他只是偶然和治疗师有眼神交流，但转瞬即逝。当海尔特进行眼神接触时，治疗师也会通过镜映展示海尔特略微紧张的表情来回应。

海尔特因为玩大富翁游戏而紧张不安。治疗师对面部表情的镜映似乎是一种调节，同时也把海尔特拉进了这种关系中。治疗师会夸大她的面部表情，但也会延迟，反映出热情、喜悦或失望。这些明显的线索，可以说是在邀请海尔特将自己视为一个充满热情或失望的人。

通过认真对待孩子的风格，给前语言互动赋予现实价值

就像一个蹒跚学步的孩子，会以一种前语言的方式，使用复杂的行为体系来表达诸如依赖和独立、骄傲和钦佩、嫉妒和竞争、爱和关心他人等心理感受一样，在这里，一种前表征的复杂的自我和他人意识在依恋关系中建立起来。当动作系统不起作用时，就会导致固定的观点和态度。格林斯潘（Greenspan，1997）描述了在这一领域发生了多少行为，以及治疗师如何仅通过她的语调和态度就能强化成年患者的依赖态度。改变在这一非言语领域的策略（例如，治疗师不会等患者垂下眼睛，而是先垂下自己的眼睛）可以增加患者的独立性。

意识到微妙的沟通方式可能意味着治疗师对孩子是赞赏的，而不是傲慢的。当孩子还仅停留在行为层面上，而不能认识到自己的感受时就去讨论感受，是一个战术错误。有时候孩子只有一种模糊的躯体上的表现（肌肉紧张、胃痛）。然后治疗师就会耐心地询问孩子不适的原因，并邀请孩子谈谈自己的身体感觉。如果在行为层面存在互动，相应的情绪也会随之显现。例如，治疗师可能会简单地谈论这种紧张感："这是一个紧张的眼神。"或者在治疗结束时向孩子指出，他们似乎被粘在椅子上了。相比直接谈论焦虑、渴望或思念某人，心智化不发达的孩子更能理解这类事情。

如果父母没有真正将孩子作为一个个体来看待，如果他们没有给予孩子充足的时间或关注，去理解孩子的主观状态，那么孩子就很少有机会将自己的内心感受与情感状态，或被确认为"正确"或"真实"的表征联系起来（Zevalkink et al.，2012）。在孩子能够对情感状态做出心理表征之前，他必须首先在行为和示意动作的水平上体验情感状态。情绪必须首先得到确认，治疗师可以在这方面提供帮助。这方面通常涉及命名情绪强度，指出对孩子重要的行为序列，用适当的明示线索传达对孩子及其行为的赞赏，这是帮助孩子开始看到自己的特点的第一种形式。本

节会描述两种具体的技巧。

将注意力集中在描述行为上

这种干预技术包括对行为进行描述和 / 或在行为层面提出问题。重要的是让孩子认识到他是一个独立的个体，是自己行为的领航员。通过从他自己的角度重新描述和确认行为序列，孩子就会明白——以某种方式做出反应是非常可以理解的，即使是发脾气或恐慌。如果治疗师非常认真地与孩子讨论某件事是如何发生的，他的行为和反应方式就具有现实价值（见赞德的治疗的例子）。而讨论某件事将如何发生，可以让孩子感到他可以影响事件的进程（见爱德华的治疗的例子）。

赞德

赞德来的时候，带了他在小屋和朋友们的游戏中使用的材料，在那里他们用"毒药"互相战斗。在治疗过程中，赞德花了很多时间在几个游戏的不同版本中玩"毒药"。尽管治疗师对此做了大量间接的讨论，但赞德为什么认为这一点如此重要目前还不清楚。现在治疗师问："是什么给了你这些关于'毒药'的想法？"突然一阵沉默，然后赞德说："嗯，伊拉克战争。"

这个问题——用一种强烈的疑问语调（明示线索）提出——激发了赞德真诚的回答，而不是愚蠢或闪烁其词的回应。早些时候，治疗师曾有谈论伊拉克的冲动，但现在她很高兴自己没有。现在赞德可以自己提出这个想法，他们可以一起探索它是如何影响他的，他也可以对自己的感知进行表征。

爱德华

爱德华把头发剪得很短，还戴着新眼镜。他说，其他孩子对这两

种新变化都有负面评价。他说今天是他的生日；治疗师不知道这件事。一方面，爱德华说治疗师不可能知道，因为他没有告诉她；另一方面，他又说治疗师可能知道自己的生日，因为她在预收集材料中看到了！接下来的治疗非常辛苦。（治疗师可以为她不知道爱德华的生日负责，但她的心智化似乎也在下降。）爱德华不知道自己想要做什么；他在椅子上越陷越深。他和治疗师没有任何交流，有一次治疗师感叹道："不管我想什么，我总是做错。"（治疗师可以更清楚地承认自己的错误了！）整个会谈某种程度上以爱德华一方的智力较量为主；他误解治疗师，或者强行代表治疗师的观点。在控制了愤怒和失望之后，治疗师在治疗结束时，又通过对他的生日表现出明确的兴趣，来尝试恢复联结："你生日那天打算做什么？一些孩子会举办聚会。"这几乎是爱德华第一次对这种表达兴趣的行为做出积极回应。他说，有三个孩子要来参加他的聚会，他们要寻宝。治疗师说："生日快乐。"

对爱德华来说，治疗师采取了不同的策略，通过明确地表现出对他生活中重要事件的兴趣，主动恢复联结是很重要的。此外，治疗师还可以通过叹息等非言语方式，更清楚地放大她忘记如此重要的事件的失败。

关注孩子的品质

这意味着向孩子指出他擅长的事情，往往是那些孩子还不能意识到的品质。用明示线索明确地讨论孩子的品质，是一种证明或确认其自我意识的方式。

玛特杰

玛特杰在玩城堡游戏。她用一种专横的语气大声下达命令，有时甚至是尖叫。好几次她说："发动进攻！"她把人物放在马背上，摆弄着马鞍。她对治疗师咆哮，说她都做错了。治疗师说："你是那个对马

> 了如指掌的人。"玛特杰经常和马玩耍；她也会骑马，而骑马是她与缺席的父亲的联系。所以马在她的自我认知中扮演着很重要的角色。

海尔特

　　海尔特对自己在大富翁游戏中的成就非常满意，并自豪地说："我很会做生意。"治疗师说："你非常了解怎么做生意；我可以从你身上学到很多东西。"海尔特说："我可以教你，但我的课很贵，要 800 元。"治疗师说："如果我能从课程里学到很多，那就值了。"海尔特说："也许你不会从课程里学到什么。"治疗师说："那要看我是否理解了。"（她也可以说："我真奇怪你为什么这么说！对我来说，我似乎可以向你学习，但对你来说，感觉好像不一样。我说得对吗？"）

　　治疗师对海尔特身上的明显情绪很满意，他经常在治疗期间营造出一种死亡的氛围。她给孩子身上的一种特点赋予现实价值，这也有助于他更清楚地感受到自己是一个什么样的个体。

结语

　　儿童的初级情绪状态可能会被分享，本章中描述的四组干预措施都是为了促成一种"被理解""被感知"和"被看到"的体验。因为孩子知道治疗师理解他/她，更重要的是，将他/她视为一个人，这就向安全的依恋关系和强化孩子的情绪活动迈出了一步。对于其中的几个孩子来说，他们的冲动在某种程度上得到了控制，因为他们的冲动以需求和愿望的形式在与治疗师的接触中被给予了一个位置。一些被过度调节的孩子变得更爱玩了，表现出更多的主体间性。因为他们的注意力得到了调节，他们对挫折和压力有了更好的容忍度，促使他们开放性地学习，促进认知信任的发展。治疗师通过明示线索来"教导"，包括特定的语调模式、轮流视情况而定地对身体体验、情绪和自我状态的存在做出偶联性反应。反思身体体验和感受以及它们与自我和他人有意图的心理状态之间的关系的这种能力是发展主观自我的重要开端，因为这一切都与"被感知""被看到"和"被理解"有关。

第八章

干预技术：

情感调节

安娜丽丝·J.E. 费尔霍伊格特 – 普莱特

引言

　　什么是情感调节？丹尼尔·西格尔将其定义为"调整情绪及其表达的机制"（Siegel，2012，p. 389）。在与主要照顾者的关系中，孩子的情感体验承载了他们的全能感以及情绪特点。例如，在"社会参照"的过程中，孩子会观察父母的面部表情和其他非言语方面的信号，以确定在不清晰的情况下，感受和回应是否安全。孩子调节情感的方式对自我的发展也有影响。情感反映了心智赋予外部和内部事件价值的基本方式，然后将注意力集中在进一步加工这些表征上。"从这个角度来看，情绪调节可以被看作心灵自我组织的中心"（Siegel，2012，p. 273）。情感既是可以被调节的，也是有调节作用的。情绪根植于身体。在最基本的层面上，情感效价可以被标记为安全的或好的、趋近的，也可以被标记为坏的、回避的（Siegel，2012，p.152）。类别情感（categorical affects）——如愤怒、悲伤、恐惧、惊讶和快乐——原本涉及更多的详细区分，不过往往通过其自动化快速评估（好／坏）掩盖了其中基本情绪或生命力的情感的细节。

心智化不发达的儿童通常在察觉自己的情绪、对其进行分类和表达方面有明显的困难。尤其是他们在负面情绪方面的冲动、多层次、难以理解还有表达的刻板，往往让父母难以处理。有时，在情绪成为治疗工作的焦点之前，可能需要通过明智地使用明示线索来进行大量的注意调节工作（Zevalkink et al.，2012）。

有时，当孩子无法口头表达自己的情绪，却展现出极端强烈的情绪时，例如极端的恐惧或愤怒，心理教育可能是有用的。在治疗的开始阶段，当评估的最后一部分刚刚结束，治疗目标（如"学会展现和表达悲伤"）刚刚制定，玩一些识别基本情绪的游戏是很有用的。哈格尔奎斯特（Hagelquist，2017）给出了几个例子。例如，你可以把孩子能理解的情绪写在小纸片上。孩子选择其中一种并表演出来，画画也可以。这能够创造一个环境，让人觉得谈论情绪是安全的。了解情绪如何出现或消失，对于孩子来说通常是一种巨大的解脱。有时也可以谈谈他们的情绪强度，从有点悲伤到很悲伤，讨论怎样增强或减少他们的情绪强度，并讨论如何调节这些情绪，比如可以向别人求助。当然，这是一种相当认知的方法，当与治疗师的接触越来越多，有其他的游戏和活动让孩子以更自然的方式展示自己时，就不再适合这样做了，但在一开始，这种方法可以为以情绪为目标的治疗奠定基础。

对孩子的情绪体验进行共情确认，是获得情感调节能力的重要方面。如前所述（第四章），共情确认是建立孩子的能动感的一个基本部分。在基于心智化的儿童治疗中，用语言表达情感总是一件很微妙的事情。儿童常常会将用语言表达感受视为一种攻击，用手捂着耳朵，或者将言语化视为一种表演而非反思（Zevalkink et al.，2012）。

根据我们的经验，所谓的"以分析师为中心的诠释"（Steiner，1994）可以很好地应用于这类儿童。当治疗师将她认为的孩子的体验描述出来，表现出是自己正在经历这些时，可能对孩子来说反而更容易理解。有时，在思考自己的心理状态的情绪压力下，孩子失去了理解情绪的能力。这类干预的一个例子是："你似乎认为我今天很有主导性……"治疗师试图以这种方式涵容孩子的归因，一旦孩子自己的情绪反应（例如感觉被拒绝）也可以被命名，就可以促进孩子的情绪整合和感觉被理解的体验（Zevalkink et al.，2012）。治疗师总是试图了解最重要的情绪。理清情绪的前因后果是一项重要的技术。治疗师将帮助孩子描述引起或伴随所识别的行为模式的感受，并讨论强烈的情绪对孩子和其他人可能产生的后果（Bateman & Fonagy，2004）。

正如我们前面提到的，如果要避免伪心智化，必须始终关注治疗中出现的情况及其与孩子真实感受之间的积极联系（Zevalkink et al.，2012，p. 152）。避免伪心智化的一种方法是让治疗师为自己参与了孩子情绪状态的催生而承担责任。"我做了什么，在我看来你突然感到很难过？"治疗师涵容孩子淹没性的情绪，并以更容易理解的形式将它们归还给孩子。"这只有在治疗师配合的情况下才有可能实现——即使被孩子的投射性认同影响，治疗师仍然对这一切的本质、强度和特点保持开放（Zevalkink et al.，2012，p. 153）"。为了使情感调节以更好的方式发展，我们已经确定了两组与发展任务相关的干预措施（第二章，概述见附录 B）。对于每一组，我们都列出了具体的干预技术。

在界限内游戏

安全地游戏是一种重要的情感调节形式（见第四章）。夸张和戏剧化，或者相反，放缓过度兴奋的游戏，为孩子们提供了了解他们的情绪状态的好机会，并帮助他们探寻界限：什么是内在，什么是外在。在这一节中，我们会介绍三种具体的干预技术。

引入幻想以促进游戏

为非言语游戏中可能存在的幻想命名是一种治疗性干预，因为假装可以被视为表达愿望、意图和感受的一种载体。如果可以使用符号，儿童立即采取行动的需求将会减少。

伊沃

伊沃在击剑，一方面，他在进攻，有侵略性；另一方面，他在鼓励对方进攻。当他处于防守状态时，他似乎会觉得更安全。然后治疗师说："大师，你离我的眼睛太近了。"伊沃注意到这一点，说："让我们遵循礼仪。"并想出了一个程序，以"防守"结尾。但他又变得无拘无束，直到治疗师说："我们千万不能伤害对方。""我会小心的。"伊沃保证道。当他继续说的时候，治疗师说："这其实应该是佯攻的。"这句话之后，伊沃做对了，治疗师说："这是很好的佯攻。"

早些时候，当他们在玩西洋陆军棋时，治疗师对自己进行了心智化，发现幻想胜利是一件很美好的事情，但同时她不确定什么时候该进攻，这种感觉并不好。现在，她再次谈到了这种困境，并表示很难同时拥有这两种感觉。他们讨论说，如此沉迷于幻想世界有时会使得它与现实的关系非常脆弱。明确地引入假装方面，有助于处理现实及幻想的攻击性。

保罗

保罗在忙着操作水龙头。他打开水龙头让水快速流动，关闭水龙头让水缓慢流动，把一个盘子装满水，把粉笔扔进盛水的盘子里看着气泡。1 分钟前还在他自己设计的冲浪板上冲浪的娃娃，突然像足球一样被扔在房间里。治疗师试图通过说"冲浪板上的女孩现在在空中飞行吗？她变成足球了吗？"来提出这个情况。

治疗师积极地就可能存在的幻想和现实之间的差异发表评论。保罗显然喜欢玩能够刺激他感官的水。这些活动对于还不能玩象征性游戏的孩子来说是有好处的（Midgley et al.，2017，p. 142）。治疗师可以先问他水的感觉如何，然后再尝试引入更多的象征性游戏。她还可以评论他在房间里乱扔东西的强度和突然性。也许这可以作为谈论强烈情绪的后果的一个切入点。在这个治疗片段中，引入幻想或许为时过早。一个更好的首选可能是在注意调节中提到的技巧。

设置界限

设置界限是有帮助的，因为它有助于减少这些孩子的外化行为倾向，鼓励语言表达。设限可以是主动的，也可以是被动的。只有当治疗情境的规则和结构处于压力之下时，才有必要设置界限。儿童的正常玩耍并不等同于"自由联想"。正常游戏在很大程度上与设置规则和界限有关，这可以确保游戏情境能够成为一个有效的工具，来帮助儿童想象和探索心理状态。因此，通过在游戏中设置界限，治疗师促进（而非伴制）儿童心智化的出现，并为前心智化功能（心理等同、目的论和假装模式）提供了另一种视角。需要设置界限，否则焦虑会上升到非常高的水平。原则上，治疗师总是通过心智化来应对，但以下情况除外。首先，在对经验世界中发生的一切进行探索之前，需要确定界限。布莱伯格（Bleiberg，2001，p. 68）谈到心智化的照顾者的在特定环境下的"反思性"，而非照顾者直接用标准的、自动化的"不"来进行反应。这也是治疗师的方法。认知研究还表明，真正的有界限的假装可以培养孩子的认知能力，包括心智化的能力（Flavell，1999；Reddy，2008）。

玛特杰

会谈结束了，玛特杰不愿意离开。她让治疗师给她做一个黏土草莓，尽管真的没有时间了。她想把草莓带走，但是治疗师拒绝了。治疗师试图澄清这一点，但玛特杰并不接受，只是继续问她能不能把草莓带回家。治疗师说："如果你不能把草莓带回家，我们还可以怎么办？"玛特杰笑了，说："那我无论如何都要拿走，或者我可以去你家一次吗？"

治疗师没有屈服于玛特杰想把黏土带回家的愿望，但她对此感到不安，因为她觉得这对玛特杰来说很重要。她可以大声说出这句话，来展示如何对处理界限这样的困难进行心智化。她选择让玛特杰帮她找到解决办法；她与玛特杰分享了自己的权力地位。这一干预是由之前的一场游戏引发的，在这场游戏中，玛特杰试图夺取权力和控制，不愿意面对现实。通过分享问题，就有了更多的心理思考空间。

保罗

保罗在忙着操作水龙头。他把盘子灌满了水：水从柜台上流过，总之，保罗基本上把事情弄得一团糟，根本没有在玩。治疗师说："你知道的，我们可以在玩的时候不把事情弄得这么乱……如果你可以在这里做你在家里不能做的事情，你会喜欢的，不是吗？……你也不能在家里的客厅里踢足球，不是吗？"保罗继续往盘子里扔粉笔屑；他扔得那么用力，以至于它们都碎了。治疗师说："别再扔粉笔了，否则就什么都不剩了。如果你想这样做，试着小心地扔粉笔，以免它断了。"

治疗师可以用行为发出停止的信号。然后她会注意到他们之前讨论过的问题，比如他的问题是开车太快了，很难停下来。我们怎样才能找到另一个加速度来改变现状呢？介绍和命名玩耍和搞砸的区别，能让他慢下来，也能让他注意到存在这样的区别，而且搞砸不仅是不允许的，还会破坏比赛。通过这种方式，她试图将他的耐受窗移到一个更优的唤醒水平，从被情绪淹没到能够处理情况。

> **玛特杰**
>
> 　　玛特杰玩剑的力度越来越大，她尖叫、跺脚、猛击，这时治疗师说："我们只是在假装，放轻松！"然后治疗师问："我是不是受伤了？"玛特杰说："我没有打你。"游戏停止，玛特杰又开始玩飞镖。她开始往油毡里扔飞镖，治疗师说："我觉得这样不好。"玛特杰变得越来越疯狂，治疗师说："够了。"飞镖游戏停止了，玛特杰去玩玩偶。在治疗结束的时候，当治疗师说了三次他们要停止的时候（第一次是过去40分钟的时候），玛特杰非常沮丧，当她出门的时候，她打了治疗师一下。对此，治疗师说："可以打我一小下，来表示你有多生气。"

　　对于飞镖游戏，玛特杰变得越来越兴奋；然而，她的运动技能并没有那么发达，治疗师必须进行干预，否则她可能真的会伤害自己。这勉强是一场游戏：它有些危险，很难决定界限在哪里。但划定界限后，玛特杰的反应非常好；在飞镖游戏的情况下，她欣然接受。治疗师也可以参考他们之前讨论和绘制的情绪的耐受窗。"你的感觉开始到红色区域了，你不觉得吗？我们能做什么呢？"

　　在治疗结束时，当她应该停止的时候，她跨越了界限，行为上打了治疗师。治疗师镜映了她对玛特杰的感知和感受，表现得就像一个孩子，即当感到愤怒的时候，会打别人。措辞方式也表现出孩子难以控制自己的冲动。治疗师可以识别和承认情绪，同时以孩子更容易接受的形式将情绪归还给孩子。当然，治疗师不能做更多，因为这是这次治疗的末尾。如果有足够的时间，她可以更多地说出自己被打时的感受，并构思出她认为孩子生气的事情（要和孩子核对！），也许这可能会引导他们谈论处理挫折和走出红色区域的方法。

加入假装游戏

有时有必要加入假装游戏，为一些孩子带来过渡的空间，帮助他们从不同的角度思考。但是，请注意，当孩子陷入佯装模式时，这并不是一个很好的技巧，因为这可能会导致伪心智化（参见第四章中佯装模式和假装游戏的区别）。无论如何，为了防止伪心智化，需要有与真实感受的联系。治疗师可以帮助拓展孩子的心智化能力，例如，询问在游戏中对方应该做什么或有什么感受。作为一名积极的解说员，治疗师可以更轻松地将游戏带入生活，甚至时不时地成为其中的一部分。

保罗

治疗师和保罗还在踢足球；治疗师要把球射向保罗，保罗是守门员。保罗尽力阻止球。很明显，他觉得在这方面做得很好很重要。他要求治疗师多踢一些高难度的球。治疗师照做了。保罗跌倒了，说他受伤了。治疗师走向他，关心他。她说："现在开始伤停补时。"保罗翻了个身，两眼呆滞。他问时间什么时候到。治疗师让他看时钟，但很明显，保罗非常清楚。然后治疗师问："足球比赛有休息时间吗？"保罗非常想踢一场比赛；所以他解释了他想要什么，并与治疗师协商她将成为谁（哪个足球运动员角色）。一旦完成了这一任务，他们就可以继续比赛了，治疗师问道："所以你已经从受伤中恢复了？"保罗说："等一下。"治疗师说："慢慢来……那么，你好了吗？"

治疗师可以用"无知"立场来探索更多关于他从受伤中恢复的感觉，也可能是从失望中恢复的感觉。重构事件并解释行为可以澄清他在这一情况或其他背景下的失败经历。

通过内隐和外显的确认来给情感状态赋予现实价值

对每个人来说，确认情绪体验都是非常重要的。有时孩子可能在治疗环境中第一次体验到这一点。如果与治疗师的关系已经足够安全，孩子感到真正被理解，他就会变得不那么僵化，可以更开放地"学习"与他人关系中的新东西。孩子可以逐渐开始内化治疗师作为情绪表征（具偶联性的、被标识的镜映的情感经验）的功能。这本质上是功能的内化，而不是内容的内化。所有儿童在出生时都可能具有内在表达情绪的能力（见第二章）。治疗中的镜映体验对于重新改变已经出现问题的自然过程至关重要。治疗中的这一过程将促进孩子对与自我和他人有关的感受所代表的意义产生替代想法，并取代固定的、未经思考的、僵化的模式。至关重要的是，治疗师不仅要有同理心和支持性。确认指的是真正尝试去理解孩子的观点。通过这种方式，内隐和外显的确认，将有助于让互动变得有趣，令人印象深刻，并促进沟通。本节会重点介绍两种具体的干预技术。

给游戏人物的情感状态赋予现实价值

情绪的语言表达是复杂的。可能需要采取很多小步骤，与孩子感知的联结以及保持无知和好奇的态度都是至关重要的。有时候，感受可以通过某种中介来命名，比如游戏情境中的一个人物，或者作为治疗师的一种感受。夸张是一种有趣的方式，让人们更容易开始接受困难的感觉。

玛特杰

小猫爬上高高的屋顶，发出尖锐的尖叫，有掉下来的危险。这个游戏重复了好几次。治疗师在玩公主的游戏。治疗师试图通过在玩的时候问一些问题，来启发玛特杰对于游戏中小猫的感受，比如"这只小猫怎么了？""小猫在塔上做什么，它能下来吗？"，或者"谁来救这只小猫？可怜的小猫会掉下去吗？它会安全落地吗？"。然后她让公主说："小猫咪，不要做这样危险的事情。"玛特杰告诉她，这只小猫可以做不寻常的事情。治疗师问道："你觉得小猫会认为自己无所不能吗？"然后她让公主说"这让公主感到害怕"，她补充说："你认为小猫害怕吗？"

因为孩子已经以一种非言语的方式清楚地表明恐惧是其中的一部分，治疗师可以谨慎地把它用语言表达出来。因为它涉及的是一个游戏人物，而不是孩子，孩子更容易接受，她可以稍微尝试一下已经用语言表达出来的情绪。在这个例子中，她被鼓励去感受过度自信和恐惧。

玛特杰

玛特杰在玩上学的游戏。治疗师犯了很多错误。但今天也是治疗师的生日，她可以选择自己最喜欢的颜色；老师在黑板上为她画了一面旗子和一个气球。玛特杰看了看治疗师的算术本，告诉她所有求和题都错了。治疗师说："我觉得很不开心，我犯了那么多错误。"玛特杰说："那你就应该把它做好。"治疗师说："我无法总是做到。"玛特杰（装出一副若无其事的样子）说："你并不总是知道正确答案。"治疗师说："我不喜欢无知的时候，这让我非常不开心。"（图8.1）

接下来这个场景以稍有不同的形式重复。玛特杰在一张纸上写下了非常困难的求和，而治疗师要去解出这些题目。治疗师开始说："我希望我能做对。"然后说："你把它弄得太难了，老师。"作为老师，玛特杰非常粗暴地回应道："开始算！否则你就不能再去参加派对或上学了。开始算！"治疗师做算术题，玛特杰说："很好。"作为奖励，治疗师被允许画画。

在游戏情境中，治疗师就是犯错的孩子。她用语言表达了这样一个事实：当孩子犯了这么多错误时，他会感到不开心。玛特杰在游戏中没有提到不快乐，但作为老师，她确实对犯错误的孩子表现得更宽容一些。她在学校有严重的问题，无法忍受任何人谈论这些问题。治疗师会展示如何处理失败的感觉和不开心的感觉。这鼓励孩子开始感受这些感觉，就像在游戏中她可以处理一样。

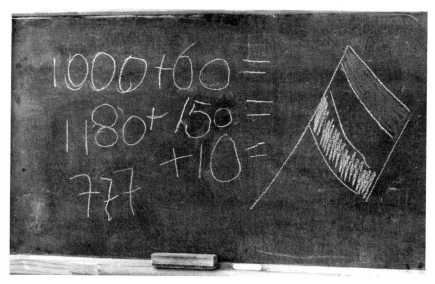

图 8.1　我觉得很不开心，我犯了那么多错误

澄清并阐明孩子的情感状态

澄清并阐明孩子的情绪状态，包括以一种开放、好奇的方式识别那些孩子可能还不能说出，但能清楚地表现出来的情绪。重要的是通过将情绪与孩子之前的经历、当前的行为或背景情绪联系起来，将情绪置于情境中。作为治疗师，我们太习惯于用语言表达情绪状态，以至于我们很容易对焦虑或愤怒等基本情绪做出太多假设，仿佛这些都是心理等同的、普遍的体验。假设情绪的语言是普遍的，这是有风险的（Zevalkink et al.，2012）。阐明情绪，对情绪进行情境化，可以防止治疗师和孩子被

带入伪心智化的世界，并确保治疗师明确孩子的实际体验。

玛特杰

　　玛特杰和治疗师坐在桌子旁，画着一只狗的石膏模型。一开始，玛特杰正忙着混合颜料，以得到合适的颜色。治疗师在帮她。玛特杰让治疗师把颜色喷到盘子上时，她边照做边说："我们是在一起工作的搭档，对吧？"在这之后，玛特杰对治疗师变得有点居高临下、挑剔和严格。当治疗师想要搅拌颜料时，玛特杰说："我来搅拌。"然后治疗师说："你才是懂颜料的。"然后玛特杰开始给治疗师下达更多的命令："一些白色！不，这不是正确的颜色，红色，红色，红——红——色（不耐烦的，强硬的）。"治疗师在游戏中附和说："好的，老大。"然后玛特杰说："不。"（她的意思是，不要这么说。）治疗师说："我不能说出来，只能照做，对吗？这是你想要的方式吗？"

　　和之前的会谈一样，玛特杰专横跋扈，而治疗师是必须执行她的命令的人。所以，治疗师习惯了在游戏中被下达命令，习惯了执行命令和被责骂。在游戏中，当她说"好的，老大"时，这显然不符合玛特杰的感知。这对她来说是一种挑战。玛特杰没有被认可的感觉，所以治疗师说："我不能说出来，只能照做！"治疗师可以通过心智化更多地体验她自己不得不服从的感觉。这可能会给她一个机会来阐述作为老大和奴隶的不同观点和感受。

玛特杰

　　玛特杰和治疗师正在用黏土做汽车。治疗师对一辆漂亮的车发表了评论，奇怪的是，玛特杰认为这是在虐待马（她最喜欢的交通工具）。玛特杰说："这是谩骂。"治疗师说："哦，这种感觉太糟糕了。我很抱歉。当然，你不喜欢我说你的马。"治疗师和玛特杰继续工作。

过了一会儿，治疗师又开始谈到刚才的"骂"。治疗师说："你知道吗，我没有注意到你对这件事有那种感觉。"治疗师和玛特杰还在给这辆车修车库。突然，玛特杰说："如果你装饰一些东西，你可以……"治疗师补充说："把它带回家。"玛特杰说："不。"治疗师说："你看，你正忙着想你可以带什么回家，这样其他孩子就不能玩了。"玛特杰没有回应，于是治疗师说："我猜错了吗？"玛特杰说："没有。"在这之后，玛特杰说治疗师正在做一个比她更好的车库。治疗师说："我不应该这样做吗？"她们交换了车库。玛特杰对治疗师非常严格，治疗师说："你对我很严格。""不。"玛特杰说，"汽车对你很严格。"治疗师轻松地说："我没有认真听，这就是你的意思，不是吗？"（图 8.2）

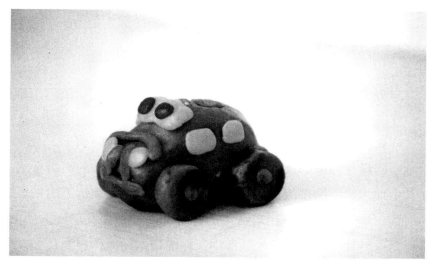

图 8.2　你知道吗，我没有注意到你对这件事有那种感觉

当治疗师把沟通不畅归结到自己身上时，孩子会觉得自己被更好地理解了。玛特杰认为另一个人不会理解她。当治疗师表示她确实理解孩子的这种感觉时——并且不取消孩子的行为资格，仍可以继续做事——她就表明孩子有自己的情绪活动，孩子的"不"可以被接受。治疗师可以选择对她自己的困惑进行心智化。"停止并倒带"这样的干预可以刺激处于平静情绪中的孩子的心智化。也许这就创造了空间，让他们去思考他们之间视角的不同，以及误解是如何产生的。但这也有可能是一个创伤触发点。孩子在另一个人不太清楚的时刻感到被责骂，这可能意味着它指向的是创伤情境。治疗师的无知立场可以帮助孩子把这种对她来说可能也是陌生的感觉用语言表达出来。

玛特杰

玛特杰在卡片上洒了太多的闪光粉，她对此很不高兴。她失望地说："完全被毁掉了。"治疗师说："这和你计划的不完全一样。"玛特杰说："你更擅长这个。"她交换了她们的卡片之后就满意了，之后继续在治疗师的卡片上创作。治疗师说："有时候你脑子里有个想法，但是很难把它变成你想要的样子。尽管你很清楚自己想要它变成什么样子。"

治疗师轻松地放弃了她漂亮的卡片，交给了玛特杰。她听之任之。通过这样做，她向人们展示了玛特杰是在做漂亮东西的孩子，而治疗师是给她空间做这件事的成人。虽然治疗师提到了玛特杰的不满意感，但她在其中加入了一些东西：她间接地把无力感用语言表达了出来。这样做的时候，治疗师没有打压玛特杰的自恋，通过不提及玛特杰的失败，而是命名这种能力：它在你的脑海中，你确切地知道你想要什么，现在所要做的就是以这种方式产生。当然，也可以说治疗师本可以从这种互动中得到更多。通过更多地思考和出声思维，关注失望以及相应的体验，可以重新构建从情绪状态到行为的步骤。

保罗

治疗一开始，保罗立刻疯狂地投掷飞镖。治疗师说："首先我要拿着飞镖。"保罗激烈地抗议。治疗师说："在这里，我是那个必须控制事情的人。我认为你可以自己控制事情，你自己就很擅长控制事情。"保罗打断道："是的，你说得对。"保罗明确表示，他认为这是一堆废话，他自己确实可以做到。在接下来的几分钟里，治疗师多次尝试和保罗沟通，都只得到了他简单的回复。保罗的飞镖投得不太好。他因为不能正确地扔飞镖而变得越来越生气。然后保罗说："如果有人看着我，那我就做不好，或者如果有人在旁边。"治疗师则共情地回应："所以，如果我只是转身是没用的。"保罗说："对，没用，我还是知道你在这里。我不知道为什么。"治疗师说："如果房间里没有人，你就能更好地掷飞镖。"他们一致认为这很奇怪。

起初保罗的反应是愤怒。然而，当治疗师试图将他的无能转化为互动时，他的反应很好。她积极地寻找他们的接触中给他失败感的那一面。事实上，当他感受到一些东西时，她会认真对待这种感受，这对保罗来说是有价值的。再过一段时间，这甚至意味着他可以向治疗师吐露内心的想法。治疗师也可以问他，有人看着时会影响自己的表现这种感受出现在身体的什么地方。治疗师可以更多地讲述自己作为那个审视的人的感受，也可以以一种无知的方式，讲述他在别人看着他时可能感受到的屈辱感。也许孩子将他的异化自我，即无反应的状态，放置在治疗师身上，并通过操纵和控制来保持这个状态。这使孩子感觉更连贯，从而感受更好，但它使治疗关系处于压力之下。这是一种见诸行动，因为这根本没有心智化可言。孩子是在心理等同模式下运作的，也就是说，他对对方的感知与现实是一样的：就是这样。治疗师试图满足孩子的主要感知，并确认她知道这从孩子的角度来说是现实。"所以，如果我只是转身是没用的。"因为孩子实际上认为治疗师对他很挑剔，所以从孩子的角度阐述这一点是有帮助的。案例中的治疗师可能涵容了孩子的投射，这样在他们之间的接触中发生的事情就会在孩子的脑海中占据一席之地。这使依恋关系更加安全，这也再次支持了孩子的情绪活动。

治疗师和孩子可以谈论耐受窗，也可以尝试讨论他的感受的强度，以及他需要什么才能变得更平静。事实上，最好是先讨论孩子的唤醒程度，因为当孩子处于耐受窗之外时，其他的干预措施（第七章）将不会有效。

赞德

有几次，赞德用罗马数字给治疗师出了相当困难的求和题目。治疗师做了一段时间了，赞德从中得到了很大的享受，尤其是当治疗师已经做了很长时间的时候，赞德对她说："这不对，重新做。"说到这里，治疗师问："我能不能随便写点东西？"赞德说"不行"，他笑了。然后治疗师说："哦，这是一个小霸王游戏吗？"她用一种一开始惊讶，后来笑了起来的语气。赞德笑得更厉害了，说："是的，就是这样。"

从一开始，气氛就一直是愉快的，因为他很享受他想出来的玩笑。这一切都有一种愉悦的、过度活跃的感觉，伴随着他不断地来回奔跑。治疗师觉得自己被迫切地要求迅速做出反应，很难为自己找到片刻的宁静。事实上，她可以大声说出来。这种互动清楚地显示了赞德在接触时的那种有点施虐受虐的方式，这种方式明显已经存在了一段时间。治疗师进行干预的方式所提供的涵容也会鼓励赞德认识到他需要引诱和纠缠他人。当治疗师在某种程度上对自己的感受更加透明时，这将有可能使赞德更容易看到不同的观点，并对它们进行思考。

结语

在此时此地的治疗关系中，治疗师可以通过与孩子的情绪联系起来，在孩子的心智化功能方面工作。通常，首先需要揭示出身体表现和感受强度。这可以帮助孩子意识到情绪的身体方面，让他们冷静下来，更能观察自己的真实感受。而只有这样，情绪管理才会发生：在他们的现状中详细阐述情绪状态，从不同的角度看待它们。设定界限对这一过程有帮助，因为它有助于减少这些孩子的行动倾向，并促进言语表达。而内隐和外显的确认将有助于让互动变得有趣，令人印象深刻。治疗师会确认孩子的情绪状态，从而给孩子更多的空间去发现他们的情绪是存在的，是可以被承认的。当很难就孩子的情绪状态进行沟通时，可以将你在互动过程中的感觉进行心智化，这可以为孩子树立如何处理困难情绪的榜样。如果治疗师对孩子外化的情绪状态负责，这就创造了一个空间，让他们熟悉并吸收这些情绪。只有当治疗师允许自己跟随孩子的投射性认同，同时对这一切的本质、强度和特点保持开放时，这一切才有可能发生。

第九章

干预技术：

心智化

安娜丽丝·J.E. 费尔霍伊格特 – 普莱特

引言

很明显，一旦孩子学会了心智化，也就是当他们意识到除了自己之外，别人也有属于自己的内心世界，有感情、有思想、有欲望的时候，对情绪的调节就会发生变化。在正常的发展过程中，孩子在 4 岁左右开始发展心智化的能力，这意味着他们也会用情绪来调节自我。这也是他们发展"自传式自我（autobiographical self）"的年龄（Fonagy，Gergely et al.，2002，p. 245）。"自传式自我"指的是通过建立主观视角的个人时间线对自己进行多重表征的能力。儿童心智化疗法的重点是让孩子回到他们的发展轨道上。

治疗师可以通过以下方式帮助心智化发育不全的儿童提高心智化能力，获得表征结构。

- 从孩子的角度看世界，能够激发认知信任。如果孩子觉得治疗师

理解他 / 她，那么孩子就更倾向于向治疗师学习。第七章和第八章的技巧应该有助于认识到孩子是一个施动者，要秉持着交流是双向的态度，相信孩子有东西可以教给治疗师（Bateman & Fonagy，2019，p. 174）。

- 帮助孩子创造与自我表征一致的心理表征，这使他们能够将表征与现实和他人分开。当心理表征和自我体验一致时，孩子会更愿意从治疗师那里学习，社会交流也会改善（Bateman & Fonagy，2019，p. 174）。

并非所有形式的心智化都与情绪体验有关，但在治疗中，情绪体验是相当核心的。这一章旨在讨论鼓励孩子思考心理状态和心理过程的干预措施，包含了所有促进孩子呈现内在体验以便沟通和解读人际过程的干预措施。如果孩子可以用心理表征来描述真实的内心体验，我们就可以说这是一定程度的心智化，它给了孩子一个重要的工具来进行自我调节，并在关系中整合自我。在心智化干预措施类别下，已经确定了三组干预措施（概述见附录 B）。每组都包含我们在治疗过程中观察到的具体治疗技术（见第六章），其中一些根据后续的治疗经验进行了重新命名。

探索心理内容

探索心理内容意味着，对治疗师认为孩子可能在幻想、思考或希望的事情发表评论。治疗师跟随孩子，试图和孩子一起探索各个方面的身心体验。比如，如果治疗师迟到了，孩子似乎认为治疗师不喜欢他 / 她，孩子可能处于心理等同模式，被抛弃的感觉占主导地位。孩子不会想到，治疗师在私人生活中可能遇到了困难。然后治疗师会试图和孩子一起，通过追溯这个想法的前因，来理解孩子为什么会觉得治疗师不喜欢他 / 她。治疗师会探索这种内心世界，让孩子思考其他的可能性。在本节中，我们会介绍四种具体的干预技术。

在游戏中对心理内容进行评论

改变游戏的环境，使游戏能够承载更多的情感和精神内容——例如，帮助孩子思考游戏中人物的心理特征。

伊沃

伊沃在给城堡里的玩偶分类。他称其中一个为勇敢的人，一个是高贵的骑士；另一个被他称为小兰斯先生。然后治疗师说："你在给不同类型的人命名。"伊沃找到了一个公主，但公主穿着裙子，不适合骑在马上，伊沃不知道怎么办。后来，治疗师给了他一个王子，国王的两个儿子有所不同，年长的被称为"无名之辈"，没什么价值，年轻的被称为"天之骄子"。小儿子被扣留为人质，是因为他太有价值了：他是聪明的那个。有一次，伊沃问治疗师知不知道城堡的名字。当治疗师犹豫的时候，伊沃提出了自己的建议——"沃芬斯坦或类似的"——最后这个聪明的儿子被命名为"沃芬斯坦二世"（图9.1）。

在这次治疗中，命名很重要。伊沃似乎忙着定义人格；这也是治疗师对起名字一事保持沉默的原因。治疗师可以大声质疑自己似乎被名字和身份所占据。这种干预强调了人有不同种类的事实，从而含蓄地表明他可以成为自己，可以发展自己的身份。治疗师可以鼓励他去调查其中的差异，去思考游戏中"无名之辈"和"天之骄子"的差异。他是怎么理解的？治疗师可以想象，只有身处底层或巅峰两种状态，这是很可怕的，那么伊沃会不会有不一样的感觉？

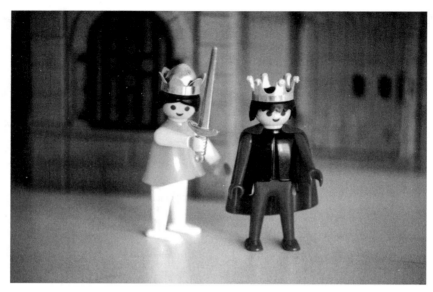

图 9.1 你在给不同类型的人命名

讨论关于依恋对象的想法和感受

讨论孩子对某个依恋对象的想法和感受，例如，促进依恋对象之间的区分，也有助于建立客体关系。当孩子能够讨论别人在想什么、他们的意图是什么、他们的动机是什么时，他们的心智化能力就会进一步发展。

伊沃

玩飞镖时，治疗师问伊沃："我得 17 还是 11 分？"显然，治疗师无法从飞镖盘上分辨出来。伊沃激怒治疗师："你是怎么想的，你看看这是什么情况？""看起来更像 7。"治疗师相当胆怯地回答。然后伊沃突然想到，这就像他爸爸经常说的那样，他总是说"你看看这是什么情况？"之类的话。治疗师说："他认为你只是为了得到结果而问吗？还是说他觉得你很蠢？""嗯……通常两者都有。"伊沃笑着说。治疗

师说："这样不太好，对吧？"但伊沃没有任何反应。

　　玩飞镖的时候，伊沃把飞镖扔得很用力，导致几乎无法从飞镖盘中拨出来。于是，他说："看看，这真是一项世界纪录。"然后治疗师回答说："现在你和你爸爸一样在讽刺人！"

　　这是伊沃第一次自发地提起对父亲的感受。他似乎在治疗中建立了更多的自信。他不再需要练习投掷，很快就能适应比赛。治疗师可以向他提到自己观察到的这一点。这样他会觉得更安全，也正因为如此，他可以谈论关于他父亲的感受，以及他自己有时像父亲的感受。治疗师可以通过积极的提问和对这一时刻的心智化来阐述这一点。她可以试着理解他与父亲的这种互动，以及他与父亲相似的感受对他来说是什么感觉。也许他可以再举一个例子来进一步探索。

伊沃

　　在上一次治疗中，伊沃自己也注意到，他和他父亲一样，也会说一些讽刺的话。当时，他执着于飞镖游戏似乎也和他与父亲的关系有关。在这次治疗中，伊沃再一次说："我的行为就像我的爸爸！"他也会说类似这样的话，比如："来，把它做对！"治疗师问他："你觉得怎么样？""有点搞笑。"伊沃回答说。治疗师问道："你说的是哪个爸爸？"伊沃说："嗯，怎么说呢，我的亲生父亲。"然后治疗师说："我们上次也谈到你父亲了。有关他的讽刺。那指的是谁？""那也是我的亲生父亲。"伊沃说，"我继父不怎么说话。"过了一会儿，伊沃用命令式的语气对治疗师说："扔！"治疗师说："你听起来就像你爸爸！"治疗师问他："你爸爸是不是很难取悦？"伊沃轻蔑地说："哦，当然。他更多的时候是高兴，而不是生气。"

　　令人惊讶的是，治疗师发现伊沃没有给出他的两个父亲，生父和继父的具体名字。治疗师可以大声讲出对此事的心智化，例如，他似乎不想对两个父亲做出区分。促进父亲之间的区分也将帮助他区分自己和他人，她可以提出问题以更好地了解他对两个父亲的感受。例如，如果他愿意，说出他认为自己是更像 1 号父亲还是 2 号父亲。这很有可能引出更多这样的问题，"我是谁？我像不像 1 号父亲？我在哪些方面像 2 号父亲？"

探索孩子的心理内容

治疗师可以探索自己从孩子的行为或游戏中推断出的心理内容。当这种感觉合理清晰地呈现时，她就可以这样做。她可以用这样一句话来表示："你玩娃娃的方式给我的感觉是，你不喜欢我做的事情。我说得对吗？"对孩子以情绪的方式表现出来的东西进行评论，是为了帮助孩子创造与他们的自我表征一致的心理表征。因此，治疗师的干预可以使人们从不同的角度来看待最初的体验，并对情绪表征做出不同的归因。

海尔特

治疗师和海尔特在玩大富翁游戏。海尔特要付一大笔房费和房租，这显然让他非常费心。他几乎没有眼神交流。他完全专注于如何拿回自己的钱，以及如何能够再次把他那条街上的房子翻新。他不断地重复说："我把它们都翻新了一遍。"治疗师介入，说"是的，我看得出你很担心，你似乎完全被它占据了"之后，他深深地叹了口气，似乎觉得被理解了，说："幸运的是，我摆脱了。"他松了一口气。

治疗师正在不断地寻找方法来激活这个孩子，并将其唤醒拉到更理想的水平。当和这个男孩交谈时，很难用活泼生动的方式说话，也很难有丰富生动的面部表情。也正因如此，可能是外界对他的镜映更少，反而又增加了他的孤立感。他似乎认为，无论如何都没有人会理解他。他

不与人接触，似乎也不希望与任何人接触。治疗师总是在寻找方法了解
他和他的经历，尤其是在涉及强烈情绪的时候，比如在这个情境中，当
他损失了很多钱的时候，海尔特就会把自己完全与外界隔绝。幸运的是，
这种干预让讨论他的感受成为可能。

增加另一种视角

治疗师可以给孩子的想法添加一些提示。例如，治疗师说："另一种
理解方式可能是……"当孩子在治疗过程中，思维有了更多的结构和稳
定性时，增加另一种视角就变得越来越重要。孩子越来越多地了解到自
己的行为或他人的行为是如何以各种不同的方式被理解的，这是提高心
智化的重要部分。

伊沃

一旦伊沃练习了一会儿飞镖，他就想进行一场比赛：现在他和治
疗师一起竞赛，治疗师也被允许扔飞镖了。当治疗师掷飞镖的时候，
伊沃的行为是很值得关注的。他把手放在眼前，开始时治疗师问道：
"你不想看吗？""不。"伊沃说，"我在保护我自己的头。"然后治疗师
说："你害怕我会把飞镖扔到你的头上吗？"她又补充道："我对你没
有那种糟糕的想法！"当再一次轮到治疗师的时候，伊沃躲在沙发上，
治疗师说："你这么害怕吗？你一定要躲起来吗？"下一轮开始时，伊
沃站在治疗师身后，治疗师笑着说："你一点都不相信我！"对此，伊
沃回答："这是被允许的，不是吗？"治疗师确认了这"是被允许的"，
并补充道："重要的是你的感受！""在这里我感觉很安全。"伊沃说，
并继续说道，"在一天的其他时间……"治疗师说："你觉得不那么安
全？"伊沃对此没有回应。

治疗师决定强调安全感方面，并采取缓和措施：治疗师表示自己有

另一个视角，并且没有这样的感受。治疗师也可能想知道为什么伊沃既感到不安全又感到安全，以及自己是否说过或做过让伊沃害怕的事情。

保罗

治疗师和保罗在玩军队游戏。他们各自组建了对抗对方的军队。保罗说了一些话，大意是说治疗师的安排很愚蠢。治疗师改变了自己的安排，说自己将实践保罗出的好主意。治疗师："现在让我们看看我的安排是否合适。"保罗气愤地说："你刚才抄袭了我的方案。"治疗师说："是你给了我一个聪明的主意，让我的士兵们躲在铁丝网后面。"不久之后，保罗自发地说："等我回家，我会叫一个朋友一起玩。"他从来没有自发地说过这样的话。

越来越明显的是，在治疗师都没有意识到的时候，她在保罗心里已经成了一个心怀不轨的坏人。虽然他们在这里的互动并不激烈，也没有发生不愉快，但从最微小的细节中就可以明显看出这一点。治疗师用另一个不同的标签来抵消保罗对于她的意图的归因，从而增加了一个新的视角。

赞德

就在治疗结束前，赞德的妈妈带来了一只小狗；虽然事情发生得很突然，但赞德曾经提到过她会来。治疗师很喜欢这只狗，也很喜欢赞德和它之间的良好关系。抚摸着小狗，赞德说："是的，在学校里，和那些孩子们在一起的时候，你会有点害怕。"治疗师说："是这样吗？他是不是有点害怕？"赞德说："是的，但他也很受欢迎！"然后治疗师说："也许它给了你一种感觉，'这让我更受欢迎'？你是带着明星小狗的受欢迎的赞德？"

赞德让治疗师能够容易地说出他的意图（在学校和治疗中），这就给他自己创造了一个可以使用各种办法来提高自我意识的环境。这表明，赞德和治疗师之间的互动正在变得越来越轻松。通过让治疗师轻轻地抚摸一下狗，他们可以以一种更放松的方式，谈论学校等困难的事情，而赞德也可以做出积极的回应，而非反抗。

探索行为背后的心理过程

囊括并思考记忆、遗忘、幻想和渴望等心理现象，以及它们之间的关系，是更复杂的诠释性心智化。治疗师会帮助孩子在不同的情绪、主题和表征区域之间建立联系——例如，丧失和攻击之间的联系，或者依赖和退缩之间的联系。一旦情感调节和心智化能力达到了一定水平，就可以挑战孩子，让他们看到不同视角的观点，而非陷于自己的观点，避免僵化的风险。"探究现实"开始成为一种可能。时机仍然是重要的。如果治疗师过早地或在情绪激动的时候说这些话，那么它们可能会被视为一种攻击。本节会重点介绍五种具体的干预技术。

对孩子的心理过程进行评论

心智化就像一个缓冲器。如果他人的行为或发生的事情是意想不到的或不可理解的，心智化可以帮助我们对可能发生的事情做出多种假设。不擅长心智化的孩子往往会认为别人有不良意图。治疗师可以帮助他们"把玩"现实。

保罗

治疗师和保罗正在谈论保罗的一个梦以及他对这个梦可能真的发生的恐惧。在梦里，有一个人在阳台上，这个人说了几句不清楚的话，包括一些听起来像"要去死"的话，然后他就从阳台上摔了下来，死了。保罗一身冷汗惊醒，非常害怕，尤其是因为他不知道这件事是真的发生了，还是只是一场梦。同样非常可怕的是，他的朋友做了一模一样的梦。保罗在这一天的大部分时间里都很害怕——害怕到他甚至不得不小心自己说的话，因为你永远不会知道接下来会发生什么。由于治疗师的回应方式，保罗在他们的谈话中稍微改变了一下态度：一开始，他坚定地相信这样的梦真的可能发生，这是一个预言。多亏了治疗师的介入，重点就更多地放在了恐惧和恐惧对自身的影响上：它会让你产生怀疑，有时还会让你认为某些事情可能真的会发生。保罗对此反应良好。他甚至举了一个例子，如果你经常梦到怪物——虽然你知道没有怪物——但你还是会开始怀疑并相信它们确实存在。治疗师让保罗知道，她认为他说得很好。他们一致认为，最难的部分是你永远不可能完全确定。治疗师告诉他，她仍然在想这件事："事实上，在你的头脑中，有两种想法并存：一种是你知道这是一个梦，另一种是你怀疑它，变得不确定，因为它可能看起来非常真实。"

治疗师觉得，保罗所提出的东西有非常多的层次——对失去控制的恐惧、由于无法清晰地区分"幻想"和"现实"而产生的恐惧、无法清晰地区分"自我"和"他人"而产生的恐惧：保罗提到，他的一个朋友也做过完全相同的梦，这也让保罗非常害怕。恐惧的强度可能是要首先强调的，治疗师可以和孩子一起探索不同场景下的强度差异：在梦里，在和朋友交谈时，以及在此时此地的治疗中。

赞德

赞德刚刚在谈论他班上一个对他很刻薄的男孩。突然他重新注意到录像机，对着录像机大喊奥利维尔很蠢。但与此同时，赞德还提到了奥利维尔比他更擅长的事情。在合适的时机，治疗师说："你是否可能有一点点嫉妒他？"

上次，赞德也谈到了这个男孩。他认为他是一个威胁，明年他们将在同一个班级。更糟糕的是，他被分配到一个比赞德所在的曲棍球队要好得多的球队。治疗师可以进行心智化，阐明对她来说嫉妒一个在很多方面都比自己做得更好的人是完全可以理解的。以及人在这样的时刻有什么选择：贬低那个人，或者努力成为更好的自己。或者，你怎么想？

海尔特

海尔特在大富翁游戏中获胜，他是赢家，但他一直在小心翼翼地观察着这段关系的平衡。他刚买了一整条街，正在盖酒店。治疗师谈到了他的"聪明计划"。海尔特说："如果我刚才吃一些糖果，我会更厉害。"一开始，治疗师很惊讶，不知道这是怎么回事。然后，海尔特拿出了一根棒棒糖。然后治疗师说："所以你在问我一个问题？"海尔特点点头。治疗师说："你是在问我是否介意你吃甜食吗？"海尔特把棒棒糖塞进嘴里。

治疗师有一种强烈的感觉，海尔特并不真的相信对方是可以保持正常沟通的。在治疗师看来，海尔特非常害怕与治疗师断开联系；可以感受到一种抑郁的情绪。他似乎以牺牲与另一个人的关系为代价，过度调节自己。治疗师所做的，实际上是将海尔特的隐含信号，或者说线索，翻译成一个关于他们的关系的问题。这也是一种示范的形式：展示人们如何相处。她可以更明确地展示她是如何思考她脑海中有关海尔特在想什么的内容的。当然，在这之后，需要和孩子核对一下。

爱德华

爱德华谈起了课堂上出现的调皮捣蛋现象，尽管他没有参与，但他和全班同学都因此受到了惩罚。他说他被欺负；但他说得轻描淡写，说以前经常发生这种事，但现在这已经不怎么困扰他了，因为一直都是这样的，等等。治疗师说："所以实际上这对你来说已经成为完全正常的事情了……这只是生活的一部分……但即便如此，每次发生的时候，可能还是非常烦人。"爱德华立刻回应道："即使你已经习惯了，它仍然会非常烦人。"他接着说，声音里充满了情绪："就像我的小弟弟做蠢事一样；他可能真的很烦人……但我已经习惯了，你只需要忽略它。"

治疗师再一次试图提起他对霸凌行为的轻描淡写。爱德华的反应出奇地好。他不仅立即同意了，还提供了新的材料。

在假装游戏中用语言表达愿望和／或意图

治疗师可以在角色扮演中积极地用语言表达愿望或意图。他们可以用语言表达一个幻想中的人物或游戏人物的愿望和／或意图，这在时机尚未成熟，还不能把这些和孩子本身联系起来的情况下是有用的。

玛特杰

玛特杰和治疗师正在城堡里玩，有四匹马（两个妈妈和两个孩子）。在玛特杰的要求下，治疗师扮演的是两个妈妈，而玛特杰扮演的是两个宝宝。宝宝们被关在城堡里，他们哭着喊着救命。妈妈们想要救宝宝们，必须找到钥匙。然后一个宝宝跳上高高的空中，摔了下来。治疗师在游戏中说："哦，天哪，有时候他们跳得有点高。"当宝宝继续跳的时候，治疗师说："她有时候真的喜欢做疯狂的事情。"

"有点高"是对做一些危险的事情而引发的刺激感的一种解释，这种解释仍然与事实很接近。如果玛特杰能够接受这种干预，治疗师就可以更进一步。她把刺激的感觉用语言表达出来，在语言中她也表达了对这种感觉的接纳："她有时候真的喜欢做疯狂的事情"。治疗师避免将这句话与玛特杰联系起来，因为玛特杰喜欢做疯狂的事情，喜欢刺激的事情。干预的结果是，在游戏中，玛特杰让宝宝们表现得非常亲密和开朗，营造了一种愉快的氛围。因为这种兴奋和刺激被接纳了，玛特杰觉得自己的自我意识得到了确认；在游戏中，她从一个过度兴奋的孩子变成了一个会说"我自己来做"的孩子。

爱德华

治疗师和爱德华第一次玩"战舰"。他们谈到了各种各样的舰船，以及发现这些舰船的难易程度。爱德华说："你永远不可能击中我的潜艇，它在水底很深的地方。"对此治疗师回答说："当你几乎看不见它的时候，它一定会很好地自卫……有时人也有点像那样。"爱德华继续说着，并忽略了这一点。

治疗师觉得爱德华拿出的潜艇的照片和她自己对爱德华的印象非常吻合。当孩子没有反应的时候，她可以这样反馈："你怎么看？看来你不同意。"如果她一开始就给游戏人物（在这个例子中是潜艇）的情绪状态赋予现实价值，并提到战舰通过如此隐蔽来保护自己，爱德华可能会更开放地接受治疗师的信息。接下来，她可以让这个部分与爱德华建立联结。"有些人把自己藏起来，因为他们害怕被撞。"

用语言表达孩子的愿望和／或意图

治疗师可以直接用语言表达孩子的愿望和／或意图，那些孩子虽然实际上没有说出来，但在游戏或行为中存在的愿望，然后将其与另一种情绪或想法联系起来。

玛特杰

玛特杰和治疗师一起坐在桌子旁。在上一次会谈中，玛特杰用石膏做了一只狗，这一次她想把它画出来。从一开始，玛特杰就一直在嘟囔。然后治疗师问："你的嗓子不舒服吗？"玛特杰没有回答，继续低声说着。然后治疗师说："没有人能听到你，但是我可以，不是吗？"玛特杰说："是的。"然后继续低语。2分钟后，玛特杰开始用正常的声音说话，并在接下来的治疗中一直如此。

一开始，治疗师并不确定孩子一直嘟囔的原因，这可能是因为玛特杰的声音有些沙哑，玛特杰说话的声音确实往往都有点嘶哑，这可能是因为她发音不正确，并且经常尖叫。因为玛特杰没有回答这个问题"你的嗓子不舒服吗？"并继续低声说着，治疗师突然想到，她的低语行为与她希望排除观察者，与治疗师单独相处有关。治疗师决定说，没有人能听到你，而不是观察者听不到你。通过这种方式，她想强调这是一个愿望的事实，同时她也回避了玛特杰针对观察者方面的问题。这样，治疗师让玛特杰更愿意表达自己想要和治疗师独处的需求。当治疗师补充道"但是我可以，不是吗？"，这就把玛特杰想单独和治疗师在一起的愿望更明确地表达了出来。从之后发生的事情来看，治疗师的干预显然是正确的。在当前任务中，玛特杰和治疗师作为一个团队一起工作。

玛特杰

玛特杰和治疗师正在为她的父亲画一幅画，现在已经是最后阶段了。在此之前，她说这看起来像一幅圣诞画。当快画完的时候，治疗师说："特别漂亮的画送给特别的人！"玛特杰说："你知道这是给谁的吗？送给一个不用马鞍也能骑马的人！"治疗师说："你想在圣诞节见到他吗？"玛特杰说："不，我不会见到他。"然后立刻站起来，开始和隔着纱窗的观察者交谈。然后治疗师说："有时候你想和其他人说话，那说明我不能很好地理解你，是吗？"

治疗师认为，玛特杰在和父亲的关系中对父亲有很多期待。治疗师在阐释玛特杰想要见父亲时很谨慎，并先说这幅画是为一个特别的人画的，为玛特杰的阐释铺平了道路。治疗师非常强烈地感觉到玛特杰在对父亲的感情上的脆弱，所以治疗师非常小心地进行了操作。通过使用"特别"这个词，治疗师想唤起玛特杰对父亲的爱，这是相当成功的。在这之后，治疗师试图用玛特杰希望在圣诞节见到父亲的形式来表达孩子的失落感，但这太快了。治疗师也许可以更好地对自己进行心智化，去思考她不恰当地说出上述这句话，而不是询问玛特杰。

玛特杰

玛特杰和治疗师在忙着做一棵圣诞树。她想把剩余的材料带回家。玛特杰询问是否可以把圣诞树带回家。"我先举手的。"她说，"我们把所有的东西都用完吧。"治疗师说："这样就没有东西留给其他孩子了。"玛特杰说："反正他们也不会玩。"玛特杰认为她可以用黏土做圣诞树的顶部，并且她可以把材料和黏土都带回家（这是不被允许的）。玛特杰说："这棵树上的所有东西都可以拿走带回家。"然后治疗师说："你想带点东西回家，你不想让其他孩子玩。"过了一会儿，治疗师又说："那你家里就有治疗相关的东西了；我想，你会喜欢的。"

治疗师在治疗过程中密切关注玛特杰的行为，并将其与意图联系起来。值得注意的是，治疗师没有使用"因为"这个词来联结"你想带点东西回家"和"你不想让其他孩子玩"之间的关系。通过将推理分解成更小的部分，玛特杰就可以把它当成自己的愿望来消化。

用语言表达对他人／物体的心理生活的想法

治疗师会对他人（尤其是那些孩子常常谈及的人以及对孩子非常有意义的人）的心理内容进行心智化。这些人也可能是幻想中的人物。这个过程是发现这些人对孩子的意义的重要中间步骤，也可以帮助孩子学会换位思考。

爱德华

爱德华说他一整个星期都在生病，这很无聊。他表现得有点冷淡，也许还有点自大。10 分钟后，他想展示一些东西：小陀螺，现在在学校很流行。他谈到了交换陀螺的行为。他嘲笑说，有些孩子用两个甚至三个陀螺换一个陀螺。他总是以一换一。然后治疗师说："其他孩子显然有不同的想法，他们认为蓝色的比橙色的更有价值。"对此爱德华回答："如果你问我，我会说这完全是愚蠢的，但我利用了这一点。"

治疗师感到有一些恼怒，她也可以在治疗期间用语言表达出来。她想向爱德华指出，他认为自己的交易方式更好、更聪明，这也是他被孤立的原因。在这里，爱德华的僵化非常清晰，他无法想象，在其他孩子的眼中，陀螺可能有不同的价值。治疗师还可以心智化她自己的愤怒，她对其他孩子的想法，以及她对爱德华被孤立的担心。也许这能帮助爱德华看到一个不同的视角。爱德华自己说"这完全是愚蠢的"，治疗师可以探究这是如何对他起作用的。

强调孩子的心理世界的个性化特点

强调孩子能自己做事情、自己想要某些东西、自己发明东西，能成为独立的人，是有帮助的。当然，治疗师通常会专注于确认孩子的自我，例如，通过情感调节来确认——但除此之外，治疗师也可以非常直接地做到这一点。

爱德华

爱德华已经开始玩陀螺了；他正在向治疗师解释有关陀螺的一切：

各种各样的名字，它们的用途，所属的系列。他展示了他和弟弟一起收集的系列。他说话颇有热情，他想让治疗师走进壁橱，看看那些在黑暗中发光的陀螺。这是他第一次在游戏室里自由活动。后来他坐着玩，很放松；他让治疗师也加入其中，不断向治疗师描述着。某个瞬间，他对着陀螺说："也许它会一直这么好玩。"对此，治疗师回答说："它这么有趣的一个原因是你不断地想出新的东西。"

治疗师想要强调的是，男孩自身在让游戏变得有趣和保持好玩方面发挥了积极的作用，创造力来自他的内心，他不需要对其他人的提议产生依赖感。

探索互动的心理过程

该部分以一些干预措施为中心，比如："你以为我没有注意到你在嘲笑我。"这些干预措施是为了促进双相沟通，换位思考。治疗的目的是让孩子学会本能地沟通。情绪的交流是在表达感受，同时情绪也伴随着对方是如何感知这件事情的假设。这种双相换位思考，以及反思的能力，就是治疗的目标。儿童可能会发展出"心智化的情绪"（见第四章），但对于许多儿童来说，这可能只在简单的情境中实现（Zevalkink et al., 2012）。

当孩子与治疗师的关系达到了一定的程度，使得他们可以在情绪方面进行心智化时，他们就可以思考这段关系，同时感受到关系中的互动是引发强烈感受的原因。在某种意义上，治疗师把自己作为一个发展性客体。治疗师会试图发现她在孩子的生命中有什么意义。这可能是一个移情对象，也可能只是一个孩子已经非常了解的人。治疗师和孩子对他们之间关系的相互理解，非常有助于交流他们的感受、期望、愿望等（有些则是害怕）以及与这些有关的原因。有时可以讨论治疗中的这些体验与孩子和父母及朋友等其他关系之间有什么联系。"关于治疗关系的沟通有可能纠正误会并澄清事实（Zevalkink et al.，2012，p. 156）"。

对移情进行心智化

正如我们之前指出的，出现困惑和误解的时候通常是心智化的好机会，可以借此来确定它们的来源。如果孩子陷入了自己的联想中，治疗师通过说"我有点不明白"来帮助孩子，邀请孩子积极区分联想和现实。移情很常见，但强度很大，在移情中可以发现很多东西。可以将各种关系的模式作为焦点进行探究。如果治疗师是真正中立的，孩子就可以识别、反思，甚至放弃旧的模式，开始练习新的模式。结构就这样形成了，不是通过解决冲突，而是基于对当前关系的学习（Greenspan，1997）。与此同时，有时"替代"工作可能会更好，因为治疗性关系可能会触发混乱的依恋系统。距离太近会让人感到不安，而距离太远会给人冷漠的印象。这种情况下，可以使用游戏的方式，借着游戏中的机会开展治疗。

伊沃

玩飞镖的时候，伊沃是很强势的。他以一种特殊的方式投掷飞镖，要求治疗师也必须这样做。治疗师同意了，并在言语上表明了自己认为需要按伊沃的方式来做很难。然后治疗师掷了一支高分飞镖，伊沃钦佩地吹了一声口哨，让治疗师用另一种方式投掷下一个飞镖。果然，下一个飞镖射偏了。然后治疗师说："你得到了你想要的结果。"伊沃说："其他人似乎也会这样。"然后治疗师问："那是谁呢？"伊沃说："我的父母。"治疗师说："他们给了你想要的东西吗？"伊沃说："有时候。"治疗师说："哦，是吗？怎么做的呢？"此时，伊沃已经无法再继续承受了。他又去摆弄飞镖了。

伊沃两次情不自禁地谈到了他的父母。这是很不寻常的。父母治疗

师告诉他的同事，伊沃家里的关系发生了很大的变化。伊沃突然对父母产生了兴趣。他问他们今天过得怎么样，睡得好不好。而他和继父的接触尤其热情和亲切。在治疗中，他现在更安静了，他也划分出了亲生父亲和继父之间的区别。治疗师可以清楚地感觉到，他不打算给自己太多的空间来谈论这件事。幸运的是，治疗师可以和他一起去心智化他们的关系，了解他如何从治疗师那里得到他想要的东西。他们都会用幽默的方式谈论也是有帮助的。治疗师可以谈论她对伊沃需要爱和理解的看法。治疗师也可以思考对他没有的东西感到愤怒，反思他对她的胁迫。更多的内在结构似乎正在浮现，让伊沃能够更清晰地在治疗内外区分爱与放任。

赞德

在整个过程中，赞德非常活跃，在房间里到处走动。他一直用疑惑的眼神看着治疗师。他不停地开玩笑，整场咨询都不太平静。治疗师说："似乎你根本不知道你今天想从我这里得到什么。""你想逗我笑。"赞德说："不是的。"治疗师说："那你是想取笑我吗？"赞德说："不是。"治疗师说："我真的想不出别的。"赞德说："真奇怪。"治疗师说："你能不能帮帮我？你最清楚自己的感受。"

在这次干预中，治疗师陈述了她对赞德的想法。为了孩子和治疗师自己，治疗师在试图控制气氛，平息孩子过度活跃、令人厌烦的兴奋的活动，他在房间里到处乱窜。治疗师在对他进行心智化，她明确地表示，她不知道他在想什么。在他们的关系中，赞德可以自由表达他想要什么，所以他说"不，不！"，委婉地证明了他确实有自己的想法。治疗师可以心智化自己的感觉，即她认为赞德想让他们俩都感到舒适，但同时这让她感到不舒服。"你真的很喜欢拿我开玩笑。你喜欢我，但我想，这是通过你的淘气表现出来的。"

海尔特

　　海尔特正集中精力控制局面和比赛。比赛让他能够集中注意力。同时，这让他避免交流（这显然让他非常焦虑）。他非常专注于保持与治疗师的平衡。他保持该状况的一种方式是，当看起来治疗师将得到更少的钱而他将得到更多的钱时，他把钱给治疗师。海尔特又一次赢了一些钱，他又一次给了治疗师。然后治疗师说："你这样让我难堪。"海尔特说："你知道，我有的是钱。"治疗师说："所以你很愿意分享？"海尔特说："是的。"治疗师说："还是你为我感到难过？"海尔特说："没有。"然后治疗师："你真的很关注我的情况。"

　　治疗师试图将他们的交流带到一个不同的层次。讨论孩子对治疗师的看法可以鼓励他对这段关系进行心智化，也许可能会提高一点紧张感，从而帮助他在治疗中说出自己的情绪，尽管这是有挑战性的。

玛特杰

　　玛特杰和治疗师坐在一张矮桌子旁，又回去画印第安人了。玛特杰再次赋予了治疗师助手的角色：玛特杰是发号施令的人。她说"我来告诉你该怎么做"或者"去拿点水来"，在这句之后，她马上又说"再来点水！""把水倒掉"。赋予治疗师被指挥的助手的角色已经被谈论了好几次。当治疗师给玛特杰带来水后，治疗师立即被玛特杰用严厉的语气打发走，去取更多的水；治疗师傻笑着，用一种不相信的声音说："真的吗？"后来又说："在有助手的情况下，事情肯定变得简单了。"治疗师详细说明了自己帮忙的内容，治疗师先表明："我听你的！"通过治疗师的干预——"很好，不是吗，我做了你要求的一切"，治疗师总结了之前的事情。对玛特杰来说，这是她说"我的姐姐从不那样做"的原因。治疗师察觉到了玛特杰的受伤感：在玛特杰又对治疗师吼了几句命令后，治疗师说："你的姐姐也应该这样做，她也应该

听你的指挥！"而后玛特杰完全同意这一点，她说她的姐姐不为她做任何事情，而如果姐姐要求，她总是为她的姐姐做一些事情。

治疗师通过她的反应"真的吗？"表达了玛特杰在两人关系中控制行为的强度。在"在有助手的情况下，事情肯定变得简单了"的干预中，治疗师用"简单"这个词表示她接受了助手的角色。这句话中隐含的意思是玛特杰很急切地要得到帮助（治疗师可以友好地说出这一点），治疗师可以对玛特杰如何享受被帮助的过程进行心智化。这是玛特杰第一次提到她家里的人——她的姐姐。将玛特杰在游戏中对治疗师的感受用语言表达出来的结果是，治疗师终于可以做出干预，进而对玛特杰和一个重要他人（她的姐姐）的关系进行讨论。

结语

在本章中，我们讨论了旨在促进心智化的干预措施。心智化是在依恋关系中创建表征结构来理解人际的沟通和误会是怎样产生的过程。只有在有注意调节和情感调节基础的情况下，心智化干预才有用。治疗师必须能够跟随孩子的心理功能水平。在此时此地的一种新的依恋关系中，治疗师可以提供一种涵容来接纳在沟通中出现的任何情况。治疗师将通过以一种具偶联性的、一致和被标识的方式镜映孩子的心理状态和过程来促进心智化。

我们收集的资料的一个缺点（见第六章）是，它主要来自早期阶段的治疗。出于这个原因，我们可能对注意调节和情感调节进行了更多的干预。另一方面，每个孩子的治疗都有不同的层次。在治疗开始时，一些孩子的心智化能力比其他孩子更好。每个孩子都有可能一定程度上退行到早期的心理功能状态。

这里需要澄清的是，我并不是在描述线性发展的阶段或过程。相反，我所建议的是，在治疗中会存在互动循环，这种循环可能与解决某些病理或心理状态有关，可能会促进在特定情境下体验和思考能力的发展（Mitrani，2001，p. 1102）。

过程总是优先于技术。一旦孩子能够心智化，并且有能力解释自我调节，原则上他／她就有能力推迟、调节和管理情绪反应，也有连贯的自我意识和自体感。对自己和他人的心理表征会产生一种主观信念，即一个人的行为属于这个人，被人掌控，而非被动的，不是在特定的、依赖于情境的线索下被激活，从特定过程产生的。行为不再是掌控孩子的东西：孩子是它的主人（Bleiberg，2001，p. 49）。这时，孩子所具有的连贯性和组织性使他们能够讲述自传式故事，并与同龄人和父母更好地沟通。

第十章
治疗概述

安娜丽丝·J.E. 费尔霍伊格特－普莱特

首次咨询

当家庭为孩子报名接受治疗时，他们通常已经有接受治疗的历史，他们可能有很多在之前的咨询中因感觉没有被倾听而带来挫败感。对于（再次）寻求帮助，父母会有很多复杂、矛盾的感觉，这很常见。当父母心智化发育不全时，首次见面对治疗师来说非常具有挑战性。当父母本身有依恋创伤（如虐待或忽视）时，他们可能会开始过度依赖次级依恋策略，如依恋过度激活或去激活策略，或两者结合（Luyten & Fonagy，2019，p. 84）。例如，一位母亲立即问治疗师她是否有孩子，然后补充说，如果治疗师本人不是母亲，治疗师将无法理解父母经历的事情。这位母亲陷入了心理等同模式，这就需要治疗师从一开始就采取无知的心智化治疗立场。再比如第一次见面就要求很高的父亲，会一边问治疗师很多问题，一边不断地说治疗师才是专家。在这种情况下，如果治疗师体验到作为孩子的无助的感觉，对这位父亲的问题感到无聊，很有可能这位父亲是在采用伪装模式。

对于有不安全依恋的人来说，寻求帮助可能会非常困难，因为这直接激活了依恋系统。它会让人产生一种难以忍受的脆弱感。因此，在第一次会谈／摄入性访谈时有有经验的治疗师参与是很重要的。当新手治疗师熟悉治疗模式，并且学会与团队中的治疗师讨论心智化问题时，他们同样可以做得很好。在第一次会面中，治疗师会使用心智化的态度，对这个家庭中存在的问题，尤其是每个家庭成员对问题的不同观点，进行初步了解。每个人都可以给出自己的意见，而治疗师需要避免给出诊断或建议。治疗师需要试图理解房间里的每个人在想什么。通过循环提问可能比较容易做到。例如，询问母亲，她认为女儿会对母亲刚刚分享的互动冲突有什么感受和想法。治疗师鼓励房间里的每个人说出他们是如何看待问题的，以及他们对治疗的期望。在某些家庭中，他们有很多以往的治疗经验，在当下，让他们说出关于接受治疗的矛盾情绪会很有用。当家庭成员注意到治疗师不会为他们提到的之前的治疗机构说话，也不会附和对其他治疗师的批评，而是真正对父母的求助感兴趣时，也许他们会觉得自己被认真对待了。而这也许是第一次会谈最重要的目标。对一种新疗法的投入不是理所当然的。但在治疗过程中必须不断提升来访者的投入程度，更重要的是理解为什么来访者无法投入，以及有哪些困难，而非只是简单地获得表面的知情同意，内心并不认可。因此，当所有参与的人都同意进入下一阶段时，这才是开始。

玛特杰及其家人在摄入性访谈中的片段

玛特杰是一个有品行问题的 7 岁女孩。她和妈妈、姐姐一起来做摄入性访谈。爸爸没有出现。妈妈很紧张，说话很冷漠。她说，来到专业的心理治疗中心对她来说是一个飞跃。之前，妈妈因为女儿不喜欢上学，动不动就发脾气，有时还会说自己死了算了，所以去了一家青少年健康中心。该中心只给出了一些建议，比如拓宽妈妈的社交网络，这让妈妈很恼火。"如果真的这么简单，早就能解决了。"妈妈在自己想解决的问题上没有得到帮助，治疗师对此感同身受。当问及玛特杰的想法时，她用愉快的语气说，她经常很生气，她的妈妈很担心她。当被问到那是什么样子时，她说她做了很多事情。她几乎是咆哮着说，她要坐在窗框上，威胁她的妈妈说她会跳下去。"这是有可能的，你知道，因为当我摔倒的时候，我就会这样从窗子上摔下去。"她演示着从桌子上跳下来。治疗师问这位妈妈，她对女儿的回答有什么感觉。妈妈说，她希望女儿可以学习如何谈论愤怒，而不是发脾气和做危险的事情，她也应该明白，她不能总是为所欲为。与此同时，玛特杰在房间里跑来跑去。姐姐比玛特杰大9岁（16岁），坐在稍远的地方，姐姐说因为妹妹的吵闹，她很痛苦，她批评她的妈妈没有为她设置任何界限。治疗师说，似乎没有人真正感到被别人理解，这一点大家都同意。他们想继续治疗。治疗师在这次会谈后相当疲惫，感到很同情，但也无能为力。

在所有参与者参加的首次会谈之后，我们需要就是否进一步进行心智化儿童治疗和父母治疗做出决定。只有当有一个心智化团队支持治疗师或有两名进行临床访谈的治疗师的条件下，这才有可能（见第四章）。当团队决定进一步推进时，需要与孩子进行两到三次会谈，同时与家长进行两到三次会谈。有时，做一些结构化测试也是有用的，可以在团队中对测试结果进行讨论。之后，所有相关人员将参加一次或多次的反馈和回顾会谈，在这个案例中，首先是母亲和她的小女儿，最后是大女儿。在这些与孩子和父母分开进行的治疗中，需要对心智化进行非结构化评估。治疗师可以观察孩子和照顾者的联结、沟通和关系建立能力。不过建立联结需要时间，因为孩子和父母之前并没有建立太多的认知信任。

与孩子和父母分别进行治疗

在游戏室里治疗师与孩子进行几次会谈的目的如下。

- 进行沟通并观察沟通是否改善；是否存在认知信任？
- 观察儿童如何玩耍：评估感觉运动调节和耐受窗（第三章），评估心智化能力和心智化模式的使用情况（见附录 A）。
- 估计问题的严重性及其影响。
- 观察治疗师的反移情感受和心智化能力。

如果可能，他们会在会谈时用结构化工具进行评估，但有时很难实现，治疗师会在游戏会谈中组织一些测试。

与玛特杰的游戏治疗片段

在接送孩子的过程中，很明显母亲并没有纠正在等候室里女儿的不当行为，而是顺着女儿。玛特杰自己也表现出了对联结的强烈渴望。她想一直和治疗师在一起。同时，她的联结方式是侵略性的、无界限的和支配性的。她被自己的冲动和情绪淹没，她不怎么说话，却有很多混乱的行动。治疗师谈到了一场飓风。她用自己笨拙的运动技巧在一边玩。她离治疗师特别近，但没有眼神交流。这次游戏仍然有些空洞和混乱。在某些时刻，孩子会进行反思，比如理解自己为什么要扔掉书包（因为她不想回学校），也进行了一些关于冲动的简短对话。

治疗师体验到了很多反移情的感觉。她感觉很恼怒，但也需要帮助。在治疗期间，她和来访者的联结越来越多。

在与家长的临床访谈中，目的是与家长产生联结并评估他们的投入程度。他们对这些问题的看法是什么，以及到目前为止已经采取了什么措施来解决这些问题。另一个目标是更多地了解他们对育儿的看法，以及他们如何看待/感知有问题行为的孩子。关于他们自己幼时的信息是有用的，因为他们的育儿方式通常是对他们自己的成长的一种反应。我们的目标也是通过使用工具或者一些心智化的探测问题来了解反思的可能

性（见第三章和第五章）。

与母亲的治疗片段

　　值得注意的是，这位母亲有两个孩子，却没有和孩子们的父亲确定关系。她觉得关系太复杂了，但她想要孩子。在访谈中，母亲开始越来越多地思考自己的女儿，在第一次见面时她无法描述她的女儿。她的父母的婚姻非常糟糕，她是一个安静的孩子，而她的姐姐很叛逆。她学会了保持独立。在养育孩子的过程中，她感到无力，但她淡化了抱怨的重要性。她有时似乎缺乏关心和同理心。她的大女儿有时会发挥父母的作用。治疗师对母亲接受治疗的矛盾动机感到疑惑，因为独立和只相信自己一直是她的策略。

　　在接下来的团队会议中，我们了解了玛特杰上学的情况，玛特杰在学校能够接受界限，这是有利的。玛特杰的问题是在她 2.5 岁时住院后开始的，当时自主性的发展正如日中天。团队决定从父母治疗开始，在母亲更加投入的时候再开始儿童治疗。

　　除非父母也接受治疗，否则基于心智化的儿童治疗是不可能的（见第五章）。如果孩子的治疗要取得进展和成功，父母支持治疗很重要，他们自己也要参与到更多的心智化的过程中。他们被要求付出相当大的努力：他们需要参与父母治疗，他们必须带孩子接受治疗，之后还要接孩子，他们需要激励孩子，提供支持。父母要对孩子、自己对孩子的感受以及相应的固定模式有一定的认知。此外，父母可能对他们的孩子有非常不同的看法。离婚的父母往往就是这样。除非父母双方都支持治疗，否则开始治疗是没有意义的。孩子必须能够感觉自己得到了父母双方的允许，才可以把自己托付给治疗师。如果不是这样，孩子就会有意无意地承受父母冲突的负担，这种冲突往往表现在听谁的话这个问题上。离婚的父母，往往会利用他们对孩子的需求的不同想法，来解决自己的冲突。有时，与父亲和母亲进行治疗，无论是两人一起还是分别进行，只要让他们意识到这一点，并愿意谈论这一点都是有帮助的。

反馈和建立契约阶段：决定治疗计划

在第一次访谈进行了非结构化（和结构化）评估后，下一步是家长和孩子与父母治疗师以及儿童治疗师会面，对临床访谈给予反馈。治疗师会给出初版的治疗计划，给一些治疗建议（见第四章）。

玛特杰和母亲的反馈会谈片段

玛特杰和她的母亲以及姐姐经常无法相互理解。玛特杰的姐姐没有来，对于一个 16 岁的青少年来说，这是可以理解的。母亲更喜欢逻辑推理，玛特杰更喜欢表演，而姐姐是试图将两者结合起来的人。后来，姐姐阻止了玛特杰的冒险行为，告诉她自己不希望妹妹做这些事情，因为这很危险，可能会伤害自己。这使得情况变好了一些。母亲总是非常担忧，觉得情况很糟糕，但她只是等着，因为她相信玛特杰应该一会儿就会变得安静，就像母亲自己一样。她总是自己做事情，不去理睬女儿，在这一点上她正强化了女儿，玛特杰也会这样做。玛特杰总是非常好动，不花时间思考，当她无法停止时，更好地思考也许是有帮助的。治疗师解释了耐受窗的概念（见第三章），认为这一家人都不知道如何保持在一个可接受的压力水平，如果他们能停下来或互相帮助，会对目前的情况有帮助，因为他们彼此相爱，没有人希望家庭气氛充满火药味。冷静下来后，玛特杰可以向母亲或姐姐寻求帮助，她可以谈谈自己对学校和朋友的感受，这样情况就会好起来。在一个可接受的压力水平下，母亲不需要对所有事情都做出解释，只需要在她认为玛特杰在做危险的事情时，简单地说"不"，拒绝和阻止她。这样整个家庭就可以变得更安静，一起做一些美好的事情，比如开玩笑，玩游戏，外出。这就是为什么妈妈要和别人聊天，学会降低

自己的唤醒程度，玛特杰也要学会和别人一起玩。玛特杰对此似乎很感兴趣，但还是继续疯狂地玩着玩具。妈妈会先开始自己的治疗，之后由妈妈和她的治疗师决定什么时候开始玛特杰的治疗。

在这样一个每个人都有不同风格的家庭里，通过玩游戏来澄清彼此的不同视角是很有效的。比如，进行"换位思考"的练习（Asen & Midgley，2019，p. 143）。家庭会针对一个具体的问题或误会进行表达，几分钟后，家庭成员站起来，然后坐在另一个家庭成员的椅子上。此时，家庭成员被要求继续表达，但需要假设自己是之前坐在这把椅子上的那个人。在做了这样的练习之后，治疗师可以解释为什么当你理解某人的感受时，就可以更好地理解他 / 她的行为，以及这是如何在防止或解决误解方面发挥作用的。这可以是一个解释情绪和非心智化互动的好机会（见第四章）。可以用一次或者多次会谈来解释临床访谈的发现，并阐明现有问题和非反思性互动之间的关系。需要给每个家庭制定符合其需求的个性化治疗方案。由于每个家庭的复杂性不同，需要多少次治疗以及有哪些人在场可能有很大差异。无论是怎样的情况，这一阶段以治疗计划中的治疗目标达成一致而结束。

玛特杰的治疗计划片段

玛特杰的治疗应该在母亲更投入的时候开始，但治疗师和母亲的决定反其道而行之。因为对于母亲来说，当女儿没有收获、产生改变的时候，母亲无法投入更多。

治疗计划

玛特杰的愤怒和许多行为在这个家庭中形成了一个恶性循环，母亲的愤怒中夹杂着一种疏离回避的态度，这再次触发了玛特杰的行为。姐姐试图干预，但效果好坏参半。母亲在家里没有"学会"信任其他家庭成员，也没有公开交流自己的感受和想法。三人都对自己扮演的角色不满意，在反思互动时也存在问题。这三个人都清楚地表达了他们的不快乐以及他们希望更好地沟通的愿望，这是积极的。

治疗的目标是学习调节唤醒水平；寻求平静的水平，这样可以更好地辨别出哪些感觉是有风险的，以及这些感受来自谁；也可以试着从他人的角度来看问题。

对于玛特杰

理解是什么让她在学校里和其他孩子相处如此困难；试着更好地处理这些情绪；当她感到沮丧的时候，学会向妈妈寻求帮助。

对于母亲

通过设定界限来探索她的问题；学会更好地"解读"她的孩子，尤其是悲伤的一面；反思自己被抚养的经历及其与现在的关系。

家长一般都会有很多问题，常见的是治疗需要多长时间。在这方面治疗师只能做一个粗略的估计。家长可以接受治疗的频率非常重要。一个星期内需要有一次或两次把孩子托付给别人，无论从情感上还是实际操作上，肯定都不容易。此外，也可以指出治疗的保密性。另外，也可以和所有参与的人讨论如果孩子不想接受治疗，他们应该如何应对。

心智化发育不全的孩子需要确定性和连续性。为了实现这一目标，必须与家长就治疗达成明确的协议，如支付方式、治疗的时长（45分钟）、如何应对假期和疾病，以及如何将孩子送回父母身边。

在确定预约时间的时候，也需要让孩子有发言权。有些孩子更愿意在放学后接受治疗，因为他们还没有准备好告诉同学自己在接受治疗。他们可能会觉得这很丢脸，但他们也可能只是不想与众不同。有些孩子会和朋友一起玩，所以不想接受治疗。

在建立好治疗契约后，可以对这一阶段进行回顾总结，重新讨论、重新制定治疗计划中的目标。就像确定谁参与评估一样，治疗频率也取决于家庭。

设置

频率

如果要进行基于心智化的儿童治疗，这意味着儿童主要在依恋问题上有困难，因此需要每周一到两次的长期咨询，以解决儿童在建立关系方面的困难。治疗师将充当一个新的依恋对象。然而，另一个问题是，这些孩子中有一些很难调节自己的焦虑和愤怒，他们很快就会陷入这种新的关系，引起依恋的过度激活。如果治疗初期频率较低，随后根据孩子的应对能力逐步提高，这些孩子的反应会更好。父母的治疗也是一个长期的过程，这些治疗的频率在一开始就会进行讨论，但也可以根据父母的需求进行调整。例如，对于离异的父母来说，与母亲进行一次治疗，与父亲进行一次治疗，第三次与两者共同进行，这种安排可能比较好。但过程中是可以改变的。此外，进行回顾的时间一开始就安排好了，但有时可能需要更多的家庭治疗。

治疗室

环境必须使孩子感到安全和舒适。这种生理方面的体验也是治疗师提供抱持的一部分（Sandler，2004；Sandler et al.，1980）。心智化发育不全的儿童可能非常拘谨和回避，但他们也可能很冲动，可能很快变得不受控制。一般来说，这些孩子的特点是很快就会感到焦虑。在这种情况下，治疗室一定不能太大，让孩子在里面有迷失的感觉。必须以适合孩子的方式布置，既不能太私人化，也不能太没有人情味。如果房间太私人化——例如有一些其他孩子做的东西或治疗师的孩子的照片——它可能会引起焦虑或竞争的感觉。但是，一个太没有人情味的房间也会引起焦虑，可以在治疗室中呈现一些带有治疗师本人的某种风格和特质的东西。地毯和室内装潢必须适合游戏、能够适应各种意外事件、可以玩球类游戏以及其他身体类的活动。如果治疗师过于担心房间内的陈设遭到破坏，这可能会对孩子表达感情产生抑制作用。

孩子必须感觉到他们在治疗中所表现出的自我，是仅限于他们和治疗师之间的，这意味着房间的隔音效果要足够好。在治疗室里听到的来自外面的噪声，比如孩子的尖叫或有人在走廊里打电话，有时会让孩子感到害怕。为父母和一同前来的兄弟姐妹准备的等候室必须离游戏室足够远，才能给孩子隐私感。

孩子坐在等候室等待治疗师到来的时间是一段困难的时间，特别是对于冲动的孩子来说（Slijper，1998）。他们通常非常活跃和吵闹，当治疗师来的时候，他们可能会逃跑或躲起来。家长往往不知道该如何应对。他们是应该追着孩子去纠正他们，还是由治疗师来想办法？在这样的情况下，他们往往会感受到对治疗师的不满，这导致他们要么过于宽容，要么过于严厉。治疗师与父母就如何处理这种情况达成明确的协议很重要：只有当孩子和治疗师一起走向治疗室时，父母的责任才算结束。

游戏

房间必须能让孩子坐下来说话或玩游戏。儿童比成人更喜欢活动，坐在椅子上可能对孩子来说是一项相当艰巨的任务。保证桌子上总是有纸和笔，这样孩子就可以做点什么，即使只是画一条线。在基于心智化的儿童治疗中，游戏不是目的，而是一种手段——一种沟通的手段。有时，孩子的唤醒不足，需要沙子、水或黏土等材料来刺激他们的感觉功能，作为一个激活的先导行为来促进孩子与治疗师进行沟通。在其他时候，游戏是一种促进假装的手段，这使人们有可能以错位的方式谈论真实的感受，比如借由玩偶和动物的感受来表达自己的感受。这意味着玩具必须是能激发想象力的材料：木偶，布娃娃城堡，摩比世界小人，动物玩偶，彩色铅笔，绘画、剪切和粘贴的材料，等等。然而，患有孤独症谱系障碍的儿童通常需要更多的认知导向的玩具，比如桌游，因为他们在治疗开始时还没有准备好进行想象性的游戏。但同样，游戏也主要被治疗师用作沟通的手段。

首次治疗

开始治疗的儿童首先要接受评估，以确定他们的具体需求。通常进行评估的人与治疗师不是同一个人。这意味着孩子面对的是不同的人，这可能会引发焦虑、不信任、愤怒或苦恼的感觉。心智化不发达的孩子往往无法说出这些感受的名称，因为这在很大程度上仍然是等同模式在发挥作用。治疗师必须通过干预来安抚孩子，在干预中，此时此地的身体体验是最重要的。例如，在第一次治疗过程中，治疗师可以对一个纠结要不要坐下的孩子说："你过去常坐另一把完全不同的椅子，现在这把感觉如何？"治疗师要关注孩子的反应，去理解一个人面对这样的变化产生的不同感受。

此外，评估设置是更结构化的，这也使它不同于限制较少的正式治疗设置。对于一些儿童，比如阿斯伯格综合征患儿，评估可以提供更多的线索。但在心智化的儿童治疗中，儿童往往难以立刻接受这样的转换。所以，和孩子讨论治疗环境的新奇性是很重要的。但有时，从结构化到限制较少的过渡必须更加循序渐进——例如，可以重新使用孩子在评估期间进行的活动。参考治疗计划，进行一些关于识别情绪的游戏有时是有帮助的（见第八章）。

在治疗开始的时候，治疗师和孩子必须相互熟悉，双方都会对对方进行探索。有的孩子急切地投入治疗；对他们来说，开始阶段是一种蜜月期。对另一些人来说，刚开始会引起紧张和焦虑；对他们来说，一开始就很尴尬，他们会做很多测试和试探。自恋型孩子可能会试图保持自己无所不能的感觉，用一种不需要任何人、可以自己搞定一切、什么都懂的姿态，摆出一副虚张声势的样子。但他们也可能表现成讨人喜欢、聪明、懂事的孩子，表现出良好的合作精神和很强的洞察力。但所有的孩子都是带着自己与父母关系的心理图示去接触治疗师的。这种图示可能是孩子从过于压抑、回避或不一致的父母那里习得的，完全依靠自己的力量做出反应，通过这种方式孩子可以保持一种控制感的错觉，保持人际关系。我们在玛特杰——一个 7 岁的小女孩身上看到了这样的例子，在她的第一次治疗中，她在玩耍时，用一种命令的声音向治疗师大声喊出指令，有时甚至是尖叫。她对自己感觉很糟糕，因为她的母亲由于自身的问题而不能充分镜映孩子的感受。因此，玛特杰的自我认同中有一个假性的部分，即她想要驱逐的异化自我（见第二章），因此她将会强迫对方并让对方对她感到不确定。我们在伊沃身上看到了另一个例子，在他的第一次治疗中，他站在游戏柜前问治疗师："你觉得我想玩什么游戏？"

初始阶段

基于心智化的儿童治疗始于这样一种假设：儿童心智化能力不足，无法命名情绪，更不必说解读了。与此同时，治疗师关注的是孩子的心理，而不是他们的行为。因此，治疗师会对孩子难以表达自己头脑中正在发生的事情进行共情（Bateman & Fonagy，2016）。基于心智化的儿童治疗的干预措施是有层级的，需要从注意调节到情感调节，最后到心智化（见第七章、第八章和第九章）。这不是固定的：在治疗关系中，必须明确孩子面临的困难是什么（见第四章）。治疗师将根据孩子心智化能力缺陷的严重程度进行干预（见附录 A）。这意味着，如果问题严重，孩子处于等同模式，治疗师将从层级中的第一步开始：干预注意调节。在一开始，通常会探讨情绪的强度，而不是内容。在这种情况下，可以先讨论耐受窗："在我看来，你现在正在进入橙色区域，你同意吗？我们能做些什么呢？"在这种治疗中，帮助孩子设法走出"红色区域"几乎总是很重要的。当孩子渐渐感到平静时，就可以讨论能让他们平静下来的方法。最终有可能通过一些练习让孩子平静下来。不过需要注意的是，只有紧接着情绪事件进行练习，孩子才能真正意识到看漫画或得到妈妈的拥抱可以让他们平静下来。如果孩子有一定程度的心智化能力，那么除了调节注意力的干预外，还可以做一些调节情绪的干预。但是，孩子的心智化水平并不总是清晰的；在一次治疗中它可能发生很大的变化，这取决于涉及的情绪。儿童的心智化能力可能受到治疗开始时的紧张情绪的影响，从而在整个治疗过程中保持低水平。反过来也有可能，即由于治疗后期产生的激烈情绪，最初能够处理高心智化水平干预的孩子会退回较低水平。

从一开始，治疗师就会告诉孩子，治疗师对孩子的内心世界很感兴趣。我们可以从伊沃第一次治疗的例子中看到这一点，治疗师明确表示，她想知道伊沃心里想的是哪个游戏。治疗师说："我能猜一下吗，我对你了解到这个程度了吗？"他笑着说："你为什么不试试呢？"治疗师说："你需要告诉我一些关于你自己的事情；我看不见你的想法。"通过这种方式，治疗师试图让伊沃的注意力集中在自己的心智化上，也集中在治疗师的心智化上。

治疗师也可以说："我觉得你在说……是这样吗？"或者"我理解对了吗？你说的是……对吧？"来拉近和孩子的距离。通过这些表达点出孩子的理解和感受是至关重要的。在表现出过多的共情（这会让孩子感到不知所措）和太少的共情（这会让孩子感到被拒绝或被冷落）之间寻求平衡，是一个不断调整的过程。如果治疗师表现出过多的共情，孩子隐藏的弱点就会很快显现出来，从而让孩子不知所措（Bleiberg, 2001）。但是，如果治疗师表现出太少的共情，会让孩子产生一种绝望感，并强化他们认为与治疗师的关系会导致痛苦的想法。一开始，孩子会表现出未区分的感受；此时抱持和涵容就很重要了。

如果孩子可以将治疗师当作听众，了解孩子知道的事情和那些能够做的事情，治疗关系就会开始发展。例如，如果一个孩子说："你知道吗，我有一本关于行星的书，而你有火星和金星……"如果孩子能够让治疗师分享她的经历，那么治疗关系就会得到发展。我们可以在玩耍的情境中看到这一点——例如，孩子允许治疗师加入游戏，并且治疗师不再需要遵循孩子严格规定的剧本。

中期

一般来说，在治疗中期，交流会变得更多，这意味着依恋问题会成为治疗关系的一部分。此时此刻的人际互动成为工作的重点。治疗师试图"识别依恋模式及其影响，并将注意力集中在人际互动上"（Bateman & Fonagy，2016，p. 270）。当孩子面对困难感到被理解时（这些困难大多是人际的困难），就打开了一个可以探究和学习的领域。一个重要的前提是涵容积极和消极的情绪。许多新手治疗师很难意识到自己对孩子的重要性，他们对孩子表达的积极感受保持沉默，这可能说明他们在试图控制这种移情。也有一些治疗师对消极的移情难以接受，所以他们倾向于抑制愤怒和破坏性的表达。

在基于心智化的儿童治疗中，反移情感觉被视为治疗师由儿童的行动而产生的情绪体验，然而，治疗师过往关系的心理表征也会发挥作用。例如，孩子可能唤起了治疗师有关非常喜欢的已故弟弟的感觉，这样治疗师就会开始理想化孩子。重要的是，治疗师要意识到反移情；她的个人体验治疗师和同辈督导可以在这方面有所帮助。进入治疗性关系可能会引起孩子的焦虑，并倾向于退回一种强制性、非反思的心理功能方式。这也会影响治疗师的心智化能力。例如，我们在那些与孩子父母竞争的治疗师身上就看到了这一点，他们把自己当作孩子的救星。但反过来，我们有时也会看到治疗师成为父母的救星，想要保护他们免受孩子攻击性或破坏性行为的伤害。治疗师需要安全的、心智化的氛围来与同事讨论他们在与孩子的关系中遇到的问题。举一个关于治疗师的思维如何被孩子的激烈情绪所蒙蔽的例子：一个女孩给她的治疗师下达了许多相互矛盾的命令（Deben-Mager & Verheugt-Pleiter，2004，p. 27）。当治疗师说"你知道，我真的跟不上，我很困惑；我真的很努力去做你想做的事情，但我就是做不到"，孩子就放松了。然后治疗师就会说："看起来我们都很害怕失去对方。"治疗师对自己的心智化可以帮助治疗师重新关注在房间里当下双方的情绪。

一般来说，满足孩子的愿望是不可取的，因为这样就无法谈论这些愿望，更具体地说，无法感受那些愿望。然而，满足需求往往是我们正常对待孩子的方式的一部分。比如，当孩子渴了，刚长途跋涉回来或者刚放学回家时，通常的做法是给孩子喝点东西；但如果家离得很近的孩子总是想要喝的，那就最好找出这种需求背后的感受和幻想（Slijper，2001）。如果一个心智化能力很差的孩子住在附近，而且总是口渴，他们可能会把不给喝饮料看作一种直接的拒绝，因为他们在等同的心理模式下运作。在这种情况下，这种需求应该得到满足，但治疗师对他们的欲望也要保持好奇。当孩子的注意力集中在自己的欲望上，同时也集中在治疗师的意图上时，就有可能进一步探索。所以，需要在治疗意义上对什么会有成效，什么不会有成效做出准确的估计，其中选择良好的时机以及根据孩子的能力进行调谐是必不可少的。

中断

对于心智化有困难的孩子来说，中断，甚至不得不结束治疗，通常都难以接受，因为当治疗师不再在那里，孩子可能会觉得自己的经历再也无处诉说。焦虑常常以愤怒的形式表达出来。只有当孩子能够进行心智化的时候，才能把焦虑和愤怒都用语言表达出来。在达到这一水平之前，如果说出这样的感受，也只是把它们强加在孩子身上。基于心智化的儿童疗法，是在孩子表达出感受时，对其进行确认。治疗师总是需要去心智化她自己对中断的感受，当治疗师有一些线索时，需要可以从孩子的行为中推断出一些孩子的感受。当治疗师这样做的时候，核实是非常重要的，因为你永远不可能知道别人的感受。这种干预强调了孩子有自己的想法。

回顾会谈

在治疗期间，与孩子、父母和治疗师进行回顾是非常重要的。在治疗的开始，就需要确定这些回顾会谈的频率。在儿童治疗中，治疗师和孩子一起准备这些会谈。他们一起关注目标，讨论会谈中要讨论的话题。例如，孩子可能不想谈论他们对兄弟的攻击性想法。当他们决定要谈谈攻击性调节能力提升的情况时，他们会和治疗师一起决定可以和父母分享哪些内容。在会谈中，需要对一开始制定的治疗计划、治疗目标进行讨论和调整。治疗师的任务是确保每个人都听到他人的观点，并积极探究父母如何理解孩子在重要互动中的感受，例如在因为无法按时上学而发生的争吵中，孩子有怎样的感受。反之亦然，也需要理解孩子如何理解父母的感受。在会谈中，治疗师试图探索父母和孩子之间的互动近期是如何发展的。需要关注一些双方都觉得困难的具体互动，讨论随着互动一步一步地进行，每个人在什么时刻有什么感受。需要核实感受和感受是如何被理解的，以及发生了什么反应（Bateman & Fonagy，2016，p. 203）。治疗师要确认每个人的心理状态，从而增强感受区分和观点采择的能力。通过反思自己在理解方面的不足来找出自己的心智化模式。如果可能，治疗师可以帮助家庭围绕困难的生活经历或创伤性事件创建心智化叙事（Midgley et al.，2017，p. 159）。

最终阶段

在最终阶段，心智化会越来越成熟。一旦孩子能够使用符号表征真实感受的心理状态，我们就可以说这是一种心智化，这给了孩子一个重要的工具，用来调节他们的关系以及他们的内在自我。我们会谈论很多治疗之外的互动，因为孩子会更多地建立起友谊。

基于心智化的儿童治疗目标的实现可以作为终止治疗的标准。我们制定了三个总体目标（见第四章）。

- 与父母和其他人的沟通不那么死板，更灵活，这样孩子就可以开始从新的经验中学习。
- 增强处理情绪反应的能力（并以此培养孩子是自己行为的主人的信念）。
- 连贯的自我意识和个人时间线（自传性自我）的出现。

在治疗计划中，这些目标是针对该来访儿童及其家庭制定的个性化目标。每隔3~6个月（取决于这个家庭的安排），这些具体的目标会进一步调整。在理想情况下，可以在此时测量问题情况的减少（Weisz et al.，2011）。在实践中，这通常是一个更自然的过程，在这个过程中，治疗师和家人都会觉得总体上正在变得更好。尤其是当家庭成员之间的沟通有了很大的改善时，治疗的结束就会随之而来。随着心智化的启动，孩子可以开始体验到他人是一个有意图、欲望、动机和心理构造的人。这使孩子能够进入并维持一段友谊，因为他们可以进行协商，解决冲突。由于孩子可以更多地依赖自己的感受，可以将自身与他人的感受分开，可以逐渐将父母和其他照顾者视为保护、安慰和调节的来源，视为他们可以学习的人，争论也会变得更有效，然后也可以关注与其他人的关系。由于提升后的情感调节可以让孩子更好地调节自己的冲动，孩子与照顾者和同龄人的关系可能会更加积极，孩子也会开始感到更快乐，症状会减少，不适应的行为会消失或大大减少。理想情况下，在治疗的最后阶段，治疗师已经成为一个重要的真实的人，因为她是一个能够接触到孩子的内心世界的人，帮助孩子识别和接受焦虑、沮丧、愤怒和悲伤。一旦治疗师成为更真实的人物，孩子也将能够求助于另外的重要他人。所以，在最后的阶段，讨论和治疗师的分离可能是一个重要的主题，这个阶段对治疗师产生一定程度的愤怒也是一个重要的主题，可以让孩子对这个主题进行心智化。

终止治疗的想法会让孩子产生无法独自管理的恐惧，或者害怕让治疗师失望。通常情况下，治疗师有必要使用"停止、倾听和观察"的方法，以无知立场进行探索，直到心智化障碍被解除。在评估过程中，明确的界限是很重要的，但也要讨论孩子要如何处理这些界限。

如长期不接受治疗，并非所有接受心智化儿童治疗的孩子都能达到所需的心智化水平。有些儿童的心智化能力仍然很低，或者心智化的发展过程停滞不前。这可能是由于孩子自身或父母自身的局限性。有时父母已经无法胜任，或者治疗师在促进父母心智化的过程中遇到了阻碍。在这种情况下，明智的做法是结束治疗，并向孩子建议，可以在以后的某个时间点重新开始治疗。如果治疗师在孩子身上遇到了阻碍，可以采取更身体化的治疗形式，如心理运动疗法或手工疗法，或者更主动的治疗形式，如戏剧疗法或创造性疗法。但通常情况下，暂停治疗，等待孩子的发展也是一个很好的策略；同样，如果孩子觉得有必要继续治疗，也可以给他们提供回来的选择。在这种情况下，当下延长治疗时间是不可取的，因为这可能会增加阻抗，并且可能会阻止孩子日后再次接受治疗。

结语

以心智化为基础的儿童治疗的目标之一是使沟通不那么死板，更加灵活。儿童治疗和父母治疗并行框架加上定期的回顾会谈就是为了达到这一目标。我们讨论了在心智化不发达的情况下，第一次会谈对治疗师来说为什么是一个巨大的挑战，以及治疗师的无知的心智化立场是怎样促进来访者更多地投入治疗的。反馈和制定契约阶段可能需要几次会谈的时间，最终形成个性化治疗目标。对孩子和父母的治疗是长期的，通常是 1 年。这段时间可以帮助孩子形成一种依恋关系，在这段关系中，可以讨论孩子应对生活困难的方式。正是在孩子或父母与治疗师的互动中，他们才会感到被理解，这为彼此互相学习铺平了道路。在这个过程中，个体处理情绪反应的能力会增强，更连贯的自我意识也会发展起来。"治疗性关系的最大益处来自对治疗之外的认知信任的普遍化，这样患者就可以继续从其他关系中学习和成长"（Fonagy et al.，2017b，p. 10）。

第十一章
研究策略

乔里安·齐瓦尔金克

儿童治疗研究：有效性

在解释了理论框架并描述了如何进行基于心智化的儿童治疗之后，下一步就应该是对其有效性进行实证研究。虽然在临床实践中这并不好进行，但越来越多心理学家正在学习成为科学实践者，并从他们的临床工作中收集基于实践的证据。我们可以从罗索乌和福纳吉（Rossouw & Fonagy，2012）的研究中得到启发，罗索乌和福纳吉在自然的临床环境中对患有自伤共病抑郁症的青少年进行了一项小型随机临床试验。正如卡兹丁（Kazdin，2002，2009）所建议的那样，理论应该指导研究。我们感谢福纳吉、贝特曼和许多其他人的工作，他们为心智化能力的发展制定了理论框架，我们在本书的其他章节中对其进行了总结。

好消息是，儿童治疗总体上是有效的（Kazdin，2002；Carr，2009，2014），而且在许多情况下，父母参与治疗会增加治疗的成功率（Carr，2014；Dowell & Ogles，2010）。卡兹丁从调查研究中得出结论，"接受治疗的儿童比那些没有接受治疗的儿童的情况要好得多（Kazdin，2002，p. 53）"。对于一系列以儿童为中心的问题，"接受治疗的家庭在治疗后和随访时的表现比对照组 71% 以上的家庭好（Carr，2014，p. 108）"。然而，对儿童和青少年的心理动力学开放式治疗的有效性研究滞后，心理动力学儿童心理治疗也是如此（Midgley & Kennedy，2011）。然而，这些结果是有限定条件的（Kazdin，2002；Carr，2014）。在对实证依据进行回顾后，心理动力学治疗似乎对儿童比青少年更有效；对内化障碍的儿童比外化障碍的儿童更有效；对经历过虐待和创伤的儿童更有效（Midgley & Kennedy，2011，pp. 16–17）。需要开展更多研究来调查哪些儿童从限时心智化治疗中获益更多，哪些儿童从开放式心智化儿童治疗中获益更多。从依恋干预措施有效性的元分析来看，之前"少即是多"的结论似乎不再成立，这将在下一节中进一步讨论（Facompré et al.，2018）。

虽然有很多好消息，但关于儿童治疗有效性的一般性结论仍有一些局限性。第一，很多有效性研究是在受控条件下进行的，没有包含对最常见治疗方法的实证研究。大多数已经研究过的治疗方法在实践中的应用都是有限的，而经常使用的治疗形式的有效性还没有经过实证研究。例如，治疗师在治疗有焦虑问题的儿童时，经常使用精神分析心理疗法，但仍迫切需要进一步的高质量研究来证实其有效性（Fonagy，Target et al.，2002；Midgley & Kennedy，2011，p. 19）。

第二，研究样本一般与临床实践中的儿童不同。在研究中，儿童往往是通过广告等渠道招募的，而不是在心理健康组织中被发现而后转诊的。此外，与一般临床实践中的儿童相比，这些研究小组中的儿童往往没有那么严重和慢性的症状，很少有或根本没有共病，也就是说，不会出现一个儿童在几个领域都出现问题，如焦虑和人格问题。此外，这些研究组中儿童的父母有较少的精神症状、压力和社会障碍（Kazdin，2002）。

第三，卡兹丁（Kazdin，2002）指出，对一种治疗方法的有效性的研究通常有一个有限的视角，即治疗终止后症状的减少程度。虽然症状减少是有意义的，它往往也是人际过程发生变化的标志，这可以用一个理论模型来解释。但如果不调查清楚治疗为何起效以及如何起效，就无法洞察心理治疗的有效性。此外，卡尔（Carr，2009，p. 30）注意到，社会建构主义（如沟通理论、网络、社会和自我身份认同）和叙事方法（如自传体记忆、特定事件）在儿童治疗中被广泛应用，但几乎从来都不是研究有效性的重点。为了理解治疗为什么及如何起作用，研究应该包括相关的变化中介或机制，如依恋安全，以调查其潜在的预测价值。

在确定了治疗干预措施并构建了本手册后（可用于培训新的治疗师），对心智化儿童治疗的有效性进行实证研究是应当的。在这本书的上一版中，我们遵循了卡兹丁（Kazdin，2002）的六步程序，强调了很多在这类研究中可能发挥作用的一些一般因素和方法学因素。此后，卡兹丁（Kazdin，2009）发表了更具体的建议，包括有效性研究的时间轴，以便定期评估所提议的中介机制，并了解在最终评估结果之前它实际发生变化的时刻。常规结果监测（routine outcome monitoring，ROM）或个性化治疗目标的测量反馈系统可以被认为与此相关，在过去的 10 年中，ROM 在儿童治疗中已经变得更加成熟（例如，Ng & Weisz，2017）。然而，ROM 中使用的工具并不总是包括作为改变的中介或机制的结构。通常，它们关注的是症状的严重程度（例如，"儿童行为测查表"；见第三章），而不是认知信任、依恋安全、情感调节或自我组织层面。在这方面，乔普塔等人（Chorpita，Daleiden & Weisz，2005）关于儿童治疗中有效治疗成分的研究很有趣，可能与卡兹丁的建议一致，即研究儿童变化的潜在机制，如提高问题解决技能或增加自我监控（如压力症状）。例如，他们发现放松技巧对有焦虑和 / 或抑郁症状的儿童是一种有效的治疗成分，但对有破坏性行为问题的儿童则不太有效（Chorpita et al.，2005，p.17）。例如，定期评估放松程度的相关因素，比如孩子的耐受窗，与提高注意调节能力背后的理论是一致的——调节技能是心智化能力发展的先决条件。

通常，评估只在治疗开始前进行，使用非结构化或结构化的方法。使用上述工具进行研究可能有助于确定符合条件的儿童作为心智化治疗的目标人群。例如，在非临床和临床人群中使用"依恋故事完成任务"进行的研究有助于识别有某些精神病理学风险的儿童。如果在治疗结束时使用相同的工具，则可以获得有关该疗法在依恋安全方面有效性的信息。关于"陌生情境"的研究表明，具有混乱的依恋表征的幼儿似乎非常容易受到依恋相关压力的影响。在这种情况下，他们表现出角色转换、焦虑或攻击行为，试图减轻他们的紧张（Main & Cassidy，1988；Macfie et al.，2008）。也许可以开发一种更直接的测量心智化的工具（例如，Meins et al.，2012）。研究与其他概念的重叠以及心智化概念的独特性是很重要的。

治疗中潜在的中介或变化机制研究

测量治疗产生影响的中介或机制是可行的，但在常规临床实践中不常使用（Kazdin，2009，p. 423）。这些测量也被称为过程测量，与基础的理论模型相关。肯尼迪和米奇利（Kennedy & Midgley，2007，p. 10）指出："我们希望未来的研究将越来越多地融入关于变化过程的理论思考，未来研究也会随着在儿童心理治疗过程中的有意义测量而提升。"基于心智化的儿童治疗的潜在变化机制是什么？为了达到我们的目的，我们区分了与孩子相关的变量、与照顾者相关的变量以及与治疗和治疗师相关的变量。评估治疗结果可以在治疗中和结束后测量同一个变量，但这些变量可能有很多种。例如，在对青少年的研究中，基于心智化的儿童治疗结束时，结果可能是改善与学校同学的沟通，与父母有更多的依恋安全感，或减少自我伤害（Rossouw & Fonagy，2012）。对于每一个视角，本综述都不打算详尽或完整叙述，遗漏将成为常规而非例外，因为这不是本章的目的。本章的目的是通过指出治疗期间与儿童及其家庭发展变化有关的相关变量，以启发对儿童治疗有效性的实证研究。

与治疗中儿童相关的变化的中介或机制

在前几章中，我们确定了与儿童心智化能力发展相关的三个领域：依恋安全、压力调节和自我组织。基于心智化的治疗旨在改变儿童的发展路径，使其获得更健康和适应性的结果。到目前为止，关于儿童中期心智化的研究仍然缺乏，但对相近领域的研究可以提供一些线索，让我们预期会发生什么，以及在未来的项目中可能会提出哪些研究问题。

对干预措施有效性的依恋研究涵盖了整个生命周期（Cassidy & Shaver，2008）。然而，对童年中期的研究仍然相对匮乏（Bosmans & Kerns，2015）。对婴儿和学龄前儿童（相对最接近儿童期的年龄组）的干预在高危或有虐待行为的家庭中显示出不错的结果（Berlin et al.，2016；Facompré et al.，2018）。关于儿童适应不良病因的模型已经确定了四个危险因素：非典型气质、不安全依恋、无效养育和高家庭风险（DeKlyen & Greenberg，2008）。从这个模型来看，在有效的治疗中，两种潜在的机制可能会被改变，即不安全依恋和无效养育（见下一段）。是否有证据表明，在这个年龄段，治疗可以将不安全依恋转变为安全依恋？大多数关于不安全依恋的研究关注不安全依恋模式从婴儿期到儿童期的纵向影响（Sroufe，2005），在临床和非临床人群中的发生率（例如，Zaccagnino et al.，2015），与 *DSM* 障碍的关系，以及与家庭危险因素的关系（DeKlyen & Greenberg，2008）。

对于 5 岁左右的儿童，研究证明旨在预防或减少混乱依恋发生的干预措施有良好效果。有研究者（Facompré et al.，2018）进行了一项元分析，得出的结论是，与对照条件相比，预防混乱依恋的干预措施可以有效降低混乱依恋的发生率。更具体地说，该研究表明，干预措施对受到虐待的参与者比未受虐待的参与者更有效，并且随着儿童年龄的增长而更有效，其中最大的是 54 个月大的儿童（Facompré et al.，2018）。这和之前的元分析结果相反，一项囊括 2005 年以前的研究的元分析显示

（Bakermans-Kranenburg et al.，2005），干预特征（例如，关注敏感性与表征的对比，治疗次数）没有显著的结果。除此之外，这之前关于短期干预的有效性的"少即是多"的结论不再得到支持（Bakermans-Kranenburg et al.，2005；Facompré et al.，2018）。对于小学阶段的儿童，我们也期望干预措施能有效改善其依恋表征的质量。在年龄较小、依恋问题不太复杂的儿童中，短期和有时限的儿童治疗可能可以有效地改变不安全依恋，使之变得更安全。在儿童时期，随着儿童及其照顾环境中出现更复杂的关系问题，我们预计需要更长时间的开放式治疗来改变混乱依恋表征（见第四章）。无论如何，我们重申对这一年龄组的有效性研究是稀缺的，这一年龄组缺乏相对公认的依恋测量工具可能是其进展缓慢的相关因素（DeKlyen & Greenberg，2008，p. 654）。

这里讨论了两个值得注意的儿童时期的依恋变化的例外研究，两者使用了不同的依恋工具。第一项研究使用"依恋故事完成任务"（见第三章），而第二项研究使用访谈方法。第一项研究是霍奇斯（Hodges）及其同事做的，他们探索了虐待和忽视对4—8岁儿童发展的影响，以及收养后他们的依恋表征的变化（Steele et al.，2010）。他们使用"故事主题评估量表（Story Stem Assessment Profile）"来评估儿童对依恋的表征（Hodges & Steele，2000；Hodges et al.，2003）。有安全叙事的儿童对同龄人和学校表现出更好的适应能力，在情感调节方面更成功，内化问题更少（Bosmans & Kerns，2015）。托马斯·科拉姆收养项目（Thomas Coram Adoption Project；例如，Steele et al.，2003）研究了与其他变量（包括收养时间）相关的儿童行为和适应的变化。他们比较了"晚期"受虐待的被收养儿童和婴儿期"早期"被收养的儿童。在被收养3个月后，早期被收养的孩子已经显示出改善的迹象，而晚期被收养的孩子则需要更多的时间。霍奇斯及其同事得出结论，随着时间的推移，孩子们表现出的变化"不是衰弱而是竞争：与其说早期的、消极的内部工作模式消失了，不如说替代的、竞争的模式得到发展，甚至可能成为主导"（Hodges &

Steele，2000，p. 452）。养父母的作用可以被视为对以往消极的内隐模式的主动否定，以及建立开放、灵活的内隐模式（Steele et al.，2010）。养父母的依恋表征质量已被证明是一个相关因素（结果见下一节）。

第二项研究关注长期心理动力学心理治疗中儿童和青少年的依恋风格（Stefini et al.，2013）。依恋模式的评估采用《海德堡儿童和青少年依恋风格评定量表》（Heidelberg Attachment Style Rating for Children and Adolescents），并参考在与儿童和父母的单独结构化访谈中收集的材料。访谈人员询问了与他人的相处、困难的情况和任务，以及对他人的看法（Stefini et al.，2013，p. 194）。所有观察到和给出的信息由两名训练有素的评价者进行评估，他们评估了四种依恋类型。出于统计目的，这些儿童被分为安全和不安全两种类型。在治疗开始时，23% 的儿童（N= 71；平均年龄 11.3 岁）被归类为安全依恋；在治疗的最后，63% 的儿童被归类为安全依恋；治疗后 1 年随访时，归类于安全的儿童占 77%。这项研究支持了儿童和青少年的依恋方式会在治疗过程中发生变化的假设。研究人员进一步调查了治疗次数和依恋类型之间的关系。安全依恋行为与较少治疗次数相关，而不安全回避依恋行为与较多治疗次数相关（Stefini et al.，2013，p. 197）。因此，我们得出的结论是，有时间限制的方法可能更适合具有安全型依恋风格和发展问题的儿童。

儿童的反思功能是另一个相关的变化机制。一个有趣的工具是《儿童反思功能量表》（Child Reflection Functioning Scale），它是基于"儿童依恋访谈（Childhood Attachment Interview）"的答案（Ensink et al.，2015；Rosso & Airaldi，2016）。该工具旨在评估儿童心智化能力的变化，并已在创伤背景下的儿童中得到验证。然而，到目前为止还没有关于儿童治疗期间变化的结果发表。与这一概念潜在相关的是作为心理健康指标的自我连贯水平或叙事质量。泰西耶及其同事（Tessier et al.，2016）对儿童治疗进行的一项有趣的纵向研究表明，阐述游戏叙事的能力可预测这些儿童 3 年后的反思功能水平。

研究者已在非临床样本中对学龄儿童进行了改善压力调节的干预措施。乔普塔及其同事的研究表明（Chorpita et al.，2005），放松技术是儿童治疗中的有效成分。一个有趣的例子是心智提升（MindUP）项目，在该项目中，正念练习被纳入社会情感课程，包括 15 个课时（Malony et al.，2016）。根据几项研究，包括那些具有严格研究设计的研究，如随机对照试验，与未接受 MindUP 的儿童相比，接受 MindUP 的儿童在干预后的压力调节水平更高，注意力调控得到改善。他们的研究也调查了学生对 MindUP 项目的看法。总的来说，孩子喜欢这个项目，并评论说项目能帮助他们冷静下来。研究人员报告说：

> 对学生和同行报告数据的分析表明，与对照组相比，接触 MindUP 后，参与者的乐观、情绪控制、同理心、观点采择、亲社会目标和正念注意力显著增加，抑郁症状减少。相反，对照组的上述每项指标评分均显著降低。
>
> （Malony et al.，2016，p. 322）

情感调节技能也与自我调节有关。特别是，儿童的内隐情感调节与适应不良的防御机制有关，需要在儿童治疗中加以解决（Prout et al.，2019）。在儿童焦虑障碍的治疗中，应将改善情感调节作为治疗的组成部分（Hannessdottir & Ollendick，2007）。

关于自我组织（self-organization），研究自传体记忆是很有趣的。接触到关于自己生活的生动、开放的叙述和具体细节是灵活、健康的自我组织的标志（第二章和第四章）。一项关于患有抑郁症的儿童的研究表明，与没有抑郁症或患有其他精神疾病的儿童相比，患有抑郁症的儿童具体记忆更少（Vrielynck et al.，2007）。自传式记忆测试相对容易实施，要求儿童对正面（如高兴、友好）、负面（如淘气、疲累）和中性（如洗澡、快速）列表中的每个线索词给出具体记忆。正如在第二章中提到的，甚至对幼儿也进行了类似的测试，他们可以在经过母亲训练一年或更长时间后给出更详细的自传式记忆（Reese & Newcombe，2007）。遗憾的是，目前还没有研究调查儿童时期训练后的变化。

与治疗中儿童的照顾者相关的变化的中介或机制

父母的安全依恋是一种相关的变化机制。研究发现，父母的不安全依恋与儿童的不安全依恋相关（Macfie et al.，2014；Steele et al.，1996），因此，父母安全感的增强有可能成为儿童治疗中的一种改变机制。特别是，有边缘型人格障碍的父母与孩子的互动可能有问题，这往往会导致孩子的不安全 - 混乱型依恋（Main & Solomon，1990；Macfie et al.，2014）。麦克菲及其同事（Macfie et al.，2014）发现，有边缘型人格障碍的母亲通常有一种痴迷型 / 未解决的依恋表征，她们的孩子的叙述中包含了：与依恋中断（害怕被抛弃和角色互换）、自我组织（不协调的孩子和自我 / 幻想困惑）和自我调节（破坏物体）相关的主题。在托马斯·科拉姆（Thomas Coram）收养项目中，研究人员调查了养父母的依恋风格对儿童故事主题反应的影响（Steele et al.，2003）。如果将有虐待史的儿童安置在"安全型"和"不安全型"的母亲身边（根据成人依恋访谈来分类），儿童叙述的故事在收养 3 个月后就开始出现显著差异。为了说明这一点，他们发现，在成人依恋访谈中被归类为"不安全型"的母亲收养的孩子的"依恋故事完成任务"的叙事中，"攻击性"的依恋主题更多，而被归类为"安全型"的母亲则相反。

另一个相关的变化机制是父母的反思功能或心智化能力水平。在一项针对学龄儿童的研究中，研究者通过与孩子的互动以及"父母发展访谈"对反思性育儿进行了研究（Ensink et al.，2017；Schultheis et al.2019）。这些工具在预测儿童问题行为方面似乎可靠有效，但迄今尚未在干预性研究中使用。这可能是因为在干预性研究中使用这些访谈是耗时的，并且通常不是常规结果监测期间定期评估的一部分。但值得注意是，这些类型的工具现在是可用的。

母亲情绪指导与儿童情感调节技能的发展有关，已被证明是对立违抗性障碍儿童的保护因素（Dunsmore et al.，2013）。在高危家庭中，在学龄前儿童时期，所观察到的母亲支持性情绪相关的养育方式，可通过塑造高危儿童的生理调节和行为调整，使其在小学脱离反社会的轨迹（Zhang et al.，2020）。然而，许多儿童并没有得到父母的支持，并且在早期学龄期间表现出越来越多的适应不良，这表明在这些高危环境中，有必要教育父母并给其提供指导（Zhang et al.，2020，p. 538）。

父母压力调节是问题儿童发展的另一种潜在变化机制。幼儿期暴露于有压力的环境会引起急性应激反应，导致儿童的健康状况不佳（Condon et al.，2019）。在生活在高危环境里的儿童中，有一个养育性和敏感性的照顾者可为其提供缓冲，防止其产生有害的应激反应。有较好的压力调节能力的父母也有较多的适应性情感调节技能。还有一些研究调查了父母的情感调节技能和他们照顾孩子的能力之间的关系。2019 年，舒尔特海斯（Schultheis）及其同事使用《父母反思功能问卷》（Parental Reflective Functioning Questionnaire）和《情绪调节问卷》（Emotion Regulation Questionnaire）进行了一项研究，研究表明：

我们发现，有较高抑制情绪倾向的母亲和在情感调节方面有更多困难的母亲具有较高水平的前心智化模式（即非心智化模式）。情感意识较差的母亲对孩子的精神状态也不太感兴趣。最后，在设定目标方面有困难的母亲也报告，她们很难识别婴儿的那些无法观察到的心理状态。综上所述，我们的研究结果支持情感调节与母亲反思功能之间的关系，说明情感调节应被整合到以母亲心智化为目标的经验性和干预工作中。

（Schultheis et al.，2019，p. 1094）

在一个研究项目中同时调查父母的依恋表征、反思功能水平、指导技能、调节压力的能力和情感调节技能也许是不可行的。然而，对这些变量的临床关注可能有助于发现阻碍儿童发展的潜在机制，并可作为父母治疗的目标。

与治疗和治疗师相关的变化的中介或机制

与治疗相关的变量呢？首先，在这一节中考虑治疗关系的质量是相关的。其次，我们假设治疗师使用心智化态度也是一种重要的改变机制（第四章）。这也可以在治疗依从性的维度下进行研究。最后，过程测量可以揭示为什么变化发生或不发生的相关信息。虽然已经开发了一些儿童治疗过程测量指标，但仍然缺乏对其作为变化指标的有效性的研究（Kennedy & Midgley，2007）。此外，对非特异性治疗因素的研究通常是有关的。例如，一些研究调查了治疗师的注意力在治疗效果中的作用。孩子得到关注这一事实可能是实现改变的一个重要因素，但每个治疗师都可以给予孩子关注，不管治疗的理论框架是什么。显然，我们谈论的是积极的关注。早期的研究已经证实，如果治疗师表现出很少的同理心、不热情，也不真诚，那么治疗效果就会较差（Truax & Mitchell，1971）。对于采用心智化治疗的儿童，积极的关注肯定是不够的。因此，我们更加关注治疗关系、治疗依从性和过程测量。

治疗关系的质量可以从儿童、父母、治疗师或独立观察者的角度进行研究，例如使用单向屏幕或录像带。在儿童治疗中，更高质量的关系似乎与更好的治疗结果相关（Kennedy & Midgley，2007）。一篇关于父母－专业关系和儿童治疗结果的综述表明，关系结盟意识是一个有关因素（de Greef et al.，2017）。针对6—9岁儿童在治疗关系中的体验，研究者开发了一项自我报告测量，得出了三个因素：积极关注、无条件接纳和共情（Purswell & Bratton，2018）。关注三个明确的因素，而不是这段关系的许多不同方面。然而，关于这些因素在治疗期间的变化或其对治疗有效性的贡献，目前尚无结果。

在基于心智化的成人治疗中，治疗依从性是一个越来越受到关注的研究主题，并且已经开发出了评定量表（例如，Bateman et al., 2019）。在儿童治疗中，这一问题尚不常见。一个小规模的研究在整个治疗过程中调查了治疗师的治疗态度和过程。这项对三名儿童进行心理动力学治疗的深入研究揭示了有趣的过程数据，并支持以下假设：治疗师的心智化态度是儿童反思功能发展的内隐过程的一部分，也是改变的动因（Carvalho et al., 2019）。"儿童心理治疗过程分类卡片（Child Psychotherapy Process Q-set）"被用于这三个案例的过程测量，其中有一名7岁儿童和两名8岁儿童。在这些治疗中发现了几个最具特色的点，如"治疗师将来访者的感受和体验联系起来"。总体而言，对关系方面的重视与治疗联盟的质量相关。作者指出："治疗师心智化态度与来访者安全感的增加以及更丰富的情绪体验有关（Carvalho et al., 2019, p. 480）。"

为了测量治疗过程和治疗依从性，研究被认为促进心智化的治疗原则可能是有用的，正如第四章所述。这些准则构成了观察系统的背景，但它们也可以单独操作。另一种方法是观察附录A中提到的技术，并利用这一结构化观察系统去评估治疗过程。使用这个系统，你可以研究在治疗过程中，观察到的技术是否发生了转变，这可能表明孩子的心智化能力的改善。我们假设，开始心智化儿童治疗的治疗师会进行许多注意调节干预；随着时间的推移，治疗师会更多地使用情感调节，之后，在最好的情况下，治疗师也会开始进行心智化评论。移情－反移情的过程在这里很重要，使用技巧的变化是相对的，而不是线性的。这可能需要很长一段时间，治疗甚至可以暂时停止，给孩子一些时间来进行下一步发展，这在上述卡瓦略及其同事的研究（Carvalho et al., 2019）中得到了很好的说明。

结语

儿童治疗的有效性是一个值得高度关注的问题。基于心智化的儿童治疗旨在增强对自己、他人和关系的心智化能力。更具体地说，该疗法旨在通过促进连贯和灵活的自我意识、自传体记忆中明显的个人时间线的出现、改善自我组织以更好地理解社会和沟通技能，以及更好地耐受压力（包括情感调节技能和更宽的耐受窗），从而提高依恋安全性和认知信任。服务于研究目的，可以有很多可供研究的主题。根据在特定治疗环境中处理的问题类型，不同的中介或变化机制可能是临床研究的核心。正如上文讨论的研究所显示的那样，仍有许多工作要做。综合不同的观点可能对改善儿童及其家庭的心理健康是必要的。对我们来说，研究与儿童相关的变化的中介和机制将是有必要的，如依恋安全、心智化能力、与同龄人的沟通、压力调节技能和具体的自传体记忆。此外，重要的是要包括父母的那些能力，如父母的反思功能、压力 / 精神病理水平和情感调节技能。为了改善治疗的立场，我们希望纳入父母和孩子对治疗关系质量的看法。在同行评审会议上，我们鼓励纳入对特定治疗技术的观察系统。观察了几次治疗师同行的会议后，我们学会了很多东西，这也激励了我们开始在这一方面做出努力，最终撰写了这本书，并接受了许多进一步的培训。希望我们能启发其他的科学家从业者从中关注一个或多个变量，应用在他们的临床工作中，同时也通过在治疗之前、期间和结束时使用相关的评估方法来研究其有效性。

附录 A 样例：游戏中的前心智化模式

	心理等同模式	伴装模式	目的论模式
学龄前儿童			
游戏的特征	游戏通常是非常原始的和具有破坏性的，因为感受可能变得过于真实。与野生动物等玩耍通常会导致谋杀。东西可能会被打碎。	儿童在一个僻静的世界中游戏，比如农场。游戏具有刻板和单调的特征。	儿童要求得到一个玩具，并坚持要把它带回家。游戏并没有进展。
反移情	迷惑，不确定说什么，绝望。	感到无聊，失去注意力。	不确定，焦虑。
干预：治疗立场（TS）和技术（T）	治疗师首先讨论耐受窗的橙色或红色区域；然后，例如，治疗师说，"小狮子对所有战斗是不是都有点儿害怕？" TS: N-ks；M-nmm；M-ea T: N-anx；I-fpf	例如，治疗师说："我认为这只小鸡已经拥有很多了，他离开农场去冒险。" TS: M-nmm；P-roc T: I-pp；I-fpf；M-pl；M-alt；V-wp	例如，治疗师说，"我明白：你太喜欢它了，想把它带回家。让我们聊聊，如果我拒绝你是什么感受吧。" TS: M-nmm；E-v T: N-mct；A-beh；I-afch
潜伏期早期儿童			
游戏的特征	失去是不可接受的。游戏经常受阻，因为当感受变得太真实的时候有太多的张力存在。强迫治疗师。	儿童一遍又一遍画蝴蝶，或者进行在绘画或联结发展上几乎没有进展的其他活动。	儿童在游戏中要求得到关注，不想离开治疗室。
反移情	希望反驳；恼怒。	思考购物清单。	需要延长会谈时间。

（续表）

	心理等同模式	伴装模式	目的论模式
干预：治疗立场（TS）和技术（T）	治疗师首先做压力调节并对不好的感受表示共情；然后，例如，治疗师可以口头表达她对丧失的失望感以及游戏的愉悦感。 TS：E-v；M-nmm，M-ea；T-om T：A-vg；A-beh；I-afch	在画完蝴蝶之后，治疗师试图与儿童共同开启一个新项目，添几只蜜蜂，询问蝴蝶对它们有什么看法，并询问儿童当治疗师这么做（挑战）时的感觉。 TS：M-nnm；P-roc T：I-pp；A-beh；M-pl；I-afsc；M-alt	"现在，我们一起坐在这里，但我们都知道，当感觉不好的时候，我们就必须停止会谈。" TS：E-v；M-nmm；N-ks T：A-co；I-limit；I-afch

潜伏期晚期儿童

	心理等同模式	伴装模式	目的论模式
游戏的特征	棋盘游戏会变得相当混乱，例如，如果鹅掉进井里，儿童就会掷出棋子。观点非常绝对化。	在棋盘游戏中，儿童玩得毫无感情，甚至具有强迫性；说话时表现出循环论证。	对另一个孩子明显改动了城堡的布局非常生气。
反移情	困惑。	没有参与感；说话语无伦次。	焦虑；倾向于推脱。
干预：治疗立场（TS）和技术（T）	首先，治疗师降低唤醒水平；然后，治疗师问，例如鹅在井里是什么感觉，对这种混乱做出评论，并反思她对此的困惑。 TS：M-nmm；N-ks；M-ea；T-om T：A-beh；N-pst；I-afpf；I-limit	例如，治疗师为游戏注入一点兴奋感。或者治疗师对她说话语无伦次做出评论。 TA：M-ea；M-nmm；T-om T：A-co；A-qual；M-alt	治疗师带着尊重去评论儿童希望一切保持原样以及没人触碰他们的作品。治疗师让儿童知道，不幸的是，她不能保证一切都保持原样。 TS：E-v；M-nmm T：N-ang；I-limit；I-afch

注：TS（therapeutic stance）代表治疗立场——在第四章的表 4.1 和附录 B 中能找到解释；
　　T（techniques）代表技术，在附录 B 以及第七章、第八章和第九章中能找到解释。

附录 B 干预技术

注意调节

接受孩子的调节特点，并调适到相同的水平

    关注孩子的游戏或活动内容 / 在游戏或故事中引入结构   A-ct

    命名 / 描述身体状态   N-pst

    以命名心理内容（认知和感觉）为目的命名 / 描述行为   N-mct

    命名 / 描述焦虑或受到威胁的感受   N-anx

    命名 / 描述敌意状态   N-ang

培养联结的能力

    保持联结并在联结中引入连续性   A-co

    创造安全的环境   A-sf

    明确命名 / 描述互动   N-in

基于有意行为来工作

    通过视觉和 / 或手势参与孩子的活动   A-vg

通过认真对待孩子的风格，给前语言互动赋予现实价值

    将注意力集中在描述行为上   A-beh

    关注孩子的品质   A-qual

情感调节

在界限内游戏

    引入幻想以促进游戏   I-fap

    设置界限   I-limt

    加入假装游戏   I-pp

通过内隐和外显的确认来给情感状态赋予现实价值

（续表）

给游戏人物的情感状态赋予现实价值	I-afpf
澄清并阐明孩子的情感状态	I-afch

心智化

探索心理内容

在游戏中对心理内容进行评论	M-pl
讨论关于依恋对象的想法和感受	M-att
探索孩子的心理内容	M-ment
增加另一种视角	M-alt

探索行为背后的心理过程

对孩子的心理过程进行评论，如回忆、询问、愿望、幻想和联结	M-proc
在假装游戏中用语言表达愿望和／或意图	V-wp
用语言表达孩子的愿望和／或意图	V-wch
用语言表达对他人／物体的心理生活的想法	V-oth
强调孩子的心理世界的个性化特点	V-indch

探索互动的心理过程

对移情进行心智化	M-tran

治疗立场

"心智化治疗立场"的成分

"无知立场"	N-ks
共情确认	E-v
监测儿童和自身的情绪唤醒	M-ea
监测儿童和自身的心智化模式	M-nmm
认识自身的感受以及与儿童相关的错误，并对此进行心智化	T-om
演戏和明示线索	P-roc

注：A（attention）代表注意；N（naming）代表命名；I（identifying）代表识别；M（mentalizing）代表心智化；V（verbalizing mental states）代表用语言表达心理状态。治疗技术（The therapeutic techniques，T）在第七章、第八章和第九章中进行了详述；治疗立场（The therapeutic stance，TS）在第四章中进行了详述。

附录 C　术语表

情感（affect） 西格尔认为，情感是"内部情绪状态的外部表现方式"，并通过非言语信息传达出来（Siegel，2012，p. 153）。他用"感受（feeling）"来描述对情绪或情感的觉知。针对情感的外部表达方式，西格尔将其区分为"生命力情感（vitality affects）"和"类别情感（categorical affects）"。

> **生命力情感（vitality affects）** 基于情景的好、坏或中性而伴随发生的原初情绪状态。生物情感的出现不需要觉察或文字描述，它直接在生物水平上以非言语的形式出现。生命力情感是人类婴儿与照顾者之间最主要的沟通方式（Siegel，2012，p. 154，p. 299）。

> **类别情感（categorical affects）** 在性质上将不同的情绪状态加以区分后的情感，如悲伤、愤怒、恐惧、惊讶、快乐。这些内部情绪状态往往通过面部表情来传达（Siegel，2012，p. 153）。

情感调节（affect regulation） 也被称为"情绪调节（emotion regulation）"，一种与生俱来的调节情绪并控制其激活状态的能力。情绪调节本质上是指我们如何利用心智、身体、关系过程来促进自我整合（Siegel，2012，p. 269）。情绪调节是心智化的前兆。当心智化出现后，借助心智化对自我觉知的巨大推动作用，情感调节能力将进一步发展（Fonagy，Gergely et al.，2002；Jurist，2018）。

情感表征（affect representation） 对情感进行加工的思维结构，它可能与实际的情感体验有关，也可能无关。"父母通过在孩子面前的彼此互动，或者与孩子的直接互动，构建了一种可以用来表征心智状态的图式"（Bateman & Fonagy，2016，p. 7）。参见"二阶情感表征"。

依恋（attachment） 鲍尔比提出，婴儿生来就有向照顾者寻求照顾的倾向。安斯沃思等人（Ainsworth et al.，1978）进一步表示，婴儿还会评估照顾者对于满足自己这一倾向的可及性和回应性（Kobak，1999）。苏鲁尔夫和沃特斯（Sroufe & Waters，1977）将婴儿寻求照顾的最终目标定义为"感到安全"，这既是内部情绪过程的目标，也是激活、触发依恋行为的外部线索的目标。鲍尔比认为，在整个生命周期内，压力的增加都会触发依恋行为，比如渴望依附、向依恋对象寻求情感支持和身体保护。我们基于真实的互动模式经验形成了关系表征，鲍尔比称之为在依恋关系中对自我与他人进行表征的"内部工作模型"（Bretherton & Munholland，2008）。依恋关系在多大程度上能够承担起安全港/安全基地的功能，取决于内部工作模型中自我和他人的质量。基于内部工作模型，可以将依恋模式区分为四种，一种安全依恋模式和三种不安全依恋模式（Ainsworth et al.，1978；Main & Solomon，1990）。

 安全依恋（secure attachment） 一种允许孩子将依恋对象视为安全基地而尽情探索的依恋模式。依恋系统激活后——比如，当孩子悲伤、疲惫、紧张，或焦虑时——孩子会试图靠近依恋对象，并因为自己返回安全港而感到不再那么焦虑（Powell et al.，2014）。"安全型的孩子能够自如、直接、坦率地表达自己寻求保护和舒适的需要"（Howe，2011，p. 43）。

 不安全依恋（insecure attachment） 三种不安全依恋类型分别是：回避型（avoidant）、矛盾型（ambivalent）、混乱型（disorganized）

（Main，1995）。具有回避型或矛盾／抗拒型依恋模式的孩子在依恋相关的压力情景下会出现注意力迟滞，前者试图回避关系，后者则执着于与依恋对象的关系（Main，2000）。混乱型依恋的人在处理依恋相关压力时会出现注意与行为相关策略的暂时性崩溃（Hesse & Main，2000）。

依恋创伤（attachment trauma） 依恋创伤的典型形式是经历了来自依恋对象的虐待和忽视。此外，早期依恋关系中不那么引人注意但时常发生的情绪调谐的失败也会对儿童发展造成长期的不良影响（Allen，2013）。依恋创伤会破坏心智化能力和认知信任的发展。寻求心理治疗意味着来访者仍保有一定的安全感和微弱的心智化能力，也表明他／她的家庭尚未完全放弃依恋关系（Allen，2013，p. 211）。创伤的代际传递与心智化失败有关（Allen，2013，p. 176）。

涵容（containment） 有关"容器"的隐喻贯穿了比昂（Bion）的作品，它指的是母亲对婴儿的感官知觉和情绪的容纳或容忍。涵容将给婴儿的原初印象赋予意义，并让婴儿对这些印象的吸收和理解得以成为可能。这涉及将婴儿不能把握的情感通过情绪信号的形式进行镜映，以表明这种情感"被涵容"了，或者说，这种情感已在掌握之中。比昂将这种能力称为"阿尔法功能（alpha function）"（Fonagy，2001a，p. 89）。与"抱持（holding）"的区别在于，涵容是内化的，而抱持是外化的（Symington & Symington，1996，p. 58）。

反移情（countertransference） 反移情是指你觉得孩子想让你觉得怎么样。字面上来说，反移情是治疗师对来访者发生移情时出现的反应。在心智化治疗中，治疗师被允许有自己的感受。贝特曼和福纳吉更喜欢用"治疗师对于来访者的感受"这个说法（Bateman & Fonagy，

2016，p. 192 ）。

活现（enactment） 在治疗过程中对无意识互动模式的再现。活现常见于目的论模式的非心智化来访者的治疗（见"目的论模式"），即在治疗师与孩子或家长无法成功心智化的情况下（Stern，2008，p. 400）。当治疗师对这些孩子或家长的投射性认同（见"投射性认同"）做出反应时，会发现自己正在被对方要求着，比如写一封表达支持的信或在工作时间外打一通电话。此时，治疗师会感觉到有些东西不太对劲，但对应该如何回应感到困惑，往往伴有一种紧迫感和一种深深的、认为自己没能恰当回应的感觉（Bateman & Fonagy，2016，p. 134 ）。

认知信任（epistemic trust） 一种对接纳新的社交知识的开放态度。认知信任被认为与个人密切相关同时具有普遍意义（Bateman & Fonagy，2019，p. 15 ）。

    认知过度警觉（epistemic hypervigilance） 在处于认知过度警觉状态时，交流接收者会认为交流发出者的真实意图与其表达的不同。最典型的情况是，接收者认为他人行为背后存在恶意动机（Fonagy et al.，2017b，p. 3 ）。认知警觉本身是一种正常的心理状态，在儿童 3—5 岁时出现。它对于儿童有重要意义，因为儿童需要认清并不是每个人都是值得信任的，他们需要评估接收到的信息的可靠性（Jurist，2018，p. 43 ）。

抱持（holding） 起初，"抱持"是指母亲将自己的孩子紧紧抱在怀里的样子。温尼科特拓展了这一概念，将其描述为随着时间的推移而感到自己的存在是连续的、被支持的。在心理治疗中，抱持能力是指对孩子这种"连续的存在感"怀有基本的理解与共情（Winnicott，

1964）。

诠释（interpretation）　揭示潜在的涵义，尤其是隐藏在一个人言行背后的愿望（Stroeken，2000）。通过诠释，治疗师——特别是精神分析师——得以将无意识中的冲突纳入意识。

标识（markedness）　在情感镜映时，照顾者以某种方式（比如，夸张）表明自己此时展露出的情绪不是真实的（Fonagy，Gergely et al.，2002，p. 9）。这种表达方式足够正常，能让孩子识别出这种情绪；这种表达也足够夸张，能让孩子意识到这不是父母的情绪，而是自己的情绪（Fonagy，Gergely et al.，2002，p. 178）。被标识的镜映（marked mirroring）是发展心智化能力的重要过程（Luyten & Fonagy，2019，p. 86）。在治疗中，用标识来镜映孩子或父母的体验也是非常重要的成分。

心智化（mentalizing）　心智化是一个跨诊断概念（Bateman & Fonagy，2019，p. xvi），被定义为感知和理解心理状态的能力。心智化描述了人类想象力的一个特定方面：个体对于自己和他人内部心理状态的意识，尤其是对行为的解释方面。心智化的主要作用是让个体适应社交环境（Fonagy & Allison，2014）。

　　心智化发展不良（underdeveloped mentalizing）　米奇利等人（Midgley et al.，2017）区分了心智化整体发展不良的儿童和在特定方面存在心智化困难的儿童（p. 42）。心智化发展不良的儿童在心智化能力的各个方面存在普遍问题，在特定方面存在心智化困难的儿童有基本的心智化能力，但在某些方面可能出现心智化崩溃，这种崩溃可能是暂时的、情境性的，也可能是长期的。

情感心智化（mentalized affectivity） 指个体反思自己的情感状态的主观意义的能力（Fonagy，Gergely et al.，2002，p. 5）。情感心智化基于这样一种认识，即情绪调节会受到人格、价值观，还有最重要的，自传体记忆的影响（Jurist，2018，p. 97）。

镜映（mirroring） 当照顾者通过时间、空间、语调来映射，或者说镜映孩子的情绪时，将把孩子的体验重新组织，并给孩子足够的信息反馈以帮助他们构建一个表征系统，从而让孩子明白自己正在感受什么（Fonagy，Gergely et al.，2002，p. 35）。这是孩子自我发展中的关键步骤，也是从此开始，孩子开始建立对初级情绪状态的二级表征（Jurist，2018）。

> **不恰当的镜映（incontingent mirroring）** 当父母对孩子的感受进行了一致的镜映，但没有加以标识，就会导致这种镜映显得过于真实（Fonagy，Gergely et al.，2002）。这会使得孩子倾向于心理等同模式，并形成不稳定的二级表征（Bateman & Fonagy，2012）。

> **不一致的镜映（incongruent mirroring）** 指父母镜映给孩子不正确的情感，这会给孩子建立起扭曲的二级表征，让孩子倾向于佯装模式，并发展出虚假自我（Fonagy，Gergely et al.，2002，p. 194）。

模式（mode） 前心智化模式有三种。

> **等同模式（equivalent mode）** 也被称为"心理等同模式（psychic eq-uivalent mode）"。在这种模式下，想法和感受都变得过于真实，以至于个体不能接受一种可能的替代性观点。在儿童 20 个月大左右时，心理等同是很正常的，他们对自己的主观感受有一种压倒性的确定感——床底下的怪物是真实存在的（Bateman & Fonagy，2019）！

佯装模式（pretend mode） 这是孩子在玩幻想游戏时常常经历的阶段。此时，孩子会假装，不过这种假装的本质是玩乐性质的，并且很容易被识别。在这一阶段，外部真实世界与内部心理世界之间的界限必须被严格区分。当一个孩子假装自己拿着一杆枪的时候，问他/她这真的是一杆枪还是一根棍子会破坏游戏的乐趣（Fonagy & Target，2008）。随着孩子的成长，这种模式可能会导致伪心智化，即孩子会更多地谈论自己的心理状态，但这些东西几乎没有什么现实意义，或者和现实缺乏联系（Bateman & Fonagy，2019）。

目的论模式（teleological mode） 在目的论模式下，心理状态只有在其结果被物理观察到时才会被承认。这种理解模式的出现甚至早于语言，其主要特征就是"我看到了才会相信"（Fonagy & Target，2008）。婴儿在 9 个月大的时候就会将目的或意图归结于并没有那种心理状态的人甚至物体，比如"这个桌子很愚蠢，因为我撞到了它"。

明示线索（ostensive cues） 一种个体在发出交流时提示对方自己传达意图的信号，比如眼神接触、抬起眉毛、某种特殊语调、某些私人内容。明示线索与被标识的镜映有相似之处，区别在于明示线索中包含的额外信息是与要传达的主要信息相关的（Bateman & Fonagy，2019）。这会让来访者有一种被个性化认可的感觉，从而产生认知信任（Bateman & Fonagy，2016，p. 30）。

投射性认同（projective identification） 在治疗过程中，来访者可能会将自己内心分裂出来的一部分想象为治疗师的，并试图控制这部分。根据梅兰妮·克莱因（Melanie Klein）的说法，这种控制往往带有攻击性（Stroeken，2000）。在心智化失败的时候，我们会有一种将自我的异己部分外化的压力。"我们认为混乱型依恋的儿童所表现出的过度控制，是一种类似于投射性认同的持续模式"（Bateman & Fonagy，2016，p. 20）。参阅"异己自我"。

反思功能（reflective functioning） 对心智化能力的使用，理解并描述自己和他人的行为背后的心理状态和意图的能力（Suchman et al.，2012，p. 309）。反思功能也是心智化的另一种表述，侧重于心智化的外显维度（Midgley et al，2017）。

二阶情感表征（second-order affect representation） 照顾者情感一致、方式恰当的镜映可以为孩子最初的未经理解的体验（初级表征）提供情感表征。借助于照顾者的表征，孩子也开始发展出自己的二阶情感（Gergeley & Unoka，2008）。

自我（self） "自我"这一概念有许多理解方式，在这里我们主要讨论社会建构理论中的自我。在这一视角下，我们将"自我"看作一个由具有一定意图的心理状态所驱使的"表征施动者（representational agent）"，并由此建立了名为"自传体自我（autobiographic self）"的历史驱动自我观（Fonagy，Gergely et al.，2002）。依恋互动在社会情绪自我的发展过程中起着至关重要的作用，因为这是后续所有构建起情绪自我的社会互动的第一步（Gergeley & Unoka，2008，p. 60）。

　　异己自我（alien self） 当镜映不准确的时候，孩子内化了父母心理状态的表征，而不是孩子自己所经历的（Bateman & Fonagy，2004，p. 88）。这会让自我产生一种异化感：这种想法或感觉似乎的确是自己经历的一部分，但又似乎不属于自己。每个人的自我都存在某些异化的部分，因为即使是正常的养育也难免出现对孩子情绪的短暂忽视。心智化的不稳定可能预示着某种破碎感。通过将自我中不想要的一部分投射给另一个人，个体可以恢复其自我的连续性（Bateman & Fonagy，2016）。参见"投射性认同"。

虚假自我（false self）　当孩子的主要照顾者不能很好地适应孩子的需求时，孩子会被迫转而适应照顾者，孩子也就偏离了其真实需求，或者说"真实自我"。从这个角度来看，虚假自我是一种防御机制（Winnicott，1965）。在这种情况下，孩子早期对他人想法和感受的过度感知极大地影响了自我感知，与其真实的自我体验严重脱节（Fonagy，Gergely et al.，2002）。

作为施动者的自我（self as agent）　对自己的情感活动的觉知，将自我视为有一定意图的心理活动的组织者（Fonagy，Gergely et al.，2002）。在社会互动中，只有当互动双方的行为都是由情绪、意愿、信念所驱动，并且能够直接理解时，完整的能动体验才会出现（Midgley & Vrouva，2012，p. 22）。

无知立场（stance，"not-knowing"）　这一概念是为了把握心理状态的不透明性。在治疗中，治疗师应该传达出对来访者心智感到好奇的态度，同时保持一种无知的状态，谦谨地做出推断，在识别纷繁复杂的观点时保持耐心（Bateman，2018）。

移情（transference）　在心智化治疗中，移情是指在当前的治疗关系中唤起来访者内隐的习惯、期望、观点并使之变得清晰、有组织。移情的重点在于当下的关系，而不是以往的原因或观点（Bateman & Fonagy，2016）。在精神分析理论中，移情被定义为以极大的强度重现早期情绪，这种情绪原本是针对照顾者的，现在则转移到治疗师身上。

过渡性空间（transitional space） 温尼科特在 1951 年撰写了一篇关于过渡性客体和过渡性现象的文章，主要讨论了孩子的第一个客体——比如，一条毯子或者一个泰迪熊——温尼科特称之为第一个"非我之物（not-me possession）"：一个不完全是内在的，也不完全是外在的客体。这种介于最初的内部自我与外部世界之间的想象出的空间被称为过渡性空间。过渡性空间也经常被用于描述某些心理治疗情景的特征（Winnicott，1951）。

耐受窗（window of tolerance） 每个人都有一个"耐受窗"。在这个窗口内，各种不同强度的情绪唤醒将被归置，而不干扰正常的系统功能。如果唤醒水平过高，可能会冲破耐受窗的边界，干扰个体正常的想法或行为。耐受窗的边界可能会随着某个特定时间的心理状态、某种特定的情绪、某个特定的社会情景而波动（Siegel，2012）。

参考文献

Ainsworth, M. D. S., Blehar, M. C., Waters, E., & Wall, E. (1978). *Patterns of attachment: A psychological study of the Strange Situation*. Hillsdale, NJ: Lawrence Erlbaum Associates.

Aktar, E., & Bögels, S. M. (2017). Exposure to parents' negative emotions as a developmental pathway to the family aggregation of depression and anxiety in the first year of life. *Clinical Child and Family Psychology Review*, 20(4), 369–390.

Allen, J. G. (2000). *Traumatic attachments*. New York: John Wiley.

Allen, J. G. (2013). *Mentalizing in the development and treatment of attachment trauma*. London: Karnac.

Allen, J. G., & Fonagy, P. (2006). Preface. In J. G. Allen & P. Fonagy (Eds.), *Handbook of mentalization-based treatment* (pp. xix–xxi). Chichester, UK: John Wiley.

Allen, J. G., Fonagy, P., & Bateman, A. (2008). *Mentalizing in clinical practice*. Washington, DC: American Psychiatric Pub.

Alvarez, A. (1992). *Live company: Psychoanalytic psychotherapy with autistic, borderline deprived and abused children*. London: Routledge.

Alvarez, A. (2012). *The thinking heart: three levels of psychoanalytic therapy with disturbed children*. Hove, East Sussex: Routledge.

American Psychiatric Association (APA) (2013). *Diagnostic and statistical manual of mental disorders* (5th edition.). Washington, DC.: American Psychiatric Association.

Asen, E., & Fonagy, P. (2012). Mentalization-based therapeutic interventions for families. *Journal of Family Therapy*, 34(4), 347–370.

Asen, E., & Midgley, N. (2019). Working with families. In A. Bateman & P. Fonagy (Eds.), *Handbook of mentalizing in mental health practice* (2nd edition, pp. 135–149). Washington, DC: American Psychiatric Association Publishing.

Bakermans-Kranenburg, M. J., Van Ijzendoorn, M. H., & Juffer, F. (2005). Disorganized infant attachment and preventive interventions: A review and meta-analysis. *Infant Mental Health Journal*, 26(3), 191–216.

Baron-Cohen, S., Tager-Flusberg, H., & Cohen, D.J. (2000). *Understanding other minds: Perspectives from developmental cognitive neuroscience*. Oxford: Oxford University Press.

Bateman, A. (2018). *Mentalization-based treatment: Adherence and competence scale.* Unpublished report.

Bateman, A., & Fonagy, P. (1999). Effectiveness of partial hospitalization in the treatment of borderline personality disorder: A randomized controlled trial. *American Journal of Psychiatry*, 156(10), 1563–1569.

Bateman, A., & Fonagy, P. (2006). *Mentalization-based treatment for borderline personality disorder: A practical guide.* Oxford: Oxford University Press.

Bateman, A., & Fonagy, P. (2009). Randomized controlled trial of outpatient mentalization-based treatment versus structured clinical management for borderline personality disorder. *American Journal of Psychiatry*, 166, 1355–1364.

Bateman, A., & Fonagy, P. (2012). *Handbook of mentalizing in mental health practice.* Washington, London: American Psychiatric Publishing.

Bateman, A., & Fonagy, P. (2016). *Mentalization-based treatment for personality disorders: A practical guide.* Oxford: Oxford University Press.

Bateman, A., & Fonagy, P. (2019). *Handbook of mentalizing in mental health practice* (2nd edition).

Bateman, A., Unruh, B., & Fonagy, P. (2019). Individual therapy techniques. In A. Bateman & P. Fonagy (Eds.), *Handbook of mentalizing in mental health practice* (2nd edition, pp. 103–115). Washington, DC: American Psychiatric Association Publishing.

Bateman, A. W., & Fonagy, P. (2004). *Psychotherapy for borderline personality disorder: Mentalization-based treatment.* Oxford: Oxford University Press.

Bauer, P. J., San Souci, P., & Pathman, T. (2010). Infant memory. *Wiley Interdisciplinary Reviews: Cognitive Science*, 1(2), 267–277.

Baumeister, R. F., Brewer, L. E., Tice, D. M., & Twenge, J. M. (2007). Thwarting the need to belong: Understanding the interpersonal and inner effects of social exclusion. *Social and Personality Psychology Compass*, 1(1), 506–520.

Beebe, B., & Lachmann, F. (1988). The contribution of mother-infant influence to the origins of self- and object relations. *Psychoanalytic Psychology*, 5, 305–337.

Beebe, B., Lachmann, F., & Jaffe, J. (1997). Mother-infant interaction structures and presymbolic self and object representations. *Psychoanalytic Dialogues*, 7, 133–182.

Berlin, L. J., Zeanah, C. H., & Lieberman, A. F. (2016). Prevention and intervention programs to support early attachment security: A move to the level of the community. In J. Cassidy & P. R. Shaver (Eds.), *Handbook of attachment: Theory, research, and clinical applications* (Third edition, pp. 739–758). New York: The Guilford Press.

Bickman, L., & Rog, D. J. (Eds.). (1998). *Handbook of applied social research methods.* Thousand Oaks: Sage Publications.

Bigelow, A. E., & Power, M. (2014). Effects of maternal responsiveness on infant responsiveness and behavior in the still-face task. *Infancy*, 19(6), 558–584.

Bion, W. R. (Ed.) (1962). *Learning from experience*. Northvale, NJ, London UK: Jason Aronson Inc.

Bleiberg, E. (1994). Borderline disorders in children and adolescents: The concept, the diagnosis, and the controversies. *Bulletin of the Menninger Clinic*, 58(2), 169‒196.

Bleiberg, E. (Ed.) (2001). *Treating personality disorders in children and adolescents: A relational approach*. New York, London: The Guilford Press.

Bosmans, G., & Kerns, K. A. (2015). Attachment in middle childhood: Progress and prospects. *New Directions for Child and Adolescent Development*, 2015(148), 1‒14.

Böszörmenyi-Nagy, I. (1987). *Foundations of contextual therapy*. New York: Brunner-Routledge.

Bowlby, J. (1969). *Attachment and loss*, Vol 1*: Attachment*. London: Hogarth Press.

Bowlby, J. (1988). *A secure base: Clinical applications of attachment theory*. London: Routledge.

Bretherton, I., & Munholland, K. A. (1999). Internal working models in attachment relationships: A construct revisited. In J. Cassidy & P. R. Shaver (Eds.), *Handbook of attachment: Theory, research, and clinical applications* (pp. 89‒111). New York: The Guilford Press.

Bretherton, I., & Munholland, K. A. (2008). Internal working models in attachment relationships: Elaborating a central construct in attachment theory. In J. Cassidy & P. R.Shaver (Eds.), *Handbook of attachment: Theory, research, and clinical applications* (2nd edition, pp. 102‒127). New York: The Guilford Press.

Bretherton, I., Prentiss, C., & Ridgeway, D. (1990). Family relationships as represented in a story-completion task at thirty-seven and fifty-four months of age. In I. Bretherton & M. W. Watson (Eds.), *Children's perspectives on the family* (pp. 85‒105): San Francisco: Jossey-Bass.

Brisch, K. H. (1999). *Treating attachment disorders: From theory to therapy*. New York: The Guilford Press.

Campos, J., & Stenberg, C. (1981). Perception, appraisal and emotion: The onset of social referencing. In M. E. Lamb & L. R. Sherrod (Eds.), *Infant social cognition* (pp. 273‒314). Hillsdale, NJ: Lawrence Erlbaum Associates.

Carr, A. (2009). The effectiveness of family therapy and systemic interventions for child-focused problems. *Journal of Family Therapy*, 31(1), 3‒45.

Carr, A. (2014). The evidence base for family therapy and systemic interventions for child-focused problems. *Journal of Family Therapy*, 36(2), 107‒157.

Carvalho, C., Goodman, G., & Ramires, V. R. R. (2019). Mentalization in child psychodynamic psychotherapy. *British Journal of Psychotherapy*, 35(3), 468‒483.

Cassidy, J., & Shaver, P. R. (2008). *Handbook of attachment: Theory, research, and clinical applications* (2nd edition.). New York: The Guilford Press.

Chae, J. J. K., & Song, H.-j. (2018). Negativity bias in infants' expectations about agents' dispositions. *British Journal of Developmental Psychology*, 36(4), 620‒633.

Chong, L. T., Chong, M. C., Tang, L. Y., Ramoo, V., Chui, P. L., & Hmwe, N. T. T. (2019). The relationship between psychological distress and religious practices and coping in Malaysian parents of children with thalassemia. *Journal of Pediatric Nursing*, 48, e15–e20.

Chorpita, B. F., Daleiden, E. L., & Weisz, J. R. (2005). Identifying and selecting the common elements of evidence based interventions: A distillation and matching model. *Mental Health Services Research*, 7(1), 5–20.

Chorpita, B. F., Reise, S., Weisz, J. R., Grubbs, K., Becker, K. D., & Krull, J. L. (2010). Evaluation of the Brief Problem Checklist: child and caregiver interviews to measure clinical progress. *Journal of Consulting and Clinical Psychology*, 78(4), 526–536.

Chu, B. C., Temkin, A. B., & Toffey, K. (2016). *Transdiagnostic mechanisms and treatment for children and adolescents*: Oxford, UK: Oxford University Press.

Cluckers, G. (1986). *Steungevende kinderpsychotherapie: een andere weg* [Supportive child psychotherapy: A different road]. Deventer: Van Loghum Slaterus.

Condon, E. M., Holland, M. L., Slade, A., Redeker, N. S., Mayes, L. C., & Sadler, L. S.(2019). Associations between maternal caregiving and child indicators of toxic stress among multiethnic, urban families. *Journal of Pediatric Health Care*, 33(4), 425–436.

Cooke, J. E., Racine, N., Plamondon, A., Tough, S., & Madigan, S. (2019). Maternal adverse childhood experiences, attachment style, and mental health: Pathways of transmission to child behavior problems. *Child Abuse & Neglect*, 93, 27–37.

Cooper, A., & Redfern, S. (2015). *Reflective parenting: a guide to understanding what's going on in your child's mind*. London: Routledge.

Corapci, F., Friedlmeier, W., Benga, O., Strauss, C., Pitica, I., & Susa, G. (2018). Cultural socialization of toddlers in emotionally charged situations. *Social Development*, 27 (2), 262–278.

Corballis, M. C. (2019). Mental time travel, language, and evolution. *Neuropsychologia*, 134, 107–202.

Costello, E. J., & Maughan, B. (2015). Annual research review: Optimal outcomes of child and adolescent mental illness. *Journal of Child Psychology and Psychiatry*, 56(3), 324–341.

Cummings, E. M., Davies, P. T., & Campbell, S. B. (Eds.). (2000). *Developmental psy-chopathology and family process: Theory, research, and clinical implications*. New York: The Guilford Press.

de Greef, M., Pijnenburg, H. M., van Hattum, M. J. C., McLeod, B. D., & Scholte, R. H. J. (2017). Parent-professional alliance and outcomes of child, parent, and family treatment: A systematic review. *Journal of Child and Family Studies*, 26(4), 961–976.

De Lange, G. (Ed.) (1991). *Hechtingsstoornissen. Orthopedagogische behandelingsstrategieën* [Dis- orders of attachment: pedagogical treatment strategies]. Assen: Dekker & van de Vegt.

Deater-Deckard, K., Chary, M., & McCormick, S. (2018). Biological factors in parenting and child development. In M. R. Sanders & A. Morawska (Eds.), *Handbook of parenting and child development across the lifespan* (pp. 27–45). Cham: Springer International Publishing.

Deben-Mager, M., & Verheugt-Pleiter, J. E. (2004). Enkele toepassingen van de gehechtheidstheorie op de psychoanalytische praktijk. *Tijdschrift voor Psychoanalyse*, 10 (1), 18–30.

DeKlyen, M., & Greenberg, M. T. (2008). Attachment and psychopathology in childhood. In J. Cassidy & P. R. Shaver (Eds.), *Handbook of attachment: Theory, research, and clinical applications* (2nd edition, pp. 637–665). New York: The Guilford Press.

Demetre, J. D., & Vietze, P. M. (1998). Infants' attention to an adult's demonstration of object functions: Evidence for a comparator process. *Early Development and Parenting*, 7(1), 51–60.

Dowell, K. A., & Ogles, B. M. (2010). The effects of parent participation on child psychotherapy outcome: A meta-analytic review. *Journal of Clinical Child & Adolescent Psychology*, 39(2), 151–162.

Dozier, M., & Kobak, R. R. (1992). Psychophysiology in attachment interviews: Converging evidence for deactivating strategies. *Child Development*, 63, 1473–1480.

Draijer, N. & Nicolai, N. (2020). Overdracht en tegenoverdracht bij vroegkinderlijke traumatisering 'revisited'. *Tijdschrift voor psychotherapie*, 3, 1–16.

Dunsmore, J. C., Booker, J. A., & Ollendick, T. H. (2013). Parental emotion coaching and child emotion regulation as protective factors for children with oppositional defiant disorder. *Social Development*, 22(3), 444–466.

Dykas, M. J., & Cassidy, J. (2011). Attachment and the processing of social information across the life span: Theory and evidence. *Psychological Bulletin*, 137(1), 19.

Ekman, P. (2009). *Emotional awareness: Overcoming the obstacles to psychological balance and compassion: A conversation between the Dalai Lama and Paul Ekman*. New York: Times Books/Henry Holt & Co.

Ensink, K., Bégin, M., Normandin, L., & Fonagy, P. (2017). Parental reflective functioning as a moderator of child internalizing difficulties in the context of child sexual abuse. *Psychiatry Research*, 257, 361–366.

Ensink, K., Borelli, J. L., Roy, J., Normandin, L., Slade, A., & Fonagy, P. (2019). Costs of not getting to know you: Lower levels of parental reflective functioning confer risk for maternal insensitivity and insecure infant attachment. *Infancy*, 24(2), 210–227.

Ensink, K., Leroux, A., Normandin, L., Biberdzic, M., & Fonagy, P. (2017). Assessing reflective parenting in interaction with school-aged children. *Journal of Personality Assessment*, 99(6), 585–595.

Ensink, K., Normandin, L., Target, M., Fonagy, P., Sabourin, S. P., & Berthelot, N.(2015). Mentalization in children and mothers in the context of trauma: An initial study of the validity of the Child Reflective Functioning Scale. *British Journal of Developmental Psychology*, 33(2), 203–217.

Facompré, C. R., Bernard, K., & Waters, T. E. A. (2018). Effectiveness of interventions in preventing disorganized attachment: A meta-analysis. *Development and Psychopathology*, 30(1), 1–11.

Farrell, A. K., Simpson, J. A., Carlson, E. A., Englund, M. M., & Sung, S. (2017). The impact of stress at different life stages on physical health and the buffering effects of maternal sensitivity. *Health psychology: Official Journal of the Division of Health Psychology, American Psychological Association*, 36(1), 35–44.

Fawcett, C., & Liszkowski, U. (2012). Infants anticipate others' social preferences. *Infant and Child Development*, 21(3), 239–249.

Fearon, R. P., Target, M., Sargent, J., Williams, L. L., McGregor, J., Bleiberg, E., & Fonagy, P. (2006). Short-term mentalization and relational therapy (SMART): An integrative family therapy for children and adolescents. In J. G. Allen & P. Fonagy (Eds.), *Handbook of mentalization-based treatment* (pp. 201–222). Chichester, UK: John Wiley.

Filippetti, M. L., & Tsakiris, M. (2018). Just before I recognize myself: The role of featural and multisensory cues leading up to explicit mirror self-recognition. *Infancy: The official Journal of the International Society on Infant Studies*, 23(4), 577–590.

Finkelhor, D. (2018). Screening for adverse childhood experiences (ACEs): Cautions and suggestions. *Child Abuse & Neglect*, 85, 174–179.

Finkelhor, D., Shattuck, A., Turner, H., & Hamby, S. (2015). A revised inventory of Adverse Childhood Experiences. *Child Abuse & Neglect*, 48, 13–21.

Fivush, R., Bohanek, J. G., & Zaman, W. (2011). Personal and intergenerational narratives in relation to adolescents' well-being. *New Directions for Child and Adolescent Development*, 2011(131), 45–57.

Flavell, J. H. (1999). Cognitive development: Children's knowledge about the mind. *Annual Review of Psychology*, 50(1), 21–45.

Fonagy, P. (2001a). *Attachment theory and psychoanalysis*. New York: Other Press.

Fonagy, P. (2001b). Changing ideas of change: The dual components of therapeutic action. In J. Edwards (Ed.), *Being alive: Building on the work of Anne Alvarez*. New York: Brunner-Routledge.

Fonagy, P. (2006). The mentalization-focused approach to social development. In J. G. Allen & P. Fonagy (Eds.), *Handbook of mentalization-based treatment* (pp. 53–99). Chichester, UK: John Wiley.

Fonagy, P. (2008). Foreword. In J. E Verheugt-Pleiter, J. Zevalkink & M. G. J. Schmeets (Eds.), *Mentalizing in child therapy: Guidelines for clinical practitioners* (p. xxii). London: Karnac.

Fonagy, P. (2017). Foreword. In N. Midgley, K. Ensink, K. Lindqvist, N. Malberg, & N. Muller (Eds.), *Mentalization-based treatment for children: A time-limited approach* (pp. viii–xi). Washington, DC: American Psychological Association.

Fonagy, P., & Allison, E. (2014). The role of mentalizing and epistemic trust in the therapeutic relationship. *Psychotherapy (Chicago, Ill.)*, 51(3), 372–380.

Fonagy, P., Allison, E., & Campbell, C. (2019). Mentalizing, resilience, and epistemic trust. In A. Bateman & P. Fonagy (Eds.), *Handbook of mentalizing in mental health practice* (2nd edition, pp. 63–77). Washington, DC: American Psychiatric Association Publishing.

Fonagy, P., & Bateman, A. (2019). Introduction. In A. Bateman & P. Fonagy (Eds.), *Handbook of mentalizing in mental health practice* (2nd edition, pp. 3–20). Washington, DC: American Psychiatric Association Publishing.

Fonagy, P., & Campbell, C. (2015). Bad blood revisited: Attachment and psychoanalysis, 2015. *British Journal of Psychotherapy*, 31(2), 229–250.

Fonagy, P., Gergely, G., Jurist, E. L., & Target, M. (2002). *Affect regulation, mentalization, and the development of the self*. New York: Other Press.

Fonagy, P., Gergely, G., & Target, M. (2007). The parent-infant dyad and the construction of the subjective self. *Journal of Child Psychology and Psychiatry*, 48(3–4), 288–328.

Fonagy, P., Luyten, P., Allison, E., & Campbell, C. (2017a). What we have changed our minds about: Part 1. Borderline personality disorder as a limitation of resilience. *Borderline Personality Disorder and Emotion Dysregulation*, 4.

Fonagy, P., Luyten, P., Allison, E., & Campbell, C. (2017b). What we have changed our minds about: Part 2. Borderline personality disorder, epistemic trust and the developmental significance of social communication. *Borderline Personality Disorder and Emotion Dysregulation*, 4.

Fonagy, P., Luyten, P., & Strathearn, L. (2011). Borderline personality disorder, mentali- zation, and the neurobiology of attachment. *Infant Mental Health Journal*, 32(1), 47–69.

Fonagy, P., Moran, G. S., Edgcumbe, R., Kennedy, H., & Target, M. (1993). The roles of mental representations and mental processes in therapeutic action. *The Psychoanalytic Study of the Child*, 49, 9–48.

Fonagy, P., Steele, M., Steele, H., Leigh, T., Kennedy, R., Mattoon, G., & Target, M. (1995). Attachment, the reflective self, and borderline states. The predictive specificity of the Adult Attachment Interview and pathological emotional development. In S. Goldberg, R. Muir, & J. Kerr (Eds.), *Attachment theory: Social, developmental, and clinical perspectives* (pp. 233–278). New York: Analytic Press.

Fonagy, P., & Target, M. (1996). Predictors of outcome in child psychoanalysis: A retrospective study of 763 cases at the Anna Freud Centre. *Journal of the American Psychoanalytic Association*, 44(1), 27–77.

Fonagy, P., & Target, M. (1997). Attachment and reflective function: Their role in self-organisation. *Development and Psychopathology*, 9, 679–700.

Fonagy, P., & Target, M. (2000). Playing with Reality: III. The Persistence of dual psychic reality in borderline patients. *The International Journal of Psych-analysis*, 81, 853–874.

Fonagy, P., & Target, M. (2007). The rooting of the mind in the body: New links between attachment theory and psychoanalytic thought. *Journal of the American Psychoanalytic*

Association, 55(2), 411–456.

Fonagy, P., & Target, M. (2008). Attachment, trauma and psychoanalysis. In E. L. Jurist, A. Slade, & S. Bergner (Eds.), *Mind to mind: Infant research, neuroscience, and psychoanalysis*. New York: Other Press.

Fonagy, P., Target, M., Cottrell, D., Phillips, J., & Kurtz, Z. (2002). *What works for whom? A critical review of treatments for children and adolescents*. New York: The Guilford Press.

Fraley, R. C., Niedenthal, P. M., Marks, M., Brumbaugh, C., & Vicary, A. (2006). Adult attachment and the perception of emotional expressions: Probing the hyperactivating strategies underlying anxious attachment. *Journal of personality*, 74(4), 1163–1190.

Fraley, R. C., Waller, N. G., & Brennan, K. A. (2000). An item response theory analysis of self-report measures of adult attachment. *Journal of Personality and Social Psychology*, 78(2), 350–365.

Freud, S. (1923). Das ich und das es. *Studienausgabe* (3), 282–330.

Frijling-Schreuder, E. C. M. (1969). Borderline state in children. *The Psychoanalytic Study of the Child*, 24, 307–327.

Fury, G., Carlson, E. A., & Sroufe, L. A. (1997). Children's representations of attachment relationships in family drawings. *Child Development*, 68(6), 1154–1164.

Galtung, J. (1973). *Theory and methods of social research*. London: George Allen & Unwin.

George, C., Kaplan, N., & Main, M. (1996). *Adult attachment interview*. Unpublished manuscript. University of California, Berkeley.

Gergely, G., & Csibra, G. (1997). Teleological reasoning in infancy: The infant's naive theory of rational action. A reply to Premack and Premack. *Cognition*, 63, 227–233.

Gergely, G., & Unoka, Z. (2008). Attachment and mentalization in humans: The development of the affective self. In E. L. Jurist, A. Slade, & S. Bergner (Eds.), *Mind to mind: Infant research, neuroscience, and psychoanalysis* (pp. 50–87). New York: Other Press.

Gergely, G., & Watson, J. S. (1996). The social biofeedback theory of parental affect mirroring: The development of emotional self-awareness and self-control in infancy. *The International Journal of Psychoanalysis*, 77, 1181–1212.

Gerritzen, H. M. J. A. (2000). Groei-, regulatie- en hechtingsstoornissen bij het jonge kind [Growth, regulation and attachment disorders in the young child]. In F. C. Verhulst & F. Verheij (Eds.), *Kinder- en jeugdpsychiatrie: Onderzoek en diagnostiek* (pp. 195–215). Assen: Van Gorcum.

Gerritzen, H. M. J. A. (2003). Nosologie en classificatie: Enkele opmerkingen over het indicatiegebied van psychoanalytische ontwikkelingstherapie [Nosology and classification: Some remarks on the assignment to psychoanalytic developmental therapy]. In M. G. J. Schmeets & A. P. Schut (Eds.), *Anders en toch hetzelfde: Psychoanalytische ontwikkelingstherapie met kinderen* (pp. 22–40). Assen: Van Gorcum.

Gilmore, K. (2000). A psychoanalytic perspective on attention-deficit/hyperactivity disorder. *Journal of the American Psychoanalytic Association*, 48(4), 1259–1293.

Gilmore, K. (2002). Diagnosis, dynamics and development: Consideration in the psychoanalytic assesment of children with AD/HD. *Psychoanalytic Inquiry*, 22(3), 372–390.

Goldberg, D., & Williams, P. (1988). *A users guide to the General Health Questionnaire*. Slough, UK: NFER-Nelson.

Greenspan, S. I. (1997). *Developmentally based psychotherapy*. Madison: International Universities Press.

Grienenberger, J. F. (2006). Group process as a holding environment facilitating the development of the parental reflective function: Commentary on the article by Arietta Slade. *Psychoanalytic inquiry*, 26(4), 668–675.

Grossmann, K. E., Grossmann, K., & Waters, E. (2005). *Attachment from infancy to adulthood: The major longitudinal studies*. New York: The Guilford Press.

Hagelquist, J. Ø. (2017). *The mentalization guidebook*. London: Karnac.

Haggerty, G. D., Siefert, C. J., & Weinberger, J. (2010). Examining the relationship between current attachment status and freely recalled autobiographical memories of childhood. *Psychoanalytic Psychology*, 27(1), 27–41.

Haley, D. W., & Stansbury, K. (2003). Infant stress and parent responsiveness: Regulation of physiology and behavior during still-face and reunion. *Child Development*, 74 (5), 1534–1546.

Hamilton, V. (2001). Foreword. In J. Edwards (Ed.), *Being alive: Building on the work of Anne Alvarez*. New York: Brunner-Routledge.

Hamlin, J. K. (2015). The case for social evaluation in preverbal infants: Gazing toward one's goal drives infants' preferences for Helpers over Hinderers in the hill paradigm. *Frontiers in Psychology*, 5.

Hamlin, J. K., Wynn, K., & Bloom, P. (2007). Social evaluation by preverbal infants. *Nature*, 450(7169), 557–559.

Hannesdottir, D., & Ollendick, T. (2007). The role of emotion regulation in the treatment of child anxiety disorders. *Clinical Child and Family Psychology Review*, 10(3), 275–293.

Harkness, S., & Super, C. M. (1996). *Parents' cultural belief systems: Their origins, expressions, and consequences*. New York: The Guilford Press.

Hesse, E., & Main, M. (2000). Disorganized infant, child, and adult attachment: Collapse in behavioral and attentional strategies. *Journal of the American Psychoanalytic Association*, 48(4), 1097–1127.

Hodges, J., Hillman, S., & Steele, M. (2004). *Little Piggy narrative story stem coding manual*. Unpublished manuscript.

Hodges, J., & Steele, M. (2000). Effects of abuse on attachment representations: Narrative assessments of abused children. *Journal of Child Psychotherapy*, 26(3), 433–455.

Hodges, J., Steele, M., Hillman, S., Henderson, K., & Kaniuk, J. (2003). Changes in attachment representations over the first year of adoptive placement: Narratives of maltreated children.

Clinical Child Psychology and Psychiatry, 8(3), 351–367.

Hoffman, L., Rice, T., & Prout, T. A. (2016). *Manual of regulation-focused psychotherapy for children (RFP-C) with externalizing behaviors: A psychodynamic approach.* London: Routledge.

Howe, D. (2011). *Attachment across the lifecourse: A brief introduction.* Basingstoke, UK: Palgrave Macmillan.

Hurry, A. (1998). Psychoanalysis and developmental therapy. In A. Hurry (Ed.), *Psychoanalysis and developmental therapy* (pp. 32–73). London: Karnac.

Jimenez, X. F. (2017). Attachment in medical care: A review of the interpersonal model in chronic disease management. *Chronic illness*, 13(1), 14–27.

Jones, R. A. (1996). *Research methods in the social and behavioral sciences.* Sunderland, MA: Sinauer.

Jurist, E. L. (2018). *Minding emotions: Cultivating mentalization in psychotherapy.* New York: The Guilford Press.

Kazdin, A. E. (2002). The state of child and adolescent psychotherapy research. *Child and Adolescent Mental Health*, 7(2), 53–59.

Kazdin, A. E. (2009). Understanding how and why psychotherapy leads to change. *Psychotherapy Research*, 19(4–5), 418–428.

Kendall, P. C. (1994). Treating anxiety disorders in children: Results of a randomized clinical trial. *Journal of Consulting and Clinical Psychology*, 62, 100–110.

Kennedy, E., & Midgley, N. (2007). *Process and outcome research in child, adolescent and parent-infant psychotherapy: A thematic review.* London: North Central London Strategic Health Authority.

Kernberg, O. F. (1990). *Borderline conditions and pathological narcissism*: New York: Jason Aronson.

Kerns, K. A., Klepac, L., & Cole, A. (1996). Peer relationships and preadolescents' perceptions of security in the child-mother relationship. *Developmental Psychology*, 32 (3), 457–466.

Keromnes, G., Chokron, S., Celume, M. P., Berthoz, A., Botbol, M., Canitano, R.,Du Boisgueheneuc, F., Jaafari, N., Lavenne-Collot, N., Martin, B., Motillon, T., Thirioux, B., Scandurra, V., Wehrmann, M., Ghanizadeh, A., & Tordjman, S. (2019). Exploring self-consciousness from self- and other-image recognition in the mirror: Concepts and evaluation. *Frontiers in Psychology*, 10, 719.

Kerr, D. C. R., Lunkenheimer, E. S., & Olson, S. L. (2007). Assessment of child problem behaviors by multiple informants: A longitudinal study from preschool to school entry. *Journal of Child Psychology and Psychiatry*, 48(10), 967–975.

Kilford, E. J., Garrett, E., & Blakemore, S.-J. (2016). The development of social cognition in adolescence: An integrated perspective. *Neuroscience and Biobehavioral Reviews*, 70, 106–120.

Knox, J. (2016). Epistemic mistrust: A crucial aspect of mentalization in people with a history of abuse? *British Journal of Psychotherapy*, 32(2), 226−236.

Kobak, R. (1999). The emotional dynamics of disruptions in attachment relationships: Implications for theory, research and clinical intervention. In J. Cassidy & P. R. Shaver (Eds.), *Handbook of attachment: Theory, research, and clinical applications* (pp. 21− 43). New York: The Guilford Press.

Kovacs, M. (1985). The Children's Depression Inventory (CDI). *Psychopharmacology Bulletin*, 21, 995−998.

Lamb, M. E., & Sherrod, L. R. (1981). *Infant social cognition: Empirical and theoretical considerations*. Hillsdale, NJ: Lawrence Erlbaum Associates.

Landau, R., Shusel, R., Eshel, Y., & Ben-Aaron, M. (2003). Mother-child and metapelet-child touch behavior with three-year-old kibbutz children in two contexts. *Infant Mental Health Journal*, 24(5), 529−546.

Lenaerts, M. (2011). De vroege moeder-kindrelatie bij moeders met borderline problematiek. In M. Rexwinkel (Ed.), *Handboek infant mental health: Inleiding in de ouderkindbehandeling* (pp. 169−180). Assen: Koninklijke Van Gorcum.

Luyten, P., & Fonagy, P. (2019). Mentalizing and trauma. In A. Bateman & P. Fonagy (Eds.), *Handbook of mentalizing in mental health practice* (2nd edition, pp. 79−99). Washington, DC: American Psychiatric Association Publishing.

Luyten, P., Malcorps, S., Fonagy, P., & Ensink, K. (2019). Assessment of mentalizing. In A. Bateman & P. Fonagy (Eds.), *Handbook of mentalizing in mental health practice* (2nd edition, pp. 37−62). Washington, DC: American Psychiatric Association Publishing.

Luyten, P., Mayes, L. C., Nijssens, L., & Fonagy, P. (2017). The parental reflective functioning questionnaire: Development and preliminary validation. *PloS one*, 12(5), e0176218.

Lyons-Ruth, K., Melnick, S., Bronfman, E., Sherry, S., & Llanas, L. (2004). Hostile- helpless relational models and disorganized attachment patterns between parents and their young children: Review of research and implications for clinical work. In L. Atkinson & S. Goldberg (Eds.), *Attachment issues in psychopathology and intervention* (pp. 65−94). Mahwah, NJ: Lawrence Erlbaum Associates.

Macfie, J. (2009). Development in children and adolescents whose mothers have borderline personality disorder. *Child Development Perspectives*, 3(1), 66−71.

Macfie, J., Fitzpatrick, K. L., Rivas, E. M., & Cox, M. J. (2008). Independent influences upon mother-toddler role reversal: Infant-mother attachment disorganization and role reversal in mother's childhood. *Attachment & Human Development*, 10(1), 29−39.

Macfie, J., Swan, S. A., Fitzpatrick, K. L., Watkins, C. D., & Rivas, E. M. (2014). Mothers with borderline personality and their young children: Adult Attachment Interviews, mother-child interactions, and children's narrative representations. *Development and Psychopathology*, 26(2), 539−551.

Main, M. (1995). Recent studies in attachment: Overview, with selected implications for clinical work. In I. S. Goldberg., R. Muir, & J. Kerr (Eds.), *Attachment theory: Social developmental, and clinical Perspectives* (pp. 407–474). Hillsdale, NJ: The Analytic Press.

Main, M. (2000). The organized categories of infant, child, and adult attachment: Flexible versus inflexible attention under attachment-related stress. *Journal of the American Psychoanalytic Association*, 48(4), 1055–1096.

Main, M., & Cassidy, J. (1988). Categories of response to reunion with the parent at age 6: Predictable from infant attachment classifications and stable over a 1-month period. *Developmental Psychology*, 24, 1–12.

Main, M., Goldwyn, R., & Hesse, H. (2003). *Adult attachment scoring and classification systems.* Unpublished manuscript. University of California, Berkeley.

Main, M., & Hesse, H. (1990). Parents' unresolved traumatic experiences are related to infant disorganized attachment status: Is frightened and/or frightening parental behavior the linking mechanism? In M. T. Greenberg, D. V. Cicchetti, & E. M. Cummings (Eds.), *Attachment in the preschool years* (pp. 161–182). Chicago: The University of Chicago Press.

Main, M., Hesse, H., & Goldwyn, R. (2008). Studying differences in language usage in recounting attachment history. In H. Steele & M. Steele (Eds.), *Clinical applications of the Adult Attachment Interview* (pp. 31–69). New York: The Guilford Press.

Main, M., Kaplan, N., & Cassidy, J. (1985). Security in infancy, childhood and adulthood: A move to the level of representation. *Monographs of the Society for Research in Child Development*, 50(1–2), 66–104.

Main, M., & Solomon, J. (1990). Procedures for identifying infants as disorganised /disoriented during the Ainsworth Strange Situation. In M. T. Greenberg, D. Cicchetti, & E. M. Cummings (Eds.), *Attachment in the preschool years* (pp. 121–160). Chicago: University of Chicago Press.

Malony, J. E., Lawlor, M. S., Schonert-Reichl, K. A., & Whitehead, J. (2016). A mindfulness-based social and emotional learning curriculum for school-aged children: The MindUP Program. In K. Schonert-Reichl, R. W. Roeser, & J. E. Maloney (Eds.), *Handbook of mindfulness in education: Integrating theory and research into practice* (pp. 313–334). New York: Springer.

Manian, N., & Bornstein, M. H. (2009). Dynamics of emotion regulation in infants of clinically depressed and nondepressed mothers. *Journal of Child Psychology and Psychiatry*, 50(11), 1410–1418.

Meins, E., Fernyhough, C., de Rosnay, M., Arnott, B., Leekam, S. R., & Turner, M. (2012). Mind-mindedness as a multidimensional construct: Appropriate and non- attuned mind-related comments independently predict infant-mother attachment in a socially diverse sample. *Infancy*, 17(4), 393–415.

Meltzoff, A. N., & Moore, M. K. (1977). Imitation of facial and manual gestures by human neonates. *Science*, 198(4312), 74–78.

Meurs, P., & Vliegen, N. (2004). Gedrag, een verhaal met betekenis. Gedragsstoornis en psychodynamisch model [Behaviour, a story with meaning. Conduct disorder and the psychodynamic model]. In N. Vliegen, L. Van Lier, S. Weytens, & G. Cluckers (Eds.), *Een verhaal met betekenis: Diagnostiek bij kinderen en adolescenten vanuit een psychodynamisch interpretatief model* (pp. 175–206). Leuven: ACCO.

Midgley, N., Ensink, K., Lindqvist, K., Malberg, N., & Muller, N. (2017). *Mentalization-based treatment for children: A time-limited approach*. Washington, DC: American Psychological Association.

Midgley, N., & Kennedy, E. (2011). Psychodynamic psychotherapy for children and adolescents: A critical review of the evidence base. *Journal of Child Psychotherapy*, 37 (3), 232–260.

Midgley, N., & Vrouva, I. (2012). *Minding the child: Mentalization-based interventions with children, young people, and their families*. London: Routledge.

Minnis, H., Macmillan, S., Pritchett, R., Young, D., Wallace, B., Butcher, J., Sim, F., Baynham, K., Davidson, C., & Gillberg, C. (2013). Prevalence of reactive attachment disorder in a deprived population. *The British Journal of Psychiatry: The Journal of Mental Science*, 202(5), 342–346.

Mitrani, J. L. (2001), Taking the transference: Some technical implications in three papers by Bion. *International Journal of Psychoanalysis*, 82, 1085–1104.

Murphy, A., Steele, H., Steele, M., Allman, B., Kastner, T., & Dube, S. R. (2016). The clinical adverse childhood experiences (aces) questionnaire: Implications for trauma-informed behavioral healthcare. In R.D. Briggs (Ed.), *Integrated early childhood behavioral health in primary care: A guide to implementation and evaluation* (pp. 7–16). Cham, Switzerland: Springer International Publishing.

Nagy, E. (2008). Innate intersubjectivity: Newborns' sensitivity to communication disturbance. *Developmental Psychology*, 44(6), 1779–1784.

Nagy, E., Pilling, K., Watt, R., Pal, A., & Orvos, H. (2017). Neonates' responses to repeated exposure to a still face. *PloS one*, 12(8), e0181688.

Nelson, K., & Fivush, R. (2004). The emergence of autobiographical memory: A social cultural developmental theory. *Psychological review*, 111(2), 486–511.

Newman, L. K., Stevenson, C. S., Bergman, L. R., & Boyce, P. (2007). Borderline personality disorder, mother-infant interaction and parenting perceptions: Preliminary findings. *Australian and New Zealand Journal of Psychiatry*, 41(7), 598–605.

Newman, L., & Stevenson, C. (2008). Issues in infant-parent psychotherapy for mothers with borderline personality disorder. *Clinical child psychology and psychiatry*, 13(4), 505–514.

Ng, M. Y., & Weisz, J. R. (2017). Personalizing evidence-based psychotherapy for children and adolescents in clinical care. In J. R. Weisz & A. E. Kazdin (Eds.), *Evidence-based psychotherapies for children and adolescents* (3rd edition, pp. 501–519). New York: The

Guilford Press.

Ogden, P., & Minton, K. (2000). Sensorimotor psychotherapy: One method for processing traumatic memory. *Traumatology*, 6(3), 149−173.

Oostenbroek, J., Suddendorf, T., Nielsen, M., Redshaw, J., Kennedy-Costantini, S., Davis,J., Clark, S., & Slaughter, V. (2016). Comprehensive Longitudinal Study Challenges the Existence of Neonatal Imitation in Humans. *Current biology*, 26(10), 1334−1338.

Perry, B. D., Pollard, R. A., Blakley, T. L., Baker, W. L., & Vigilante, D. (1995). Childhood trauma, the neurobiology of adaptation, and "use-dependent" development of the brain: How "states" become "traits". *Infant Mental Health Journal*, 16(4), 271−291.

Perry, N. (2006). Applying principles of neurodevelopment to clinical work with maltreated and traumatized children. In N. Boyd Webb (Ed.), *Working with traumatized youth in child welfare* (pp. 27−52). New York: The Guilford Press.

Philipszoon, H. D. (2018). De patiënt met een persoonlijkheidsstoornis en het menta-liserend vermogen van de psychiater [The patient with a personality disorder and the mentalizing abilities of the psychiatrist]. *Tijdschrift voor Psychiatrie*, 60(10), 717−721.

Pianta, R. C., Longmaid, K., & Ferguson, J. E. (1999). Attachment-based classifications of children's family drawings: Psychometric properties and relations with children's adjustment in kindergarten. *Journal of Clinical and Child Psychology*, 28(2), 244−255.

Powell, B., Cooper, G., Hoffman, K., & Marvin, B. (2014). *The circle of security intervention:Enhancing attachment in early parent-child relationships*. New York: The Guilford Press.

Prout, T. A., Malone, A., Rice, T., & Hoffman, L. (2019). Resilience, defense mechanisms, and implicit emotion regulation in psychodynamic child psychotherapy. *Journal of Contemporary Psychotherapy: On the Cutting Edge of Modern Developments in Psychotherapy*, 49(4), 235−244.

Purswell, K. E., & Bratton, S. C. (2018). Children's experiences in the therapeutic relationship: Development and validation of a self-report measure. *The Journal of Humanistic Counseling*, 57(2), 82−102.

Raby, K. L., & Dozier, M. (2019). Attachment across the lifespan: Insights from adoptive families. *Current Opinion in Psychology*, 25, 81−85.

Reddy, V. (2008). *How infants know minds*. Cambridge, MA: Harvard University Press.

Reese, E., & Newcombe, R. (2007). Training mothers in elaborative reminiscing enhances children's autobiographical memory and narrative. *Child Development*, 78(4), 1153−1170.

Repacholi, B. M. R., & Meltzoff, A. N. (2007). Emotional eavesdropping: Infants selectively respond to indirect emotional signals. *Child Development*, 78(2), 503−521.

Reuling, A. (1987). *Data-verzameling en data-analyse*. Baarn: H.Nelissen.

Rexwinkel, M. (2003). Infant research en ontwikkelingstherapie. In M. G. J. Schmeets & A. P. Schut (Eds.), *Anders en toch hetzelfde: Psychoanalytische ontwikkelingstherapie met kinderen* (pp. 81–106). Assen: Van Gorcum.

Ribeiro, R. K. S. M., Semer, N. L., & Yazigi, L. (2011). Rorschach comprehensive system norms in Brazilian children from public and private schools. *Psicologia: Reflexao e Critica*, 24(4), 671–684.

Rochat, P., & Striano, T. (2002). Who's in the mirror? Self-other discrimination in specular images by four- and nine-month-old infants. *Child Development*, 73(1), 35–46.

Roque, L., Veríssimo, M., Oliveira, T. F., & Oliveira, R. F. (2012). Attachment security and HPA axis reactivity to positive and challenging emotional situations in childmother dyads in naturalistic settings. *Developmental Psychobiology*, 54(4), 401–411.

Rosso, A. M., & Airaldi, C. (2016). Intergenerational transmission of reflective functioning. *Frontiers in Psychology*, 7, article 1903.

Rossouw, T. I., Fonagy, P. (2012). Mentalization-based treatment for self-harm in adolescents: A randomized controlled trial. *Journal of the American Academy of Child & Adolescent Psychiatry*, 51(12), 1304–1313.

Rothstein, A. (2002). Plea for a balanced conception of AD/HD and its diagnosis and treatment. *Psychoanalytic Inquiry*, 22(3), 391–412.

Sachser, C., Keller, F., & Goldbeck, L. (2017). Complex PTSD as proposed for ICD-11: Validation of a new disorder in children and adolescents and their response to Trauma-Focused Cognitive Behavioral Therapy. *Journal of child psychology and psychiatry, and allied disciplines*, 58(2), 160–168.

Salvadori, E., Blazsekova, T., Volein, A., Karap, Z., Tatone, D., Mascaro, O. ,& Csibra, G.(2015). Probing the Strength of infants' preference for Helpers over Hinderers: Two replication attempts of Hamlin and Wynn (2011). *PloS one*, 10(11), e0140570.

Sandler, A. (2004). On interpretation and holding. In L. Rodríguez de la Sierra (Ed.), *Child analysis today* (pp. 95–111). London: Karnac.

Sandler, J., Kennedy, H., Tyson, R. L., Freud, A., & Sandler, J. J. (1980). *The technique of child psychoanalysis: Discussions with Anna Freud*. London: The Hogarth Press.

Schore, A. N. (1994). *Affect regulation and the origin of the self: The neurobiology of emotional development*. Hilldale, NJ: Lawrence Erlbaum Associates.

Schore, A. N. (2001). Effects of a secure attachment relationship on right brain development, affect regulation, and infant mental health. *Infant Mental Health Journal*, 22(1–2), 7–66.

Schore, A. N. (2002). Dysregulation of the right brain: A fundamental mechanism of traumatic attachment and the psychopathogenesis of posttraumatic stress disorder.*Australian and New Zealand Journal of Psychiatry*, 36(1), 9–30.

Schröder, M., Lüdtke, J., Fux, E., Izat, Y., Bolten, M., Gloger-Tippelt, G., Suess, G., & Schmid, M. (2019). Attachment disorder and attachment theory – two sides of one medal or two different coins? *Comprehensive Psychiatry*, 95, 152139.

Schultheis, A. M., Mayes, L. C., & Rutherford, H. J. V. (2019). Associations between emotion regulation and parental reflective functioning. *Journal of Child and Family Studies*, 28(4), 1094–1104.

Shai, D., & Belsky, J. (2011). When words just won't do: Introducing parental embodied mentalizing. *Child Development Perspectives*, 5(3), 173–180.

Sharp, C. (2006). Mentalizing problems in childhood disorders. In J. G. Allen & P. Fonagy (Eds.), *Handbook of mentalization-based treatment* (pp. 101–121). Chichester, UK: John Wiley.

Sharp, C., & Tackett, J. L. (2014). *Handbook of borderline personality disorder in children and adolescents*. New York: Springer-Verlag.

Shmueli-Goetz, Y., Target, M., Fonagy, P., & Datta, A. (2008). The Child Attachment Interview: A psychometric study of reliability and discriminant validity. *Developmental Psychology*, 44(4), 939–956.

Siegel, D. J. (2010). *The mindful therapist: A clinician's guide to mindsight and neural integration*. New York: W.W. Norton & Co.

Siegel, D. J. (2012). *The developing mind: How relationships and the brain interact to shape who we are* (2nd edition). New York: The Guilford Press.

Slade, A. (2002). Keeping the baby in mind: A critical factor in perinatal mental health.*Zero to Three*, 22(6), 10–16.

Slade, A. (2005). Parental reflective functioning: An introduction. *Attachment and Human Development*, 7(3), 269–281.

Slade, A. (2007). Reflective parenting programs: Theory and development. *Psychoanalytic Inquiry*, 26(4), 640–657.

Slade, A. (2008). Mentalization as a frame for working with parents in child psychotherapy. In E. L. Jurist, A. Slade, & S. Berner (Eds.), *Mind to mind: Infant research, neuroscience, and psychoanalysis* (pp. 307–335). New York: Other Press.

Slade, A., Aber, J. L., Bresgi, I., Berger, B., & Kaplan, M. (2004). *The Parent Development Interview–Revised* (Unpublished protocol). The City University of New York.

Slade, A., Grienenberger, J., Bernbach, E., Levy, D., & Locker, A. (2005). Maternal reflective functioning, attachment, and the transmission gap: A preliminary study. *Attachment and Human Development*, 7(3), 283–298.

Slijper, F. M. E. (1998). De samenwerking van kinderanalyticus en ouders. Een "therapeutische" relatie [Collaboration between child psychoanalyst and parents: A "therapeutic" relationship]. *Tijdschrift voor Psychoanalyse*, 4, 86–100.

Slijper, F. M. E. (2001). Psychoanalytische kindertherapie [Psychoanalytic therapy for children]. In J. Hermans & M. Smit (Eds.), *Handboek Jeugdzorg*. Houten: Bohn Stafleu & Van Loghum.

Smaling, H. J. A., Huijbregts, S. C. J., Suurland, J., Heijden, K. B., Mesman, J., Goozen, S. H.M., & Swaab, H. (2016). Prenatal reflective functioning and accumulated risk as predictors of maternal interactive behavior during free play, the still-face paradigm, and two teaching tasks. *Infancy*, 21(6), 766–784.

Solomon, J., & George, C. (1999). The measurements of attachment security in infancy and childhood. In J. Cassidy & P. R. Shaver (Eds.), *Handbook of attachment* (pp. 287–316). New York: The Guilford Press.

Sroufe, L. (2005). Attachment and development: A prospective, longitudinal study from birth to adulthood. *Attachment & Human Development*, 7(4), 349–367.

Sroufe, L. A., Egeland, B., Carlson, E., & Collins, W. A. (2005). Placing early attachment experiences in developmental context: The Minnesota longitudinal study. In K. E. Grossmann, K. Grossmann, & E. Waters (Eds.), *Attachment from infancy to adulthood: The major longitudinal studies* (pp. 48–70). New York: The Guilford Press.

Sroufe, L. A., & Waters, E. (1977). Attachment as an organizational construct. *Child Development*, 48(4), 1184–1199.

Steele, H., Steele, M., & Fonagy, P. (1996). Associations among attachment classifications of mothers, fathers, and their infants. *Child Development*, 67, 541–555.

Steele, M., Hodges, J., Kaniuk, J., Hillman, S., & Henderson, K. (2003). Attachment representations and adoption: Associations between maternal states of mind and emotion narratives in previously maltreated children. *Journal of Child Psychotherapy*, 29 (2), 187–205.

Steele, M., Hodges, J., Kaniuk, J., & Steele, H. (2010). Mental representation and change: Developing attachment relationships in an adoption context. *Psychoanalytic Inquiry*, 30(1), 25–40.

Stefini, A., Horn, H., Winkelmann, K., Geiser-Elze, A., Hartmann, M., & Kronmüller, K. T. (2013). Attachment styles and outcome of psychoanalytic psychotherapy for children and adolescents. *Psychopathology*, 46(3), 192–200.

Steiner, J. (1994). Patient-centered and analyst-centered interpretations: Some implications of containment and countertransference. *Psychoanalytic Inquiry*, 14(3), 406–422.

Stepp, S. D., Whalen, D. J., Pilkonis, P. A., Hipwell, A. E., & Levine, M. D. (2012). Children of mothers with borderline personality disorder: Identifying parenting behaviors as potential targets for intervention. *Personality disorders*, 3(1), 76–91.

Sterkenburg, P. S., Janssen, C. G. C., & Schuengel, C. (2008). The effect of an attachment-based behaviour therapy for children with visual and severe intellectual disabilities. *Journal of Applied Research in Intellectual Disabilities*, 21(2), 126–135.

Stern, D. B. (2008). On having to find what you don't know how to look for: Two perspectives on reflection. In E. L. Jurist, A. Slade, & S. Bergner (Eds.), *Mind to mind: Infant research, neuroscience, and psychoanalysis*. New York: Other Press.

Stern, D. N. (2000). *The interpersonal world of the infant: A view from psychoanalysis and developmental psychology*. New York: Basic Books.

Stern, D. N. (2004). *The present moment in psychotherapy and everyday life*. New York: W.W.

Norton & Company.

Stroeken, H. (2000). *Psychoanalytisch woordenboek* [Psychoanalytic dictionary]. Amsterdam: Boom.

Suchman, N., Pajulo, M., Kalland, M., DeCoste, C., & Mayes, L. (2012). At-risk mothers of infants and toddlers. In A. Bateman & P. Fonagy (Eds.), *Handbook of mentalizing in mental health practice* (pp. 309–346). Washington, DC: American Psychiatric Publishing.

Sun, S., & Wang, S. (2015). The Children's Depression Inventory in worldwide child development research: A reliability generalization study. *Journal of Child and Family Studies*, 24(8), 2352–2363.

Symington, J., & Symington, N. (1996). *The clinical thinking of Wilfred Bion*. London:Routledge.

Target, M., & Fonagy, P. (1996). Playing with reality: II. The development of psychic reality from a theoretical perspective. *The International Journal of Psychoanalysis*, 77, 459–479.

Target, M., Fonagy, P., & Shmueli-Goetz, Y. (2003). Attachment representations in school-age children: The development of the Child Attachment Interview (CAI). *Journal of Child Psychotherapy*, 29(2), 171–186.

Tessier, V. P., Normandin, L., Ensink, K., & Fonagy, P. (2016). Fact or fiction? A longitudinal study of play and the development of reflective functioning. *Bulletin of the Menninger Clinic*, 80(1), 60–79.

Tharner, A., Dierckx, B., Luijk, M. P. C. M., van IJzendoorn, M. H., Bakermans-Kranenburg, M. J., van Ginkel, J. R., Moll, H. A., Jaddoe, V. W. V., Hofman, A., Hudziak, J. J., Verhulst F.C., & Tiemeier, H. (2013). Attachment disorganization moderates the effect of maternal postnatal depressive symptoms on infant autonomic functioning. *Psychophysiology*, 50(2), 195–203.

Tomasello, M. (2007). Cooperation and communication in the 2nd year of life. *Child Development Perspectives*, 1(1), 8–12.

Tomasello, M. (2020). The role of roles in uniquely human cognition and sociality. *Journal for the Theory of Social Behaviour*, 50(1), 2–19.

Tomasello, M., & Carpenter, M. (2007). Shared intentionality. *Developmental science*, 10(1), 121–125.

Tronick, E., & Beeghly, M. (2011). Infants' meaning-making and the development of mental health problems. *American Psychologist*, 66(2), 107–119.

Tronick, E. Z. (1989). Emotions and emotional communication in infants. *American Psychologist*, 44, 112–119.

Truax, C. B., & Mitchell, K. M. (1971). Research on certain therapist interpersonal skills in relation to process and outcome. In A. E. Bergin & S. L. Garfield (Eds.),*Handbook of psychotherapy and behavior change: An empirical analysis* (pp. 299–344). New York: John Wiley.

Tulving, E. (1985). Memory and consciousness. *Canadian Psychology/Psychologie canadienne*, 26(1), 1–12.

Tyson, P. (2005). Affects, agency and self-regulation: Complexity theory in the treatment of children with anxiety and disruptive behavior disorders. *Journal of the American Psychoanalytic Association*, 53(1), 159–187.

Vaish, A., Grossmann, T., & Woodward, A. (2008). Not all emotions are created equal:The negativity bias in social-emotional development. *Psychological Bulletin*, 134(3), 383–403.

Vaish, A., & Woodward, A. (2010). Infants use attention but not emotions to predict others' actions. *Infant Behavior & Development*, 33(1), 79–87.

Van Delsen, K., & Meurs, P. (2004). Op de rand. Borderline als diagnostische entiteit [At the border. Borderline as assessment entity]. In N. Vliegen, L. Van Lier, S. Weytens, & G. Cluckers (Eds.), *Een verhaal met betekenis: Diagnostiek bij kinderen en adolescenten vanuit een psychodynamisch interpretatief model* (pp. 241–265). Leuven: ACCO.

Van der Pas, A. (1994). *Handboek methodische ouderbegeleiding I: Ouderbegeleiding als methodiek* [Handbook of structured parent guidance I: Parent guidance as a method]. Rotterdam: Ad Donker.

Van der Pas, A. (1996). *Handboek methodische ouderbegeleiding II: naar een psychologie van het ouderschap*. [Handbook of structured parent guidance II: Towards a psychology of parenting]. Rotterdam: Ad Donker.

Van Gael, M. (2012). Mentaliseren als kompas voor het team in een klinische behan- delsetting [Mentalizing as compass for a team in a clinical treatment setting]. *Tijdschrift voor Psychotherapie*, 38(1), 5–20.

Verheugt-Pleiter, J. E. (2002). *Programma-ontwikkeling psychoanalytische ontwikkelingstherapie: Werkplan over het traject september 2002 tot mei 2003* [Psychoanalytic developmental therapy program: Action plan from September 2002 until May 2003]. Internal report, Nederlands Psychoanalytisch Instituut.

Verheugt-Pleiter, J. E. (2003). Ik zie ik zie wat jij niet ziet. Over de technische aspecten van psychoanalytische ontwikkelingstherapie. In M. G. J. Schmeet & A. P. Schut (Eds.), *Anders en toch hetzelfde. Psychoanalytische ontwikkelingstherapie met kinderen* (pp. 61–80). Assen: Van Gorcum.

Verhulst, F. C. (1981). Diagnostiek van borderline children. *Tijdschrift voor Psychiatrie*,23, 21–33.

Verhulst, F. C., & Verheij, F. (2000). *Kinder- en jeugdpsychiatrie: onderzoek en diagnostiek*. Assen: Van Gorcum.

Vliegen, N., Tang, E., & Meurs, P. (2017). *Van kwetsuur naar litteken: hulpverlening aan kinderen met complex trauma* (tweede druk). Kalmthout: Pelckmans Pro.

Vrielynck, N., Deplus, S., & Philippot, P. (2007). Overgeneral autobiographical memory and depressive disorder in children. *Journal of Clinical Child and Adolescent Psychology*, 36(1), 95–105.

Waddell, M. (1998). *Inside lives: Psychoanalysis and the growth of the personality*. London: Karnac.

Walden, T. A., & Ogan, T. A. (1988). The development of social referencing. *Child Development*, 59(5), 1230-1240.

Warren, S. L. (2003). Narratives in risk and clinical populations. In R. N. Emde, D. P. Wolf, & D. Oppenheim (Eds.), *Revealing the inner worlds of young children: The MacArthur Story Stem battery and parent-child narratives* (pp. 222-239). Oxford: Oxford University Press.

Warren, S. L., Oppenheim, D., & Emde, R. N. (1996). Can emotions and themes in children's play predict behavior problems *Journal of American Academy of Child & Adolescent Psychiatry*, 34, 1331-1337.

Warren, S. L., Emde, R. N., & Sroufe, L. A. (2000). Internal representations: Predicting anxiety from children's play narratives. *Journal of American Academy of Child & Adolescent Psychiatry*, 39, 100-107.

Waters, T. E., & Fivush, R. (2015). Relations between narrative coherence, identity, and psychological well-being in emerging adulthood. *Journal of Personality*, 83(4), 441-451.

Weiner, I. B. (1998). *Principles of Rorschach interpretation*. Mahwah, NJ: Lawrence Erlbaum Associates.

Weisz, J. R., Chorpita, B. F., Frye, A., Ng, M. Y., Lau, N., Bearman, S. K., Ugueto, A. M., Langer, D. A., Hoagwood, K. E., & Research Network on Youth Mental (2011). Youth Top Problems: Using idiographic, consumer-guided assessment to identify treatment needs and to track change during psychotherapy. *Journal of Consulting and Clinical Psychology*, 79(3), 369-380.

Williams, J. M. G., Barnhofer, T., Crane, C., Herman, D., Raes, F., Watkins, E., & Dalgleish, T. (2007). Autobiographical memory specificity and emotional disorder.*Psychological Bulletin*, 133(1), 122-148.

Winnicott, D. W. (1951). Transitional objects and transitional phenomena. In D. W. Winnicott (Ed.), *Through paediatrics to psycho-analysis* (1958). London: The Hogarth Press.

Winnicott, D. W. (1964). *The child, the family, and the outside world*. Harmondsworth, UK: Penguin Books.

Winnicott, D. W. (1965). Ego distortion in terms of true and false self. In D. W. Winnicott (Ed.), *The maturational processes and the facilitating environment* (pp. 140-152). London: Hogarth Press.

Winnicott, D. W. (Ed.) (1971). *Playing and reality*. Harmondsworth, UK: Pelican Books.

Winnicott, D. W. (2018). Ego distortion in terms of true and false self (1960). In *The maturational processes and the facilitating environment: Studies in the theory of emotional development* (pp. 140-152): London, New York: Routledge.

Zaccagnino, M., Cussino, M., Preziosa, A., Veglia, F., & Carassa, A. (2015). Attachment representation in institutionalized children: A preliminary study using the child attachment interview. *Clinical Psychology & Psychotherapy*, 22(2), 165-175.

Zeanah, C. H. (1996). Beyond insecurity: A reconceptualization of attachment disorders of infancy. *Journal of Consulting and Clinical Psychology*, 64(1), 42−52.

Zeanah, C. H., & Gleason, M. M. (2015). Annual research review: Attachment disorders in early childhood − clinical presentation, causes, correlates, and treatment. *Journal of Child Psychology and Psychiatry, and Allied Disciplines*, 56(3), 207−222.

Zeanah, C. H., & Smyke, A. T. (2008). Attachment disorders in family and social context. *Infant Mental Health Journal*, 29(3), 219−233.

Zevalkink, D. J., Verheugt-Pleiter, J. E., & Fonagy, P. (2012). Mentalization-informed child psychoanalytic psychotherapy. In A. W. Bateman & P. Fonagy (Eds.), *Handbook of mentalizing in mental health practice* (pp. 129−158). Washington, DC: American Psychiatric Publishing.

Zhang, X., Gatzke-Kopp, L. M., Fosco, G. M., & Bierman, K. L. (2020). Parental support of self-regulation among children at risk for externalizing symptoms: Developmental trajectories of physiological regulation and behavioral adjustment. *Developmental Psychology*, 56(3), 528−540.